Herzschrittmacher-Nachsorge für Einsteiger

Steffen Gazarek · Christian Restle

Herzschrittmacher-Nachsorge für Einsteiger

2. Auflage

Mit einem Geleitwort von Dietrich Pfeiffer

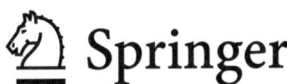 Springer

Steffen Gazarek
Berlin, Deutschland

Christian Restle
Freiburg im Breisgau, Deutschland

ISBN 978-3-662-65438-5   ISBN 978-3-662-65439-2   (eBook)
https://doi.org/10.1007/978-3-662-65439-2

Die Deutsche Nationalbibliothek verzeichnet diese Publikation in der Deutschen National-
bibliografie; detaillierte bibliografische Daten sind im Internet über http://dnb.d-nb.de abrufbar.

Planung: Dr. Anna Krätz
Springer ist ein Imprint der eingetragenen Gesellschaft Springer-Verlag GmbH, DE und ist ein
Teil von Springer Nature.
Die Anschrift der Gesellschaft ist: Heidelberger Platz 3, 14197 Berlin, Germany

Geleitwort

Herzschrittmachertherapie ist das Eingreifen in die gestörte elektrische Herzsteuerung mithilfe elektronischer Implantate, um eine stabile und belastungsadäquate Herzleistung wieder herzustellen. Dazu ist eine genaue Kenntnis der normalen Erregungsphysiologie des Herzens, des gestörten Herzrhythmus und seiner Hämodynamik, aber ebenso eine solide Kenntnis der technischen Möglichkeiten und Grenzen des Herzschrittmachers erforderlich. Die manchmal weit über 10 Jahre stabile Funktionsfähigkeit von modernen Herzschrittmachern erfordert die sachkundige Kontrolle aller implantierten Systeme, aber ebenso und gar nicht selten die Anpassung der Elektrostimulation an Veränderungen der Pathologie im Verlauf.

Mit Herrn Dr. Steffen Gazarek verbindet mich Vieles; zahllose Diskussionen nicht leicht verständlicher Schrittmacher-EKGs, manche Analyse schwer nachvollziehbarer Reaktionen der Generatoren auf externe Störsignale oder Arrhythmien, wissenschaftliche Studien und nicht zuletzt fast 20 Jahre gemeinsamer Herzschrittmacher-Sachkundekurse, die ihm das ärztliche Verständnis von Schrittmachern und häufige ärztliche Fragen und mir manche Einsicht in technische Aspekte der Herzschrittmachertherapie vermittelt haben. Herr Dr. Gazarek hat sich ein Berufsleben als Medizintechniker hindurch mit den Algorithmen von Herzschrittmachern beschäftigt und ist bis heute vielen Zentren in Deutschland bei speziellen Problemen ein sachkundiger Diskussionspartner. Durch seine jahrzehntelange Erfahrung kann er die Schrittmacherkontrolle mit allen technischen und kardiologischen Facetten für den Anfänger und ebenso für den Fortgeschritten mit präzise formuliertem Text, an sorgfältig ausgewählten Beispielen und einprägsamen Abbildungen sachkundig, didaktisch überaus geschickt, nicht zuletzt unterhaltsam und damit für die tägliche Praxis einprägsam vermitteln. Damit enthält das Büchlein keine Sammlung von Kuriositäten, sondern es gibt das tägliche Leben in der Überwachung von Herzschrittmachern ausgewogen wieder.

Ich kann dem Buch nur weite Verbreitung unter Internisten, Kardiologen und unter allen den Ärzten wünschen, die sich für die Interaktion von Biologie und Technik interessieren oder die sich für Schrittmacherkontrolle im Rahmen ihrer Weiterbildung interessieren. Das vorliegende Buch basiert auf kaum weniger als einem Berufsleben an Erfahrung in der Herzschrittmachertherapie, in der Kommunikation mit zahllosen Ärzten zu diesem stets interdisziplinären, und selbst nach 60 Jahren Herzschrittmachertherapie noch immer nicht abgeschlossenen Thema.

Berlin   Prof. em. Dr. med. D. Pfeiffer
im August 2018

Vorwort

Nun ist es so weit. Auf dem Weg der kardiologischen Facharztausbildung müssen Sie eine Anzahl von Herzschrittmachernachsorgen durchführen und Ihre nächsten Wochen werden Sie in der Schrittmacherambulanz verbringen. Ihrem Kollegen haben Sie bereits etwas über die Schulter gesehen. Es scheint ja nicht so kompliziert zu sein mit der Schrittmachernachsorge, aber irgendwie ist dabei diese ganze Thematik immer noch recht rätselhaft geblieben. Also muss ein Fachbuch her!

Am ratsamsten ist es sicher, in einer gut sortierten Fachbuchhandlung zu suchen und die verschiedenen Bücher zum Thema persönlich in Augenschein zu nehmen. In diesem Augenblick, an dem ich mich daran setzte, das Ihnen gerade vorliegende Büchlein zu verfassen, sind etwa vier bis fünf aktuelle Titel zum Thema Herzschrittmacher im Handel erhältlich, darunter ein ganz exzellentes Werk, das die gesamte Schrittmachertherapie, man könnte sagen beinahe abschließend, behandelt. Es gibt darüber hinaus einige gute Nachschlagewerke, in denen man schnell zur einen oder anderen Funktion nachlesen kann.

Diese Bücher liegen übrigens alle auf meinem Schreibtisch, in den Literaturempfehlungen zu weiterführendem Lesen werden sie genannt. Man könnte meinen, es ginge mir wie jenem Kochbuchautoren, der zwei Kochbücher liest und ein drittes schreibt. Das würde ich sofort bestreiten: Das eine Buch ist mir für den Beginn zu detailliert, ein anderes setzt schon einiges an Wissen voraus und ein drittes könnte nach meinem Geschmack übersichtlicher sein.

Und so reifte der Plan, ein solches Schrittmacherbuch zu verfassen, mit dem ich mich auch gern selbst in die Schrittmachertechnik eingearbeitet hätte. Das Ergebnis liegt nun vor Ihnen.

Jedoch: Das meiste Wissen zu Schrittmachertherapie und -nachsorge kann man sich nicht anlesen, das muss man sich, mehr oder minder mühselig, erarbeiten. Stößt man dabei auf ein scheinbar rätselhaftes Schrittmacherproblem, ist es überaus hilfreich, den Rat eines erfahrenen Kollegen einholen zu können. Nur gibt es diesen leider oftmals nicht, oder er ist gerade nicht da.

Ein solch erfahrener Kollege möchte dieses Buch sein, sozusagen der Kollege in der Kitteltasche. So hoffe ich, dass Ihnen dieses Buch weniger eine Krücke ist, auf die Sie sich stützen wollen, als vielmehr Stützräder bei Ihrer Radtour in die Welt der Herzschrittmacher.

Berlin   Steffen Gazarek
im Winter 2018

Bedienungsanleitung für dieses Buch

Kernstück dieses Buches ist die Beschreibung der Schrittmachernach-kontrolle. Diesem Hauptteil des Buches sind vorangestellt einige Kapitel, die sich mit allgemeinem Wissen zur Schrittmachertherapie befassen, aber auch Kapitel zum „Grundwortschatz" der Schrittmachertherapie, z. B. eine Darstellung des Schrittmachercodes und der Funktionsmodi.

Ergänzend werden einige Spezialfunktionen dargestellt, die über den einfachen Schrittmachercode hinausgehen sowie ein Kapitel zu Störbeein-flussungen, die in der Praxis immer wieder nachgefragt werden.

In der Regel ist der Ablauf einer Schrittmachernachkontrolle schnell und reibungslos, so dass von einem Nachsorgeschritt schnell zum nächsten über-gegangen werden kann. Diesem Umstand wird im Nachsorgekapitel Rech-nung getragen: Die einzelnen Schritte sind kurz und knapp gefasst.

Tritt jedoch während der Nachkontrolle ein wie auch immer geartetes Problem auf, sind weiterführende Informationen notwendig. Aus diesem Grund ist jedem kurzen Nachsorgekapitel ein vertiefendes Kapitel zur Seite gestellt.

Es ist beabsichtigt, dass man an jeder Stelle des Buches die Lektüre be-ginnen kann, ohne zwingend auf die Vorkapitel angewiesen zu sein. Im Laufe der Zeit wird der Leser es wohl mehrfach gelesen haben. Um den Preis, gerade zu Beginn der Beschäftigung mit der Schrittmachertherapie, nicht ständig zwischen den Kapiteln hin- und herspringen zu müssen – denn alles hängt irgendwie mit allem zusammen – sind einige Redundanzen nicht zu vermeiden gewesen.

Hin und wieder werden in diesem Buch die EKG-Begriffe P-Welle oder R-Zacke verwendet. Auch in dem Zusammenhang, dass ein Herzschritt-macher im Vorhof bzw. im Ventrikel stimuliert oder Elektrogramme wahr-genommen hat. Streng genommen nimmt ein Herzschrittmacher mit sei-nen Sonden intraatriale oder intraventrikuläre Elektrogramme wahr, die die elektrische Aktivität des Gewebes direkt an der Elektrodenspitze dar-stellen, während P-Wellen und R-Zacken das Summenpotential der gesam-ten Vorhof- bzw. Ventrikelaktivität im Oberflächen-EKG repräsentieren. Zur besseren Verständlichkeit werden die Wahrnehmungen im intrakardialen Elektrogramm auch als P-Welle bzw. R-Zacke bezeichnet, selbst wenn ein Elektrophysiologe die Stirn runzeln sollte.

Inhaltsverzeichnis

Über die Autoren

Dr.-Ing. Steffen Gazarek Ingenieur für Biomedizinische Technik, Medtronic GmbH, Meerbusch

Dr. med. Christian Restle Oberarzt am Universitäts-Herzzentrum Freiburg-Bad Krozingen

Abkürzungsverzeichnis

AAI	Atrialer Einkammerschrittmacher
AF	Atrial Fibrillation, Vorhofflimmern
AHRE	Atrial High Rate Episode; atriale Hochfrequenzepisode im Schrittmacherspeicher. Kann z. B. eine Vorhofflimmerepisode sein
AMS	Automatischer Mode Switch
AMV	Atem-Minuten-Volumen
AV	Atrio-ventrikulär
AVB	AV-Block
AVM	Management der AV-Überleitung
BGB	Bürgerliches Gesetzbuch
BOL	Begin of Life: neue Batterie, jetzt BOS genannt
BOS	Begin of Service; neue Batterie
CENELEC	Comité Européen de Normalisation Électrotechnique; Europäisches Komitee für elektrotechnische Normung
CRT	Kardiale Resynchronisationstherapie
CSS	Karotissinussyndrom
DDD	Zweikammerschrittmacher
DDI	Inhibierender Zweikammerschrittmacher
DGK	Deutsche Gesellschaft für Kardiologie
EF	Ejektionsfraktion, auch LVEF (linksventrikuläre Ejektionsfraktion)
ELT	Endless Loop Tachykardie (Schrittmachertachykardie)
EOL	End of Life; veraltet für komplette Batterieentladung, jetzt EOS
EOS	End of Service, komplette Batterieentladung, früher EOL
ERAF	Early Recurrence of Atrial Fibrillation
ERI	Elective Replacement Indicator, veraltet für Austauschkriterium, jetzt RRT
ESC	European Society of Cardiology
EuGH	Europäischer Gerichtshof
FFRW	Far Field R-Wave (Fernfeldwahrnehmung der R-Zacke)

HF	Heart Failure, Herzinsuffizienz
HFrEF	Heart Failure with reduced Ejection Fraction, systolische Herzinsuffizienz
IRS	Intrinsic Rhythm Support
KV	Kassenärztliche Vereinigung
LOC	Loss of Capture, Stimulationsverlust
LP	Leadless Pacemaker
LVEF	Linksventrikuläre Ejektionsfraktion, auch EF
MOS	Middle of Service
MPDG	Medizinprodukterecht-Durchführungsgesetz. Ersetzt das alte Medizinproduktegesetz (MPG) von 1994
MPSV	Medizinprodukte-Sicherheitsplan-Verordnung
NYHA	New York Heart Association
PMT	Pacemaker Mediated Tachycardia (Schrittmachertachykardie)
PVAB	Post Ventrikuläres Atriales Blanking
PVARP	Post Ventrikuläre Atriale Refraktärperiode
RFID	Radio Frequency Identification
RRT	Recommended Replacement Time seit 2003 für ERI
SND	Sinus Node Disease (Sinuskontensyndrom)
SR	Sinusrhythmus
SVES	Supraventrikuläre Extrasystole
TARP	Totale Atriale Refraktärperiode
TASER	Thomas A. Swifts Electric Rifle (Elektroschockpistole)
TENS	Transkutane elektrische Nervenstimulation
ÜL	Überleitung
VES	Ventrikuläre Extrasystole
VHF	Vorhofflimmern
VIP	Ventricular Intrinsic Preference
VVI	Ventrikulärer Einkammerschrittmacher

Marker im EKG

Werden Schrittmacher EKGs am Schrittmacherprogrammiergerät dargestellt, können über die Telemetriefunktion spezielle Marker zum Oberflächen EKG dargestellt werden, die die zugehörigen Schrittmacheraktionen anzeigen, bzw. wie der Schrittmacher die Elektrogramme verarbeitet:

AB	Atriales Ereignis während der Blankingzeit PVAB (nicht bei allen Aggregaten)
AP	Atriales Pacing (Stimulation)
AR	Atriale Wahrnehmung in der Refraktärzeit PVARP
AS	Atriales Sensing (Wahrnehmung)
MS	Mode Switch
VS	Ventrikuläres Sensing
VP	Ventrikuläres Pacing

Vereinbarung

Als z. B. DDD 60 wird in diesem Buch ein Zweikammerschrittmacher bezeichnet, der auf eine Grundfrequenz von 60/min gestellt worden ist; entsprechend auch VVI 70 oder D00 100; die Angabe „pro Minute" wird weggelassen.

Eine Einführung in die Thematik

1.1 Von Erfindern und Erfindungen

Beginnt man sich mit Herzschrittmachern zu beschäftigen, schaut man möglicherweise im Internet nach, was das wohl sein mag und findet, z. B. auf Wikipedia, dass es sich um ein in der Medizin verwendetes Gerät handelt, mit dem Patienten mit zu langsamem Herzschlag behandelt werden.

Wir wollen das genauer wissen und uns öffnet sich ein Tor zu einer interdisziplinären Welt: Der Welt der Medizintechnik. Es treffen Medizin mit Ingenieurwissenschaft, Kardiologie und Elektrotechnik, Chirurgie mit Materialwissenschaft aufeinander, stets begleitet von omnipräsenten Juristen mit dem Medizinproduktegesetz sowie dem gesamten Arzthaftungsrecht.

Bevor am 08.10.1958 dem Schweden Arne Larson als erstem Menschen überhaupt ein Herzschrittmacher implantiert wurde, mussten viele Entdeckungen entdeckt und Erfindungen erfunden werden. Victor Hugo wird der Satz zugeschrieben, der heißt:

> Nichts ist mächtiger als eine Idee, deren Zeit gekommen ist.

Für den Herzschrittmacher war diese Zeit das Jahr 1958. Die Synkope musste mit Pulslosigkeit in Zusammenhang gebracht werden (Mercuriale um 1608), Reizbildung und Erregungsleitung (Aschoff um 1906) waren zu entdecken, genauso wie das das Phänomen mit elektrischen Stromstößen Muskeln zum Zucken bringen zu können (Aldini um 1800; von Ziemssen um 1880).

Hierfür waren auf technischer Seite die Elektrizität mit ihren Gesetzmäßigkeiten, Stichworte Strom, Spannung, Leistung, Widerstand etc. zu entdecken, die Ladungstrennung zur Spannungserzeugung und Speicherung waren zu erfinden (Galvani um 1780, Volta um 1783, Ohm um 1860 und viele weitere).

Diese Erkenntnisse zusammengenommen führten zum ersten Schrittmacher (Hyman um 1930) mit Kurbelinduktor zur Spannungserzeugung und einer Sonde, die von extern durch einen Interkostalraum ins Myokard gestochen wurde. Von einer Implantierfähigkeit konnte keine Rede sein.

Die Revolution brachte die Erfindung des Transistors im Jahre 1947 (Patent von Bardeen, Shockley, und Brattain; Nobelpreis für Physik 1956). Ein Transistor ist ein Halbleiterbauelement, das in der Lage ist, elektrische Spannungen proportional zu verstärken, oder – eingesetzt in Taktgeberschaltungen – Ein- und Ausschaltvorgänge für elektrische Ströme ohne mechanische Kontakte vorzunehmen. Nur wenige Jahre später revolutionierte der Transistor das gesamte Leben: Industrie- und Haushaltselektronik, Computertechnik und eben auch die Medizintechnik.

© Springer-Verlag GmbH Deutschland, ein Teil von Springer Nature 2022
S. Gazarek und C. Restle, *Herzschrittmacher-Nachsorge für Einsteiger*,
https://doi.org/10.1007/978-3-662-65439-2_1

Der erste implantierbare Herzschrittmacher der Welt wurde am 08.10.1958 dem Schweden Arne Larsson durch den Herzchirurgen Ake Senning im Karolinska Hospital in Stockholm implantiert. Das erste Aggregat hielt nur wenige Stunden, zum Glück hatte der Arzt und Ingenieur Rune Elmquist sicherheitshalber gleich zwei Schrittmacher gebastelt.

Aktuell werden allein in Deutschland ca. 100.000 Herzschrittmacheroperationen durchgeführt (Deutsches Herzschrittmacherregister). Diese müssen je nach Indikation eingestellt und regelmäßig nachkontrolliert werden. Davon handelt dieses Buch.

Weiterführende Literatur

Lüderitz B, Inhester B (1993) Geschichte der Herzrhythmusstörungen: Von der antiken Pulslehre zum implantierbaren Defibrillator. Springer, Heidelberg, ISBN-13: 978-3540562085

Markewitz A et al (2019) Jahresbericht 2019 des Deutschen Herzschrittmacher- und Defibrillatorregisters. https://pacemaker-register.de/wp-content/uploads/Jahresbericht-2019-des-Deutschen-Herzschrittmacher-und-Defibrillatorregister-Teil-1-Herzschrittmacher.pdf. Zugegriffen: 4. Jan 2022.

Einige Links ins Internet, die wir bei der Recherche für dieses Kapitel gefunden und gern weitergegeben hätten, sind bedauerlicherweise nach einigen Monaten nicht mehr auffindbar gewesen, so dass stattdessen eigene Recherchen empfohlen werden.

Grundlegendes zur Herzschrittmachertherapie

2

2.1 Schrittmacherindikationen und Auswahl des Stimulationsmodus

Die Ursachen bradykarder Herzrhythmusstörungen können sowohl Störungen der Reizbildung, der Erregungsleitung oder eine Kombination aus beiden sein. Die Indikationsstellung und Aggregatauswahl sollen nicht Bestandteil dieses Handbuches sein, vielmehr wird auf die Leitlinien der Deutschen Gesellschaft für Kardiologie (DGK) und die der Europäischen Gesellschaft für Kardiologie (ESC) verwiesen, in denen die einzelnen Rhythmusstörungen, ihre Therapie und wegweisende Studien genau beschrieben werden (Brignole 2013; Israel 2015; Glikson 2021).

Die Kenntnis der jeweiligen Schrittmacherindikation ist jedoch für die korrekte Einstellung des Schrittmachers notwendig: Bei einem kompletten AV-Block wird ein Schrittmacher anders programmiert, als beispielsweise bei einem Sinusknotensyndrom. Mehr darüber im Abschn. 4.9. zur Programmierung.

Die wichtigsten Schrittmacherindikationen, die über Aggregat und Stimulationsmodus entscheiden, sind in folgendem Schema der ESC-Leitlinie zusammengefasst (Abb. 2.1).

Für die Besprechung der Nachsorge in den folgenden Kapiteln wird stets vorausgesetzt, dass Indikationsstellung und Aggregatauswahl diesem Schema entsprechen, so dass diese nicht im Detail diskutiert werden.

2.2 VVI und Konsorten: Die Stimulationsmodi

Das Schema von Schrittmacherindikationen und der Stimulationsmodi in Abb. 2.1 hat ihn schon vorweggenommen: den Schrittmachercode (Bernstein et al. 1996, 2002). Er beschreibt, wo stimuliert wird, ob der Schrittmacher Herzeigensignale wahrnimmt und wie er auf diese Wahrnehmung reagiert. Mit seinen Abkürzungen beschreibt der Code die unterschiedlichen Schrittmachermodi und gehört damit zum Grundwortschatz der Schrittmachertherapie (Tab. 2.1).

Der Schrittmachercode aus Tab. 2.1 ist in dieser Form seit dem Jahr 2002 gültig. Bis dahin standen an der vierten und fünften Position mehr und andere Buchstaben als heute: an der vierten Stelle z. B. der Buchstabe „M" für multiprogrammierbar, das hieß seinerzeit, dass mehr als drei oder vier Parameter programmierbar waren. Das war in den 1970er oder -80er Jahren gewiss ein bedeutender technischer Fortschritt, nur muss das heute bei kaum noch zählbaren einstellbaren Parametern nicht mehr betont werden, so dass der Buchstabe konsequenterweise weggefallen ist.

Ein Buchstabe an der fünften Position, der auch in der Literatur der letzten Jahre, obwohl weggefallen, noch benutzt wurde, ist das „P". Dieser Buchstabe stand für antitachykarde Stimulation bzw. Überstimulation und wurde im Zusammenhang mit präventiver Stimulation

© Springer-Verlag GmbH Deutschland, ein Teil von Springer Nature 2022
S. Gazarek und C. Restle, *Herzschrittmacher-Nachsorge für Einsteiger*,
https://doi.org/10.1007/978-3-662-65439-2_2

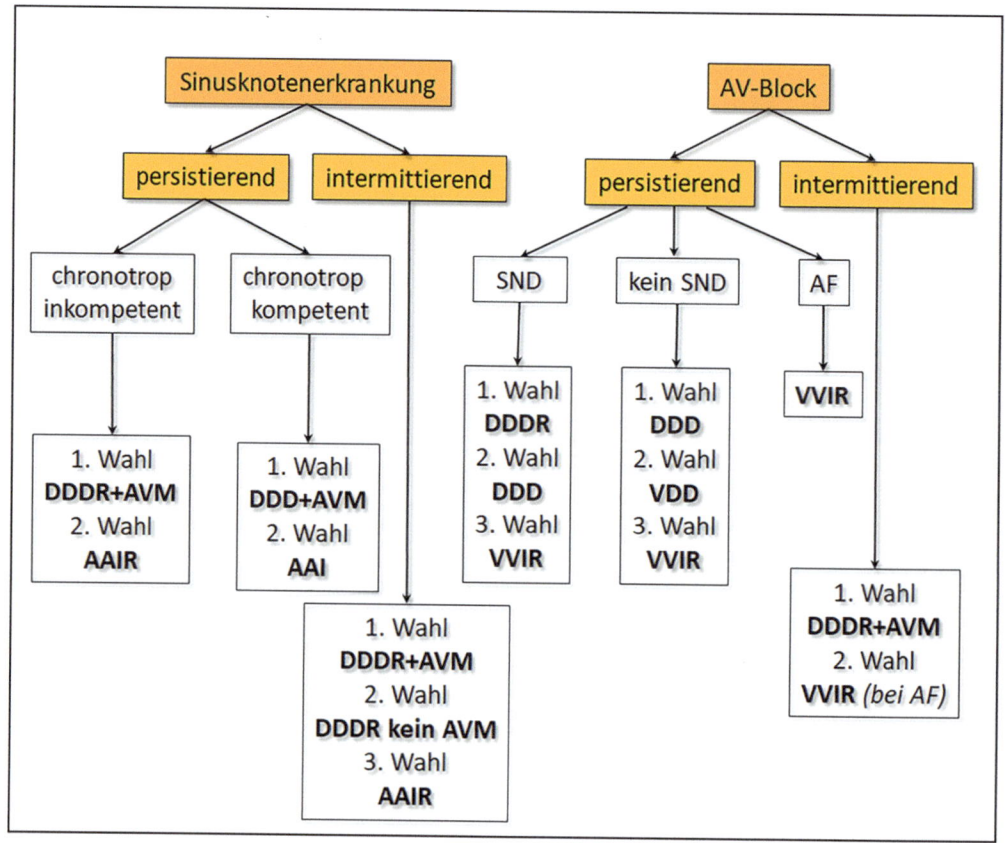

Abb. 2.1   Schrittmacherindikationen und Stimulationsmodi. (Mod. nach Israel et al. 2015)

Tab. 2.1   Schrittmachercode

1. Buchstabe Ort der Stimulation	2. Buchstabe Ort der Wahrnehmung	3. Buchstabe Reaktion auf die Wahrnehmung	4. Buchstabe Frequenzadaptation	5. Buchstabe Multisite-Stimulation
0 (keine Stimulation)	0 (keine Wahrnehmung)	0 (keine Reaktion)	R (Frequenzadaptation)	
A (Atrium)	A (Atrium)	I (inhibierend)		A (Atrium)
V (Ventrikel)	V (Ventrikel)	T (triggernd)		V (Ventrikel)
D (dual)	D (dual)	D (dual)		D (dual)
S (Single) A oder V	S (Single) A oder V			

gegen das Auftreten von Vorhofflimmern verwendet. Dieser Stimulation ist Abschn. 9.5.3 gewidmet. Der Schrittmachercode für diese Stimulationsform ist „DDDRP" gewesen.

Für ICD gilt ein anderer Code, der in diesem Buch nicht dargestellt wird. Hier bedeutet z. B. „VVE", dass der ICD Arrhythmien im Ventrikel erkennt, er hier seine Therapien abgibt und dass die Arrhythmieerkennung durch die Auswertung elektrischer Signale erfolgt: Buchstabe „E".

2.2.1 Einkammerschrittmacher

Der Modus VVI bedeutet, dass der Schrittmacher im Ventrikel stimuliert (1. Buchstabe), im Ventrikel auch wahrnehmen kann (2. Buchstabe) und dass er, falls er etwas wahrgenommen hat, keinen Stimulus abgibt. Letzteres nennt man „inhibieren", dafür steht das „I" an der dritten Position des Codes.

Entsprechendes gilt für den AAI-Schrittmacher, der im Vorhof arbeitet. Der SSI-Schrittmacher ist ein universeller Einkammer- (Single Chamber) Schrittmacher, der erst durch die Implantation zum AAI oder VVI wird.

VVI- oder VVIR-Schrittmacher bei Vorhofflimmern
Bei permanentem Vorhofflimmern und gleichzeitiger ventrikulärer Bradykardie (Bradyarrhythmie) ist ein VVI- oder besser ein VVIR-Schrittmacher indiziert. Aufgrund der atrialen Arrhythmie ist es nicht möglich, Vorhof- und Ventrikelaktivität zu synchronisieren. Tritt

zum Vorhofflimmern ein höhergradiger AV-Block auf, stimuliert der VVI-Schrittmacher unabhängig vom Vorhofrhythmus (Abb. 2.2). Schnelle und irreguläre eigene Überleitungen bei Vorhofflimmern werden vom Schrittmacher nicht behandelt. Möglicherweise dient er aber zum Absichern der Therapie zur Frequenzkontrolle.

Achtung: Wenn sich bei paroxysmalem Vorhofflimmern Sinusrhythmus und Vorhofflimmern abwechseln, tritt in den Phasen mit Sinusrhythmus bei VVI-Schrittmachertherapie folgendes Bild (Abb. 2.3) auf:

VVI- oder VVIR-Schrittmacher bei Sinusrhythmus
Der ventrikuläre Schrittmacher VVI/VVIR stimuliert unabhängig vom Vorhofrhythmus. Treten Sinusrhythmus und ventrikulärer (Schrittmacher)rhythmus mit unterschiedlichen Frequenzen auf, kommt es häufig zum sogenannten Schrittmachersyndrom: Es herrscht Dyssynchronie zwischen Vorhof- und Kammerebene. Dabei treten Phasen auf, in denen zufällig ein AV-sequentieller Kontraktionsablauf mit optimaler Ventrikelfüllung stattfindet (fünfter Herzzyklus Abb. 2.3). Da jedoch die P-Wellen im zeitlichen Verhältnis

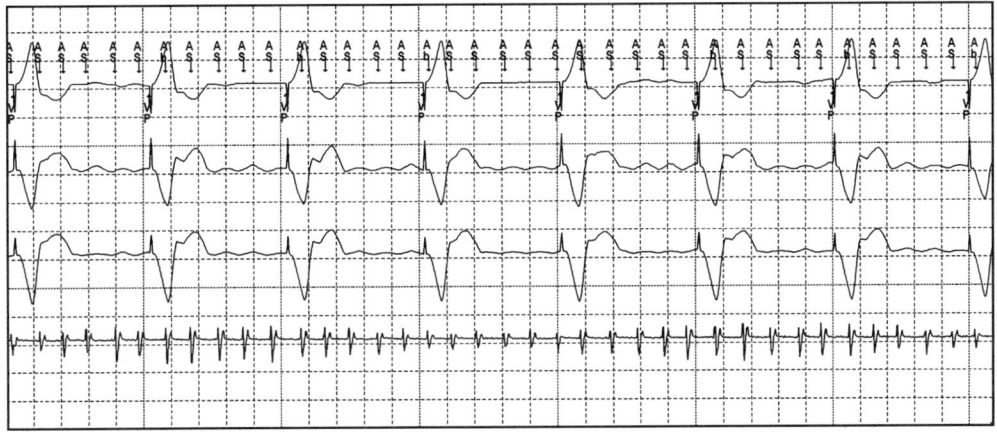

Abb. 2.2 VVI 60 bei Vorhofflimmern und AV-Block III; Ableitungen I–III sowie intraatriales Elektrogramm; Ableitung I mit Schrittmachermarkern (Abkürzungsverzeichnis). Schreibgeschwindigkeit 25 mm/s

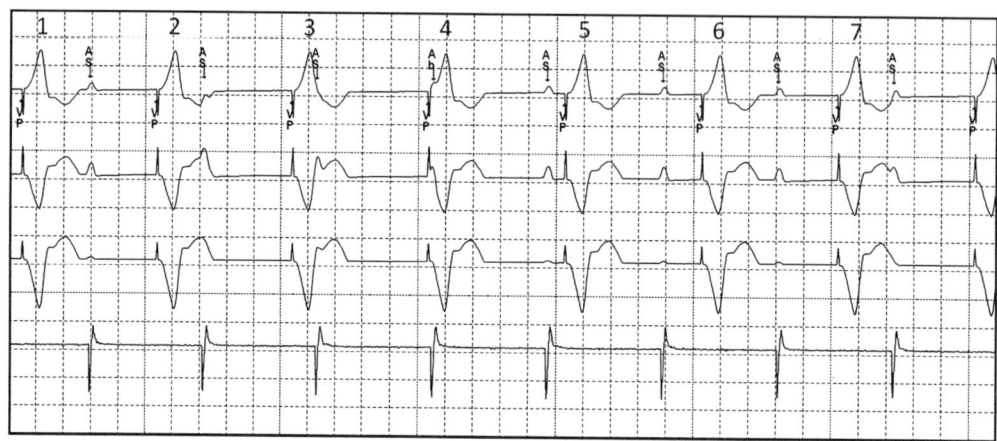

Abb. 2.3 VVI 60 bei Sinusrhythmus 70/min und AV-Block III; Ableitungen I–III sowie intraatriales Elektrogramm; Ableitung I mit Schrittmachermarkern (Abkürzungsverzeichnis). Schreibgeschwindigkeit 25 mm/s

zu den Kammeraktionen „durchlaufen", kommt es auch immer wieder zu Phasen, in denen die P-Wellen zum Zeitpunkt der Kammeraktion einfallen (dritter Herzzyklus Abb. 2.3). Dann ist zum einen die Kammerfüllung aufgrund des fehlenden Vorhofbeitrags geringer (mit folglich geringerer Auswurfleistung und niedrigerem Blutdruck), zum anderen arbeiten die Vorhöfe gegen die geschlossene Klappenebene, das Blut pulsiert in das venöse System zurück. Da sich diese Phasen aufgrund der durchlaufenden P-Wellen permanent abwechseln, entwickeln viele Patienten mit VVI-Stimulation und Sinusrhythmus eine starke, die Lebensqualität einschränkende Symptomatik.

Abhilfe schafft hier einzig eine Aufrüstung auf ein DDD-System mit einer automatischen Modusumschaltung („Mode Switch").

AAI- oder AAIR-Schrittmacher
Zunächst ist der AAI- bzw. der AAIR-Schrittmacher ein Einkammerschrittmacher, der nur bei Bedarf einsetzt. Werden Vorhoferregungen erkannt, inhibiert der Schrittmacher und startet ein neues Erwartungsintervall, in dem eine neue Vorhoferregung erwartet wird (daher der Name). Läuft das Intervall ab, ohne dass eine Vorhofaktion wahrgenommen wurde, erfolgt eine Impulsabgabe.

Die wahrgenommene oder stimulierte Vorhoferregung wird über das His-/Purkinjesystem auf die Ventrikel übertragen, ein AV-synchroner Erregungsablauf mit physiologischer Ausbreitung über die Ventrikel ist gewährleistet (Abb. 2.4).

Zwar würde auch ein VVI-Schrittmacher eine symptomatische ventrikuläre Bradykardie unterbinden, dies aber häufig mit dem Auftreten eines Schrittmachersyndroms. Das Schrittmachersyndrom ist bei atrialer Stimulation so gut wie ausgeschlossen (nur bei extremem AV-Block I mit PQ-Zeiten >350 ms, wenn die aktuelle Vorhofstimulation auf den vorhergehenden QRS-Komplex treffen sollte). In diesem Fall wäre eine Indikation zur DDD-Stimulation gegeben, um den sinnvollen Erregungsablauf von Vorhof und Ventrikel wiederherzustellen.

Der atriale Einkammerschrittmacher wäre die ideale Therapieoption bei Patienten mit Sinusknotenerkrankung, wenn es da nicht eine nicht ganz unwichtige Einschränkung gäbe! Diese Einschränkung ist in Abb. 2.5 dargestellt: Das Auftreten eines kompletten AV-Blocks III. Auch wenn zum Zeitpunkt der Schrittmacherimplantation bei intraoperativer Messung der AV-Leitung keinerlei Beeinträchtigungen bestehen, entwickeln nicht wenige Patienten mit

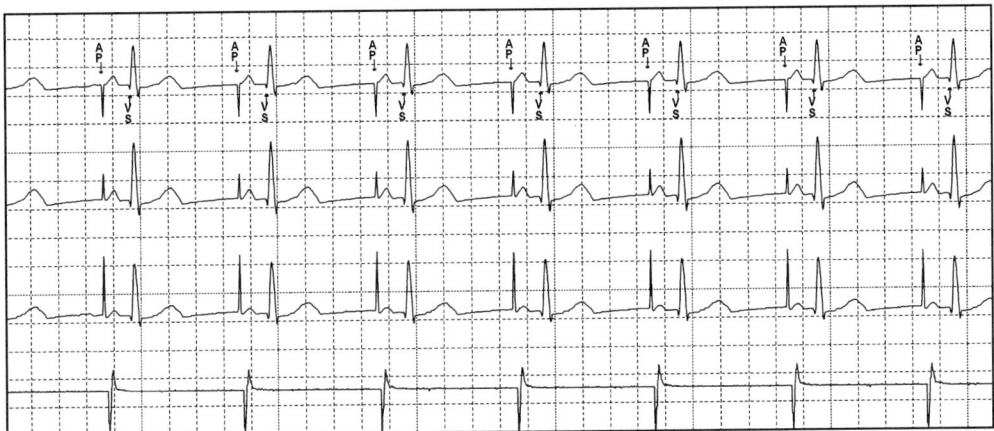

Abb. 2.4 AAI 60 bei Sinusbradykardie und intrinsischer Überleitung; Ableitungen I–III; Ableitung I mit Schrittmachermarkern (Abkürzungsverzeichnis). Schreibgeschwindigkeit 25 mm/s

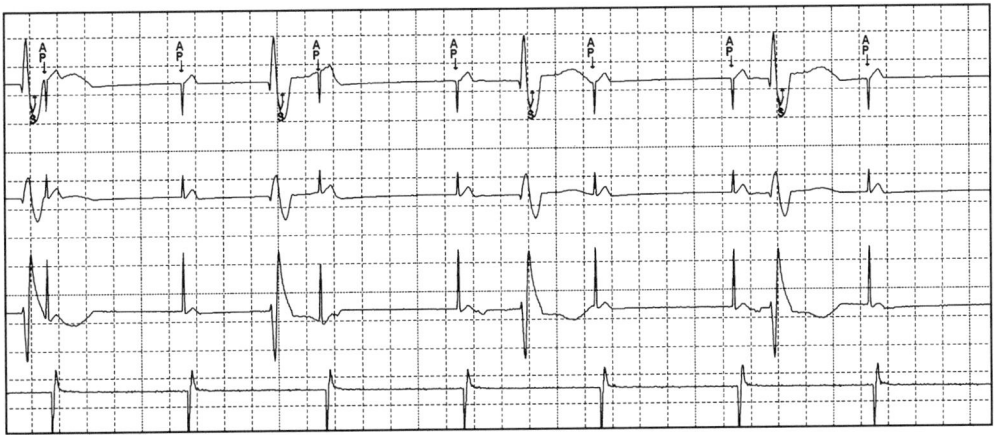

Abb. 2.5 AAI 60 bei Sinusbradykardie und AV-Block III; Ableitungen I–III sowie intraatriales Elektrogramm; Ableitung I mit Schrittmachermarkern (Abkürzungsverzeichnis). Schreibgeschwindigkeit 25 mm/s

Sinusknotensyndrom innerhalb einiger Jahre eine Zweiknotenerkrankung.

Hier wäre ein Vorhofschrittmacher absolut kontraindiziert. Einzige Abhilfe schafft die umgehende Aufrüstung auf ein Zweikammeraggregat (Abschn. 2.2.2), idealerweise mit einer Funktion, die die eigene Überleitung so lange wie möglich aufrechterhält und nur dann im Ventrikel stimuliert, wenn der AV-Block auch tatsächlich auftritt (Abschn. 9.5.1).

Zur ausführlichen Information zur Indikationsstellung und Aggregatauswahl sei auf die aktuellen Leitlinien verwiesen, in denen die jeweiligen Studien ausführlich diskutiert werden.

2.2.2 Zweikammerschrittmacher

Betriebsart DDD

Der Zweikammerschrittmacher kann in Vorhof und Ventrikel stimulieren und wahrnehmen, dafür stehen hier die beiden „D" an erster und zweiter Position. Auf den ersten Blick schwieriger zu verstehen ist das dritte „D" für die Reaktion auf eine Wahrnehmung – sowohl inhibierend als auch triggernd.

Diese Doppelfunktion kommt nur am DDD-Schrittmacher vor, wenn im Vorhofkanal eine Wahrnehmung stattgefunden hat. Die erkannte Vorhoferregung führt zum Inhibieren der atrialen Stimulation (ist nicht nötig: eine eigene Aktivität ist ja vorhanden). Gleichzeitig löst diese Vorhofwahrnehmung eine ventrikuläre Stimulation aus, Triggerung genannt. Diese ventrikuläre Stimulation erfolgt jedoch nur dann, wenn keine eigene Überleitung erfolgt. Ansonsten hätte die wahrgenommene Kammer-

aktivität nach intrinsischer Überleitung zum Inhibieren der Kammerstimulation geführt.

Die Erkennung im Vorhofkanal inhibiert und triggert gleichermaßen, daher das „D" an dritter Position.

Die Abb. 2.6, 2.7, 2.8 und 2.9 illustrieren die Funktionsweise des DDD-Schrittmachers abhängig vom Grundrhythmus.

Variante 1 – Abb. 2.6
Normofrequenter Sinusrhythmus und intrinsische Überleitung: Wahrnehmung in beiden Kammern, Inhibition der Stimulation in beiden

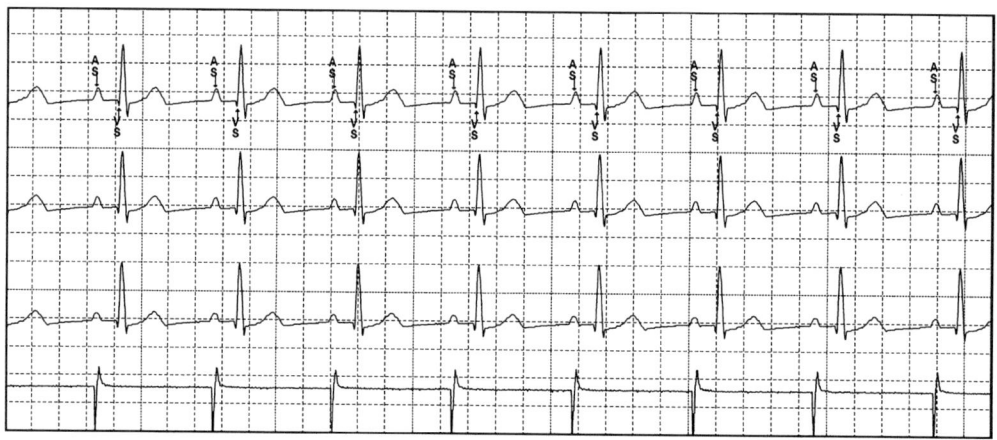

Abb. 2.6 DDD 60 bei Sinusrhythmus und intrinsischer Überleitung; Ableitungen I–III; Ableitung I mit Schrittmachermarkern (Abkürzungsverzeichnis). Schreibgeschwindigkeit 25 mm/s

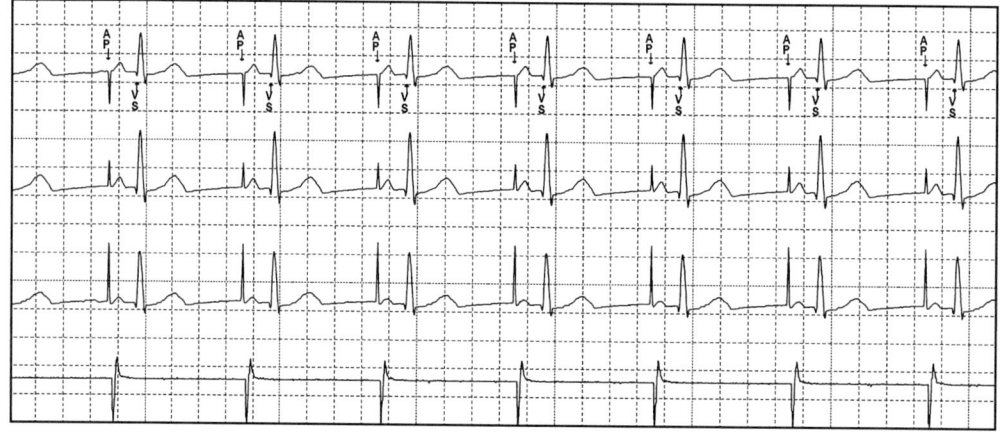

Abb. 2.7 DDD 60 bei Sinusbradykardie und intrinsischer Überleitung; Ableitungen I–III sowie intraatriales Elektrogramm; Ableitung I mit Schrittmachermarkern (Abkürzungsverzeichnis). Schreibgeschwindigkeit 25 mm/s

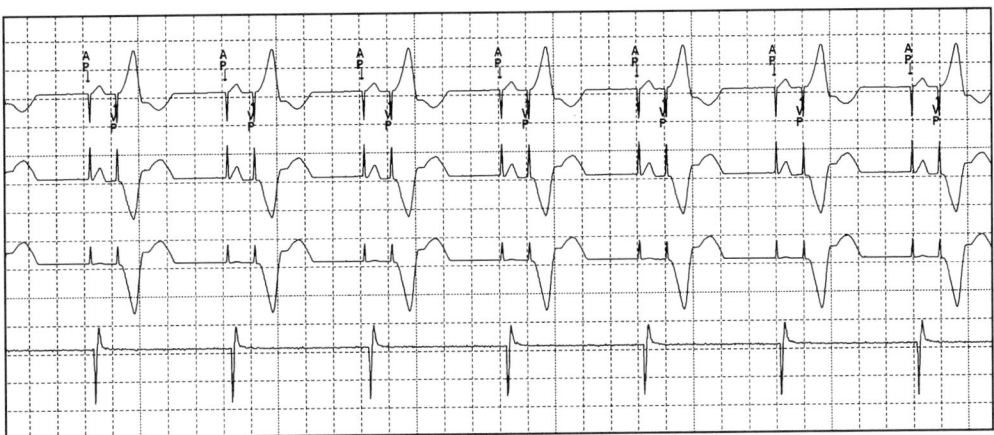

Abb. 2.8 DDD 60 bei Sinusbradykardie und AV-Block; Ableitungen I–III sowie intraatriales Elektrogramm; Ableitung I mit Schrittmachermarkern (Abkürzungsverzeichnis). Schreibgeschwindigkeit 25 mm/s

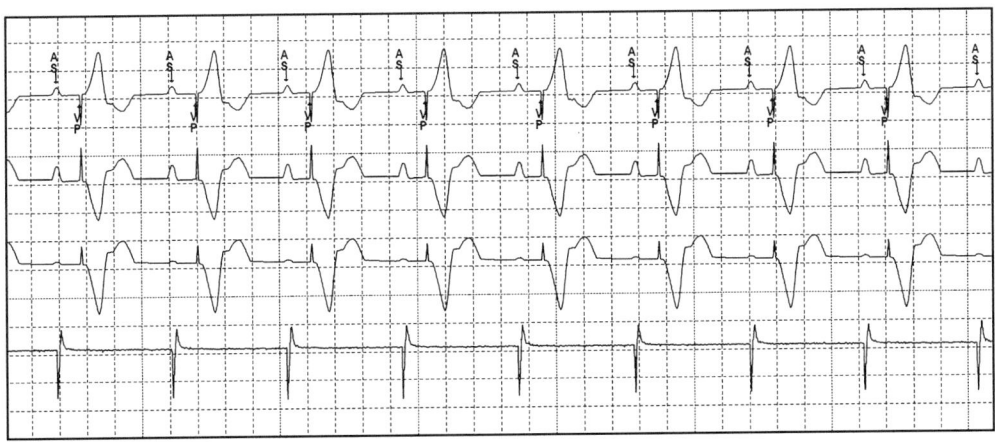

Abb. 2.9 DDD 60 bei Sinusrhythmus und AV-Block; Ableitungen I–III sowie intraatriales Elektrogramm; Ableitung I mit Schrittmachermarkern (Abkürzungsverzeichnis). Schreibgeschwindigkeit 25 mm/s

Kammern. Für den Moment benötigt der Patient keine Unterstützung der Herzaktivität durch einen Schrittmacher.

Variante 2 – Abb. 2.7
Sinusbradykardie und intrinsische Überleitung: Die Sinusfrequenz ist niedriger als die Frequenz des Schrittmachers, daher Stimulation im Atrium, Wahrnehmung im Ventrikel, Inhibition der Kammerstimulation. Anwendung: DDD-Schrittmacher bei Patienten mit Sinusknotensyndrom und erhaltener eigener Überleitung. Dieses Schrittmacher-EKG ist dem EKG bei rei-

ner AAI-Stimulation (Abb. 2.4) identisch, jedoch mit dem Unterschied, dass bei einem paroxysmalen AV-Block III sofort eine ventrikuläre Stimulation einsetzt, wie in Abb. 2.8 gezeigt.

Variante 3 – Abb. 2.8
Sinusbradykardie und AV-Block: In beiden Kanälen keine Wahrnehmung, daher Stimulation in Vorhof und Ventrikel. Die Zeitsteuerung ist so ausgelegt, dass in diesem Fall AV-sequenziell stimuliert wird, im Ventrikel erst nach Ablauf eines der PQ-Zeit entsprechenden Zeitintervalls (der AV-Zeit, Abschn. 9.2.4). Anwendung: DDD-

Schrittmacher bei Patienten mit Zweiknotenerkrankung.

Variante 4 – Abb. 2.9
Sinusrhythmus und AV-Block: Die Vorhofwahrnehmung führt zum Inhibieren der Vorhofstimulation. Gleichzeitig löst sie eine Stimulation im Ventrikel aus, triggert diese (das dritte
„D": inhibieren und triggern). Diese Funktionsweise wird oft als VAT-Modus bezeichnet: vorhofgetriggerte Kammerstimulation. Anwendung:
DDD-Schrittmacher bei Patienten mit höhergradigem AV-Block.

  Anmerkung: Der DDD-Schrittmacher verhält
sich als VAT (Ventrikelstimulation, durch atriale
Wahrnehmung getriggert); das VAT-Verhalten ist
eine Arbeitsweise des DDD-Modus. „VAT" als
Betriebsart wird jedoch nicht programmiert, dies
wäre sogar gefährlich, da Kammeraktionen nicht
zum Inhibieren führen, und T-Wellen-Stimulation auftreten kann.

Variante 5 – Abb. 2.10
Vorhofflimmern und AV-Block: Die sinnvolle Funktion aus Variante 4 wird bei Vorhofflimmern zum Nachteil: Jedes wahrgenommene
Vorhofereignis, also auch jede schnelle Erregung bei Vorhofflimmern, löst eine Ventrikelstimulation aus. Aus der Vorhofarrhythmie wird

eine stimulierte Ventrikelarrhythmie. Abhilfe
schafft (nächster Abschnitt) eine Umstellung auf
den DDI-Modus. Diese Umstellung muss nicht
manuell programmiert werden, bei schnellen
Vorhoffrequenzen erfolgt die Umschaltung automatisch (Mode-Switch-Funktion; Abschn. 9.4)
vom DDD-Modus (mit getriggerter Kammerstimulation) auf den DDI-Modus, bei dem diese
Triggerung nicht erfolgt.

DDI-Betriebsart
Der Buchstabencode erklärt es: Es kann im Vor-
hof- und Ventrikelkanal stimuliert und wahrgenommen werden. Jedes Wahrnehmungsereignis führt nur zum Inhibieren der Stimulation
im jeweiligen Kanal. Im Kontrast zum DDD-
Schrittmacher führt die Vorhofwahrnehmung
nicht zum Auslösen der Ventrikelstimulation.

  Zweikammerschrittmacher können fix in
den DDI programmiert werden, was selten vorgenommen wird. Sehr häufig dagegen ist der
DDI-Modus während des automatischen Mode
Switch anzutreffen (Abschn. 9.4).

Variante 1 – Abb. 2.11
Normofrequenter Sinusrhythmus und in-
trinsische Überleitung: Wahrnehmung in beiden
Kammern, Inhibition der Stimulation in beiden
Kammern.

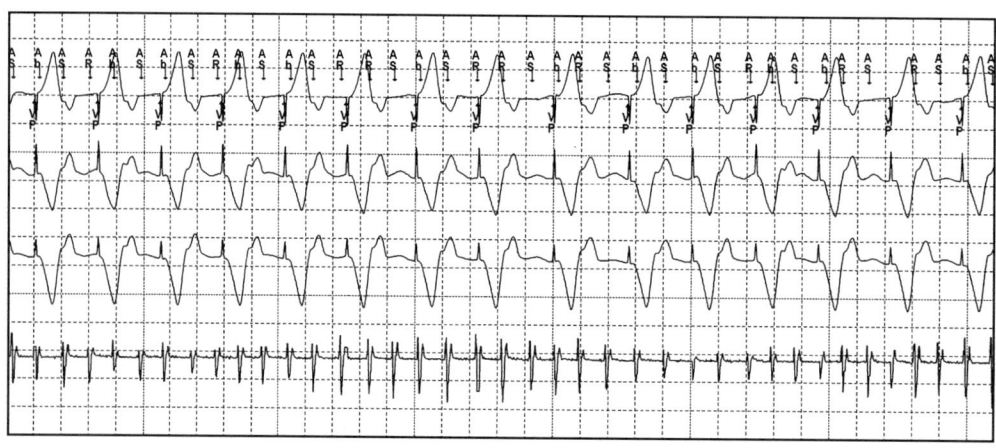

Abb. 2.10 DDD 60 bei Vorhofflimmern und AV-Block; Ableitungen I–III sowie intraatriales Elektrogramm; Ableitung I mit Schrittmachermarkern (Abkürzungsverzeichnis). Schreibgeschwindigkeit 25 mm/s

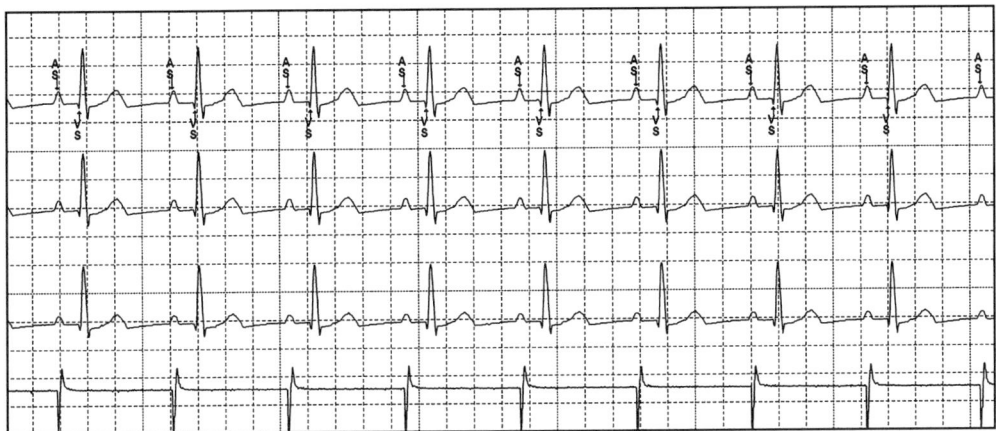

Abb. 2.11 DDI 60 bei Sinusrhythmus und intrinsischer Überleitung; Ableitungen I–III; Ableitung I mit Schrittmachermarkern (Abkürzungsverzeichnis). Schreibgeschwindigkeit 25 mm/s

Variante 2 – Abb. 2.12

Sinusbradykardie und intrinsische Überleitung: Stimulation im Atrium, Wahrnehmung im Ventrikel, Inhibition der Kammerstimulation. Bei dieser Rhythmusstörung sehen die Abb. 2.4, 2.7 und 2.12 identisch aus, die Programmierungen sind jedoch unterschiedlich, was zum Tragen kommt, wenn sich die intrinsische AV-Leitung verschlechtert.

Variante 3 – Abb. 2.13

Sinusbradykardie und AV-Block: In beiden Kanälen keine Wahrnehmung, daher Stimulation in Vorhof und Ventrikel. Die Zeitsteuerung ist so ausgelegt, dass in diesem Fall AV-sequentiell stimuliert wird, erst im Vorhof, nach Ablauf der AV-Zeit im Ventrikel (Abschn. 9.2.4).

Variante 4 – Abb. 2.14

Sinusrhythmus und AV-Block: Die atriale Wahrnehmung führt zum Inhibieren der Vorhofstimulation. Im Unterschied zum DDD-Schrittmacher löst die Vorhofwahrnehmung keine Ventrikelstimulation aus. Da bei AV-Block im Ventrikel keine (normofrequente) Wahrnehmung erfolgt, stimuliert der Schrittmacher im Ventrikel

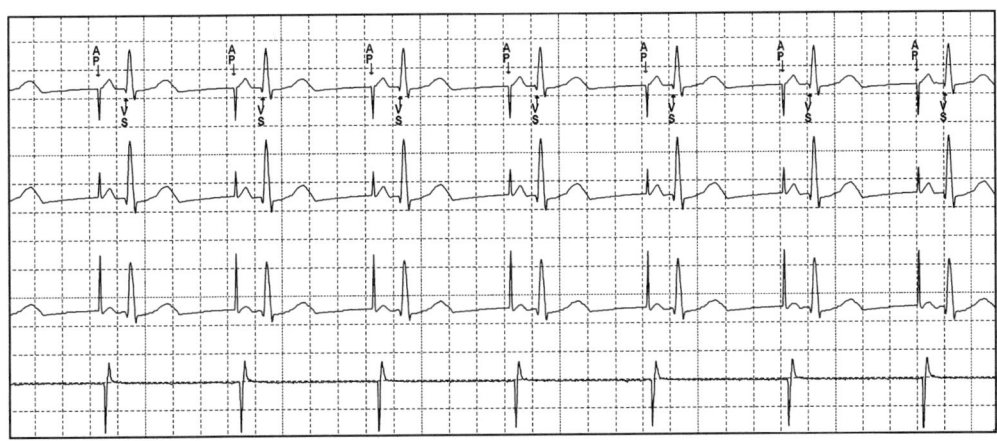

Abb. 2.12 DDI 60 bei Sinusbradykardie und intrinsischer Überleitung; Ableitungen I–III sowie intraatriales Elektrogramm; Ableitung I mit Schrittmachermarkern (Abkürzungsverzeichnis). Schreibgeschwindigkeit 25 mm/s

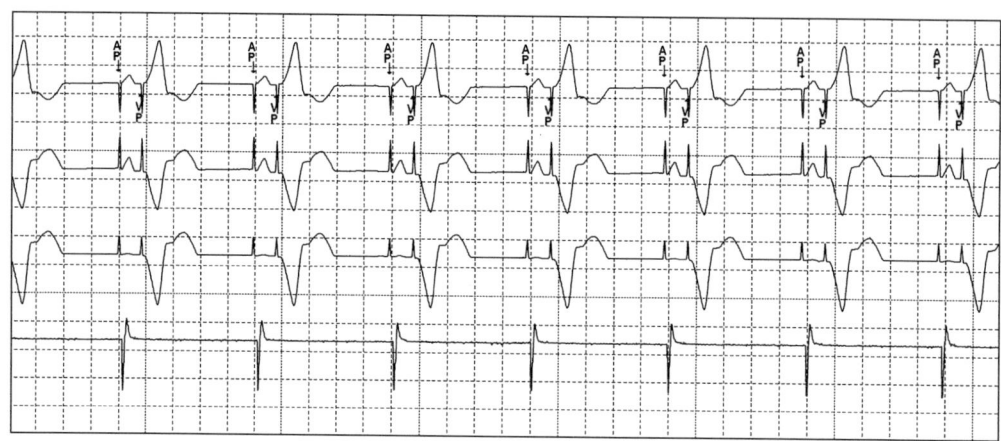

Abb. 2.13 DDI 60 bei Sinusbradykardie und AV-Block III; Ableitungen I–III sowie intraatriales Elektrogramm; Ableitung I mit Schrittmachermarkern (Abkürzungsverzeichnis). Schreibgeschwindigkeit 25 mm/s

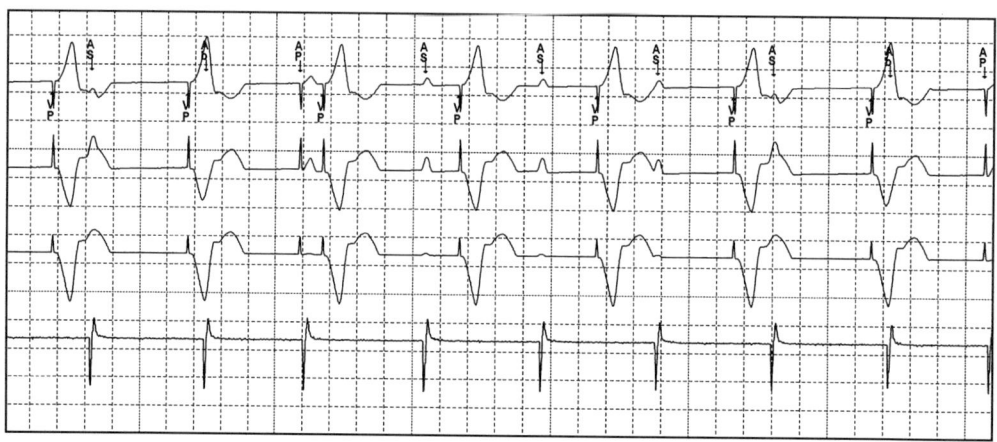

Abb. 2.14 DDI 60 bei Sinusrhythmus und AV-Block; Ableitungen I–III sowie intraatriales Elektrogramm; Ableitung I mit Schrittmachermarkern (Abkürzungsverzeichnis). Schreibgeschwindigkeit 25 mm/s. Gut erkennbar: Die P-Wellen „laufen durch"

unabhängig von der Vorhofaktivität, im Ergebnis wie ein VVI-Schrittmacher bei Sinusrhythmus mit dem Risiko zum Schrittmachersyndrom (Abschn. 2.2.1, VVI).

Variante 5 – Abb. 2.15
Vorhofflimmern und AV-Block: Der Nachteil aus Variante 4 ist hier von Nutzen: Vorhofaktionen werden nicht auf die Ventrikel übertragen. Während der DDD-Schrittmacher versucht, jeder –

auch jeder schnellen – Vorhofwahrnehmung mit Stimulation im Ventrikel zu folgen, führen die schnellen Vorhofwahrnehmungen im DDI-Modus nur zum Inhibieren der Vorhofstimulation, während im Ventrikelkanal unabhängig von der Vorhofaktivität mit der Grundfrequenz stimuliert wird. Statt der Stimulation mit der Grundfrequenz wäre es sinnvoller, mit frequenzadaptiver, also belastungsabhängig variabler Stimulationsfrequenz im DDIR-Modus zu stimulieren (Abschn. 9.3).

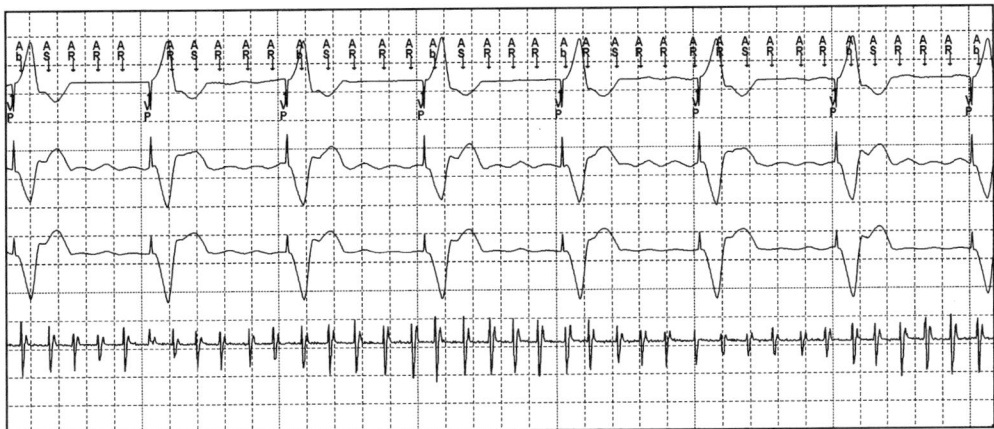

Abb. 2.15 DDI 60 bei Vorhofflimmern und AV-Block; Ableitungen I–III sowie intraatriales Elektrogramm; Gut erkennbar: Vorhofflimmern im intraatrialen Elektrogramm. Ableitung I mit Schrittmachermarkern (Abkürzungsverzeichnis). Schreibgeschwindigkeit 25 mm/s

Zusammenfassung

Alle verschiedenen Schrittmachermodi sind für die Therapie verschiedener bradykarder Rhythmusstörungen der jeweilige „Goldstandard".

Hat ein Patient mehrere Schrittmacherindikationen gleichzeitig, bieten aktuelle Schrittmacher verschiedene automatische Modusumschaltungen (Abschn. 9.4 und 9.5.1), die für die aktuelle Rhythmusstörung die jeweils entsprechende Betriebsart einstellen.

2.2.3   Asynchrone Stimulation V00, A00, D00

Die „0" an der zweiten und dritten Stelle des Schrittmachercodes zeigen an: keine Wahrnehmungsfunktion, keine Reaktion auf intrinsische Vorhof- oder Kammeraktionen.

Abb. 2.16 zeigt den D00-Modus: der Schrittmacher stimuliert durchgehend mit seiner programmierten Frequenz ohne Inhibieren oder Triggern. Dabei besteht die Gefahr von Parasystolien und der T-Wellen-Stimulation.

Wird ein D00- oder V00-Modus programmiert, ist darauf zu achten, dass die Stimulationsfrequenz schneller ist als ein möglicher Eigenrhythmus, um Parasystolien oder R-auf-T-Stimulation zu vermeiden, wie in Abb. 2.17 dargestellt.

Für die permanente Schrittmachertherapie sind diese Modi nicht geeignet. Sie werden jedoch temporär angewendet, wenn absehbar ist, dass Störartefakte auftreten und der Schrittmacher nicht auf diese Signale reagieren soll, beispielsweise während operativer Eingriffe mit Kauteranwendung oder durch gepulste Gradientenfelder bei MRT-Untersuchungen. Bei D00- oder V00-Stimulation sollte der Rhythmus des Patienten überwacht werden.

Magnettest
Die bekannteste Anwendung für asynchrone Stimulation im V00- bzw. D00-Modus ist der sogenannte Magnettest, eine historische Funktion zur Überprüfung der Batteriespannung (Abschn. 4.4). Bei Platzierung eines Permanentmagneten über dem Schrittmacheraggregat wird ein Magnetschalter im Schrittmacher betätigt

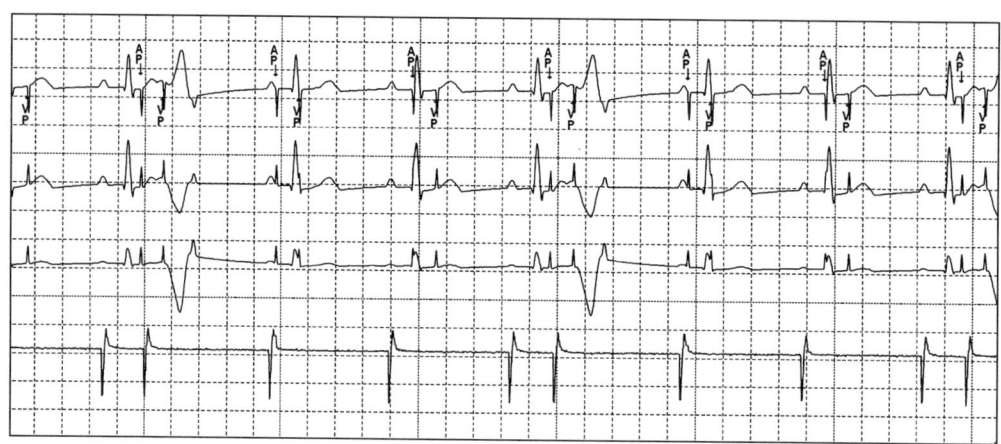

Abb. 2.16 D00 60 – keine atriale und ventrikuläre Wahrnehmung. Eigenrhythmus ist schneller als Schrittmacher-frequenz Ableitungen I–III sowie intraatriales Elektrogramm; Ableitung I mit Schrittmachermarkern (Abkürzungs-verzeichnis). Schreibgeschwindigkeit 25 mm/s

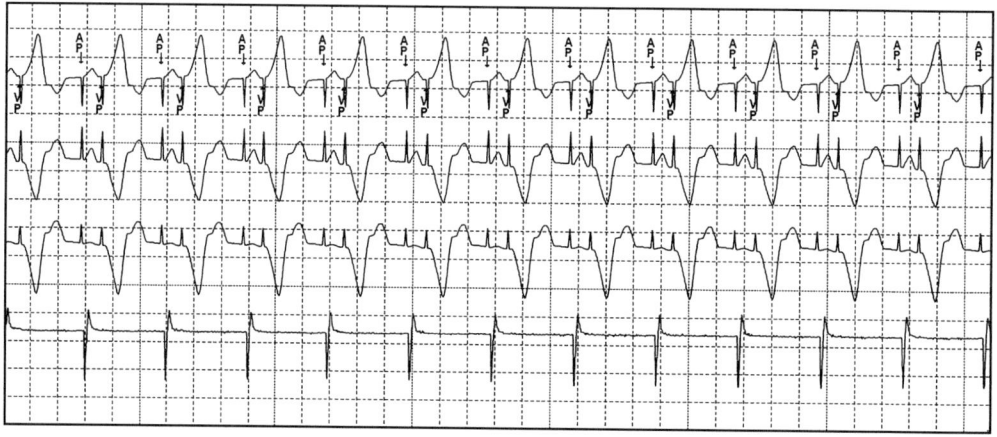

Abb. 2.17 D00 100: Der Schrittmacher stimuliert schneller als die Eigenfrequenz. Ableitungen I–III sowie intra-atriales Elektrogramm; Ableitung I mit Schrittmachermarkern (Abkürzungsverzeichnis). Schreibgeschwindigkeit 25 mm/s

und es wird starrfrequent im V00- oder D00-Modus mit einer Frequenz stimuliert, die den Status der Batterie (ausreichend Restkapazität bzw. entladen) darstellt.

Dieses Umschalten auf einen starrfrequenten Modus bei Magnetauflage wird oft dazu verwendet, den Schrittmacher ohne Programmier-gerät auf eine durchgängige Stimulation ohne In-hibieren einzustellen, wenn Inhibieren zu erwarten wäre, z. B. bei chirurgischen Eingriffen mit Ein-satz von Kautergeräten (Abschn. 11.4). Die Emp-fehlung der Deutschen Kardiologischen Gesell-schaft zur Kauterisierung bei Schrittmacher-patienten bevorzugt statt der Magnetauflage eine permanente Umprogrammierung (Nowak 2010).

Achtung: Bei ICD führt die Magnetauflage nicht zur Stimulation mit Magnetfrequenz. Hier wird die Schockabgabe unterbunden.

Schrittmacher im MRT
Bei schrittmacherabhängigen Patienten mit einem MRT-kompatiblen Aggregat wird die

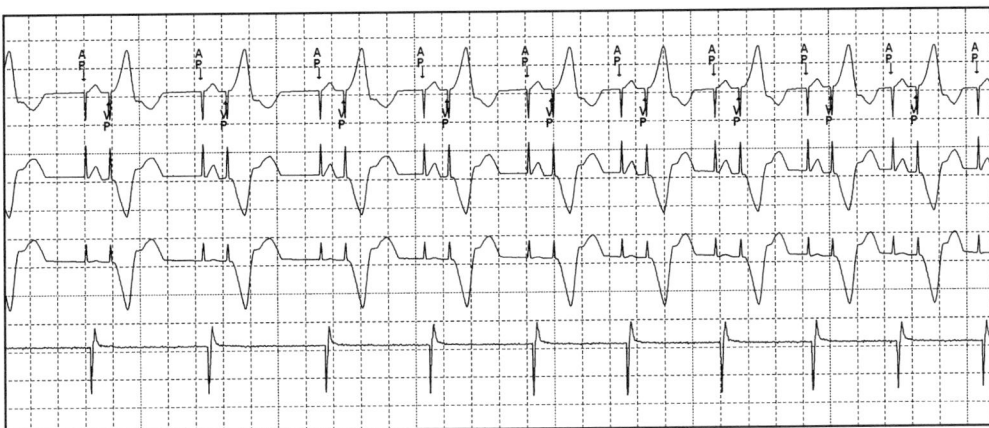

Abb. 2.18 DDDR-Stimulation, die Verkürzung der Stimulationsintervalle ist vom Aktivitätssensor beeinflusst. Ableitungen I–III sowie intraatriales Elektrogramm; Ableitung I mit Schrittmachermarkern (Abkürzungsverzeichnis); Schreibgeschwindigkeit 25 mm/s

Umprogrammierung auf einen asynchronen V00- oder D00-Modus für den Zeitraum der MRT-Untersuchung vorgenommen, damit die mögliche elektrische Interferenz zwischen Scanner und Schrittmacher nicht zu falsch-positivem Inhibieren und damit zur Asystolie führt.

Die vierte Position: Frequenzadaptation, die „R-Funktion"

Ist ein Patient chronotrop inkompetent, ist er also nicht in der Lage, belastungsentsprechende Herzfrequenzen zu entwickeln, dann können frequenzadaptive Schrittmacher über einen Sensor die körperliche Belastung bestimmen und die Herzfrequenz belastungsproportional vorgeben (Abschn. 9.3). Diese Funktion heißt Frequenzadaptation bzw. englisch „Rate Response". Der Buchstabe „R" an der vierten Position bezeichnet diese Funktion. Die aktive Frequenzadaptation des Schrittmachers ist in Abb. 2.18 gezeigt, in der der Schrittmacher die Stimulationsfrequenz vom Belastungssensor gesteuert erhöht.

Die fünfte Position des Schrittmachercodes

Zum Zeitpunkt der letztmaligen Überarbeitung des Codes im Jahr 2002 wurde intensiv an Dreikammer- oder sogar Vierkammerstimulation

(biatrial, biventrikulär) geforscht. Biatriale Stimulation hatte zum Ziel, paroxysmales Vorhofflimmern zu supprimieren, biventrikuläre Stimulation das Resynchronisieren des ventrikulären Erregungs- und Kontraktionsablaufs. Die biventrikuläre Stimulation ist heute als CRT-kardiale Resynchronisationstherapie etabliert, während die biatriale Stimulation über das Experimentalstadium nicht hinausgekommen ist.

So wäre ein Schrittmachercode DDDOV denkbar, der inzwischen jedoch als CRT-P etabliert ist.

Literatur

Bernstein A (1996) The NASPE/BPEG pacemaker lead code (NBL Code). Pacing Clin Electrophysiol 19:1535–1536

Bernstein A et al (2002) The revised NASPE/BPEG generic code for antibradycardia, rateadaptive, and multisite pacing. PACE 25:260–264

Glikson M et al (2021) 2021 ESC guidelines on cardiac pacing and cardiac resynchronization therapy. Europ Heart J (2021) 42, 3427–3520

Israel CW et al (2015) Kommentar zu den neuen ESC-Leitlinien zur Schrittmacher- und kardialen Resynchronisationstherapie. Kardiologe 9:35–45

Nowak B (2010) Empfehlungen zum Einsatz von Elektrokautern bei Patienten mit Herzschrittmachern und implantierten Defibrillatoren. Kardiologe 4:383–388

Weiterführende Literatur

Ellenbogen KA, Wilkoff BL, Kay N, Lau CP, Auricchio A (2016) Clinical cardiac pacing, defibrillation and resynchronization therapy. Elsevier, Oxford

Fröhlig G, Carlsson J, Jung J, Koglek W, Lemke B (2013) Herzschrittmacher- und Defibrillator-Therapie: Indikation – Programmierung – Nachsorge. Thieme, Stuttgart

Brignole M (2013) 2013 ESC Guidelines on cardiac pacing and cardiac resynchronization therapy. Europ Heart J 34(29) 2281–2329. https://doi.org/10.1093/eurheartj/eht150

3.1 Aufgaben der Nachsorge

Korrekte Indikationsstellung und entsprechende Systemauswahl sind eine gute Voraussetzung zur Schrittmachertherapie, garantieren aber noch nicht ihre Qualität. Der Schrittmacher mit seinen Parametern muss patientenindividuell eingestellt und im zeitlichen Verlauf überwacht werden. Das ist die Aufgabe der Nachsorge, so dass man ohne Übertreibung sagen kann: Erst eine gute Nachsorge macht aus der Schrittmachertherapie eine gute Schrittmachertherapie.

Der den Schrittmacher nachsorgende Arzt muss daher sowohl Sorge dafür tragen, dass das Aggregat entsprechend der Grunderkrankung eingestellt wird und dabei sicherstellen, dass keine technischen Probleme auftreten, bzw. wenn sie auftreten, diese erkannt und abgestellt werden.

Die Nachsorge ist in den Leitlinien der DGK letztmalig 1995 mit ihren Aufgaben und ihrer Durchführung beschrieben (Lemke 1995) und unverändert gültig. Nachfolgende Leitlinien gehen nicht auf die Nachsorge ein.

Aufgaben der Schrittmacherkontrolle
- Überprüfung der Funktionsfähigkeit des Systems
- Erkennen und Beheben von Komplikationen bzw. Fehlfunktionen
- Verlängerung der Laufzeit des Schrittmachers
- Festlegung des optimalen Austauschzeitpunkts eines Systems
- Individuelle Optimierung der programmierbaren Parameter
- Anpassung der zur Verfügung stehenden Diagnostik- und Therapieoptionen
- Entscheidung über erforderliche Aufrüstung eines Schrittmachersystems (Zweikammer-, CRT-System, Defibrillator)

Für die Ausführung und Abrechnung von Herzschrittmachernachkontrollen (sowie auch für ICD und CRT) haben die Kassenärztliche Bundesvereinigung (KBV) und der Spitzenverband Bund der Krankenkassen (GKV Spitzenverband) eine Vereinbarung zu Qualitätssicherungsmaßnahmen (KBV 2018) getroffen, die für den Bereich der vertragsärztlichen Versorgung die Anforderungen an Qualifikation, Art und Umfang der Nachsorgeuntersuchungen sowie der Qualitätssicherung einheitlich vorschreibt. Hier ist ebenfalls festgelegt, dass eine Zulassung zur ICD und CRT Nachkontrolle nur unter Nachweis der entsprechenden Sachkunden erfolgen kann (die man jedoch nur bei Vorhandensein der Herzschrittmachersachkunde erwerben kann).

Die Darstellung der Schrittmachernachsorge in diesem Buch hält sich eng an diese Vorgaben, sowohl jene der DGK als auch an die Qualitätssicherungsvereinbarung Rhythmusimplantat-Kontrolle der KBV.

3.2 Voraussetzungen zur Nachsorge

3.2.1 Qualifikation

Herzschrittmacher nachkontrollieren darf nicht jeder. Die Grundvoraussetzungen sind in den Weiterbildungsordnungen der Landesärztekammern zum Erwerb des Schwerpunkts Kardiologie innerhalb der Inneren Medizin definiert, die jedoch von Kammerbereich zu Kammerbereich leicht variieren. Umfang und Art theoretischer Kenntnisse zu Implantation und Nachsorge sind nicht beschrieben, lediglich eine Mindestanzahl durchgeführter Implantationen und Nachsorgen wird genannt. Die DGK hat aus diesem Grund Empfehlungen zur Strukturierung der Herzschrittmacher- und Defibrillatortherapie (Hemmer 2009) herausgegeben und empfiehlt zusätzliche Qualifikationen im Sinne einer Sach- und Fachkunde entsprechend der Curricula der DGK (Böcker 2021; Eckhardt 2021).

3.2.2 Apparative Voraussetzungen

Neben der Qualifikation ist auch die nötige Geräteausstattung für die Nachsorge in den Leitlinien vorgegeben. Anzumerken ist, dass der Punkt „Programmiergerät für das zu kontrollierende Aggregat" bedeutet, bis zu fünf verschiedene Programmiergeräte der verschiedenen Hersteller vorhalten zu müssen, wie in Abb. 3.1 gut zu sehen ist.

Notwendige apparative Voraussetzungen
- Programmiergerät für das zu kontrollierende Aggregat
- ein zur Schrittmacherkontrolle geeignetes EKG-Gerät

- Testmagnet
- Notfallausrüstung zur kardiopulmonalen Reanimation, einschließlich Defibrillator

---

Zum Management von Problemfällen und Fehlfunktion sollten darüber hinaus verfügbar sein:

- Belastungs-EKG/Laufband,
- Langzeit-EKG mit Schrittmachererkennung,
- Echokardiografiegerät,
- Röntgenanlage.

Nachdem die apparativen Voraussetzungen aufgelistet sind, muss an dieser Stelle dringend darauf hingewiesen werden, dass für die Bedienung jedes der genannten Geräte eine schriftlich dokumentierte Einweisung nach Medizinproduktegesetz (MPG) bzw. dem Medizinprodukterecht-Durchführungsgesetz (MPDG 2020) das die Regelungen des MPG ab 2021 schrittweise ablöst, sowie der Medizinproduktebetreiberverordnung (MPBetreibV 2021) vorgeschrieben ist.

Hier heißt es in §10, dass „… Medizinprodukte nur von Personen angewendet werden, die durch den Hersteller oder durch eine […] vom Betreiber beauftragte Person unter Berücksichtigung der

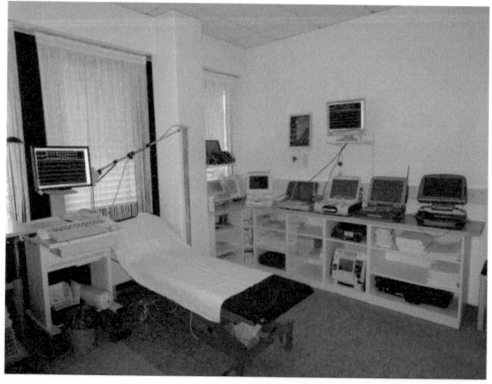

Abb. 3.1 Verschiedene Programmiergeräte im Herzzentrum Rotenburg an der Fulda, dem aufmerksamen Betrachter fällt auf, dass der Rea Wagen mit Defibrillator nicht im Bild ist. (Mit freundl. Genehmigung von Dr. Stefan Steiner, Rotenburg 2018)

Gebrauchsanweisung in die sachgerechte Handhabung dieses Medizinproduktes eingewiesen worden sind. […] Die Durchführung der Funktionsprüfung nach Absatz 1 Nr. 1 und die Einweisung der vom Betreiber beauftragten Person nach Absatz 1 Nr. 2 sind zu belegen.

Fehlt der Nachweis der Einweisung, tritt im Problemfall juristisch eine sogenannte Beweiserleichterung ein. Das bedeutet, dass der Arzt bei einem Schaden selbst nachweisen muss, dass dieses Ereignis schicksalhaft und nicht aufgrund einer Fehlbedienung eingetreten ist.

Tipp Wenn absehbar ist, dass Sie im Laufe Ihrer beruflichen Entwicklung noch mehrere Kliniken durchlaufen werden, ist es sehr umständlich, in mehrere identische Geräte in unterschiedlichen Klinken jeweils erneut eingewiesen zu werden. Daher empfiehlt sich ein persönliches Einweisungsbuch in dem die Einweisungen dokumentiert werden und das an den neuen Tätigkeitsort mitgenommen werden kann. Die Einweisung wird dann in das dortige Gerätebuch übernommen.

Literatur

Böcker D et al (2021) Sachkunde Herzschrittmachertherapie. Kardiologe 2021 15: 201–206

Eckardt L et al (2021) Sachkunde ICD Therapie. Kardiologe 2021 15:207–216

Hemmer W et al (2009) Empfehlungen zur Strukturierung der Herzschrittmacher- und Defibrillatortherapie. Recommendations for structuring cardiac pacemaker and defibrillator therapy. Der Kardiologe 3(2) 108–120

Kassenärztliche Bundesvereinigung (2018) KBV Qualitätssicherungsvereinbarung Rhythmusimplantat-Kontrolle. http://www.kbv.de/html/themen_2833.php. Zugegriffen: 4. Jan. 2022

Lemke B et al (1995) Leitlinien zur Herzschrittmachertherapie. Z Kardiol 94:704–720

MPBetreibV (2021) Medizinprodukte-Betreiberverordnung in der Fassung der Bekanntmachung vom 21. August 2002 (BGBl. I S.3396), die zuletzt durch Artikel 7 der Verordnung vom 21. April 2021 (BGBl. I S. 833) geändert worden ist. http://www.gesetze-im-internet.de/mpbetreibv/MPBetreibV.pdf. Zugegriffen: 4. Jan. 2022

MPDG (2020) Medizinprodukterecht-Durchführungsgesetz vom 28. April 2020 (BGBl. I S. 960), das zuletzt durch Artikel 2 desGesetzes vom 12. Mai 2021 (BGBl. I S. 1087) geändert worden ist. http://www.gesetze-im-internet.de/mpdg/MPDG.pdf. Zugegriffen: 4. Jan. 2022

4.1 Die Nachsorge im Überblick

Die Erfahrung zeigt, dass es sinnvoll ist, alle Schrittmachernachkontrollen nach einem festen Schema durchzuführen, es empfiehlt sich eine Checkliste entsprechend der bereits genannten Qualitätsrichtlinien zur Schrittmachernachsorge. Auch in hektischen Momenten wird kein wichtiges Detail vergessen.

Die vollständige Schrittmachernachsorge setzt sich aus folgenden Schritten zusammen:

Persönlich: Arzt-Patienten-Gespräch mit körperlicher Untersuchung

- Eine ausführliche Anamnese, die mögliche Schrittmacherprobleme und ggf. geänderte Medikationen erfasst. Zu erfragen sind insbesondere Symptome, die mit einem Schrittmacher eigentlich nicht auftreten dürften oder zusätzliche Probleme aufzeigen: Dyspnoe, Schwindel, Palpitationen, Synkopen, Herzrasen.
- Weiterhin ist zu überprüfen und zu dokumentieren (!), ob die Schrittmachertasche reizlos ist und keine Entzündungszeichen aufweist.
- Zeichen einer beginnenden Herzinsuffizienz sind zu suchen.

Technisch

- **EKG:** Bestimmen des Grundrhythmus und Erkennen möglicher Fehlfunktionen.

- **Batteriestatus:** Ermitteln der Restlaufzeit der Batterie und ggf. Festlegen des Austauschzeitpunkts (Aggregatwechsel).
- Bestimmung des **Elektrodenstatus:** Erkennen möglicher Elektrodendefekte oder Dislokationen.
- Bestimmung der Amplituden in Vorhof und Ventrikel, um die Wahrnehmungseinstellung des Schrittmachers entsprechend anzupassen (**„Sensing"**).
- Bestimmung der Reizschwellen (Mindestenergie, um noch effektiv zu **stimulieren**).
- Auswerten der Diagnostikspeicher des Schrittmachers (diagnostische **Beobachtungen**).
- **Programmieren** indikationsgemäß und entsprechend der Messwerte der Tests.
- **Dokumentieren** der gemessenen und programmierten Parameter/Ausdruck.

Während Anamnese und körperliche Untersuchung schon von sich aus zum Bild des Arbeitsablaufs in einer Schrittmachersprechstunde gehören, könnte man in die Gefahr geraten, einen der technischen Schritte der Nachsorge zu übersehen.

Um dieser Gefahr vorzubeugen, hat sich der Autor dieser Zeilen folgenden Merkspruch ausgedacht[1]:

---

[1] Vielen Dank an meine Kollegin Tanja zur deutlichen Verbesserung des Satzes!

© Springer-Verlag GmbH Deutschland, ein Teil von Springer Nature 2022
S. Gazarek und C. Restle, *Herzschrittmacher-Nachsorge für Einsteiger*,
https://doi.org/10.1007/978-3-662-65439-2_4

Tab. 4.1 Fragen zur Anamnese – auf die jeweiligen Aktionen wird in den betreffenden Kapiteln eingegangen

Frage nach	Daran muss gedacht werden
Medikationsänderung	Höherer Stimulationsbedarf, chronotrope Inkompetenz, Reizschwellenerhöhung
Synkopen, Schwindel	Stimulationsverlust, Reizschwellenerhöhung, Elektrodendefekt, Dislokation, Konnektordefekt
Dyspnoe, Belastungsfähigkeit	Chronotrope Inkompetenz, beginnende Herzinsuffizienz
Belastungsfähigkeit	2:1-Wahrnehmungsproblem, chronotrope Inkompetenz
Herzklopfen, Herzrasen	Schrittmachertachykardie (PMT), Vorhofflimmern, ungünstig eingestellte Frequenzadaptation
Angina pectoris	Zu hohe Stimulationsfrequenzen
Zwerchfellzucken	Zu hohe Stimulationsenergie, Sondenperforation der Ventrikelsonde, bei CRT: Phrenikusstimulation
Muskelstimulation, z. B. Pektoraliszucken	Zu hohe Stimulationsenergie, bipolare statt unipolarer Stimulation, Sondendefekt, z. B. Isolationsdefekt in der Aggregattasche

Elf bunte Elefanten sitzen Silvester beim Prosecco Dinner.

Dieser Satz wird uns nun durch die Nachkontrolle begleiten:

Elf	EKG
Bunte	Batteriestatus
Elefanten	Elektrodenstatus
Sitzen	Sensing (Wahrnehmung)
Silvester	Stimulation (Reizschwelle)
Beim	Beobachtungen, diagnostische
Prosecco	Programmierung
Dinner	Dokumentation

4.2   Anamnese und körperliche Untersuchung

Oft unterschätzt: Eine ausführliche Anamnese. Nein, keine Sorge, dass die Untersuchungszeit aus dem Ruder läuft: Die durchschnittliche Schrittmachernachkontrolle dauert weniger als 20 min und, wenn keinerlei Probleme auftreten, oft um 10 min.

4.2.1   Die richtigen Fragen zur Anamnese

Zur Anamnese gehören Fragen, die auf mögliche Schrittmacherprobleme oder Fehlprogrammierungen hinweisen. Tab. 4.1 enthält die wichtigsten Fragen, die zu Beginn der Nachkontrolle gestellt werden sollten.

4.2.2   Die körperliche Untersuchung

Die körperliche Untersuchung umfasst die Suche nach Zeichen einer beginnenden Herzinsuffizienz, sowie die Inspektion der Schrittmachertasche hinsichtlich Reizlosigkeit, Entzündungszeichen, drohender oder tatsächlicher Perforation (Abb. 4.1).

Ist die Schrittmachertasche gereizt oder gerötet, sind weitere Untersuchungen (Labor) notwendig.

Von einem der Pioniere der Schrittmachertherapie, Prof. Hermann Funke aus Bonn, wird der Satz berichtet:

Wenn Du denkst, es könnte eine Infektion sein, sei sicher: Es ist eine!

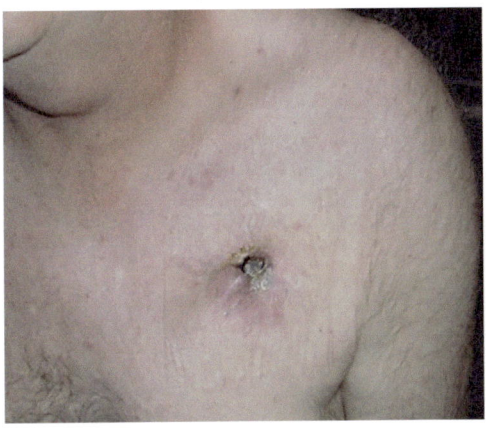 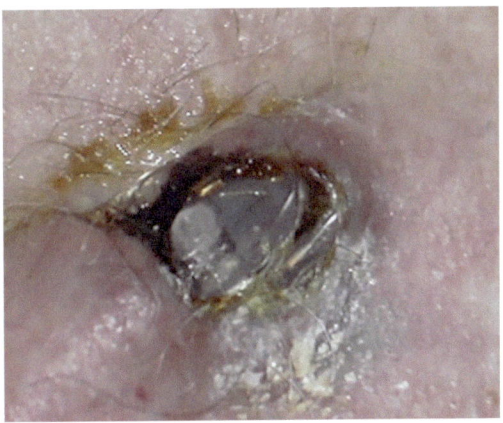

Abb. 4.1 Diese Schrittmachertasche ist nicht reizlos. Der Patient gab an, seine Frau hätte offene Beine und mit Ringelblumensalbe gute Erfahrungen gemacht – und diese Salbe würde er jetzt ebenfalls anwenden. Bei dem infizierten Schrittmachersystem ist die komplette Entfernung und Neuimplantation notwendig. (Mit freundl. Genehmigung von Prof. Dietrich Pfeiffer, Leipzig 2018)

Tab. 4.2 Infektionen und häufige Erreger

Aggregattasche	Elektrode
Häufig Staphylococcus aureus	Häufig Staphylococcus epidermidis
Verlauf häufig akut-fulminant	Verlauf häufig chronisch-larviert
Klassische lokale Entzündungszeichen (Cave: können auch fehlen!), seröse Sekretion	Chronische Entzündungszeichen: Anämie, Splenomegalie, …
Fieber/Schüttelfrost bei systemischer Entzündung (Sepsiszeichen)	Kein Fieber oder nur diskret erhöhte Temperaturen

Versuche, Tascheninfektionen durch Antibiotikagabe zu beherrschen, sind stets erfolglos. Keime, speziell S. epidermidis, bilden um das Implantat einen Biofilm, der für Antibiotika nahezu undurchdringlich ist. Auch ist es keine gute Idee, die Schrittmachertasche zu punktieren, eher werden zusätzliche Keime in die Schrittmachertasche verbracht. Tab. 4.2 beschreibt die häufigsten Infektionen.

Eine Revisionsoperation beinhaltet die komplette Entfernung des Schrittmachersystems, Aggregat und Elektroden mit anschließender Neuoperation von der kontralateralen Seite, gegebenenfalls nach einigen Tagen Antibiose und passagerer Stimulation vor dem erneuten Eingriff.

Auch kann bei der körperlichen Untersuchung bereits der Verdacht auf eine Elektrodenperforation aufkommen: Tritt innerhalb der ersten Tage nach der Implantation erstmalig ein regelmäßiges Muskelzucken auf, kann das ein Zeichen für eine durch das Myokard hindurchgewanderte Elektrode sein. Ein weiteres Merkmal, das jedoch nicht zwingend auftreten muss, ist die hämodynamische Verschlechterung des Patienten, wenn sich durch die Perforation eine Herzbeuteltamponade entwickelt. Mittels Echokardiografie kann ein Perikarderguss erkannt werden.

Bei einer perforierten Elektrode ist eine Revisionsoperation notwendig, oftmals ist über bildgebende Verfahren nicht im Vorfeld herauszufinden, welche der Sonden den Perikarderguss verursacht hat, so dass im Zweifelsfall beide Sonden repositioniert werden müssen.

Ist eine Herzschrittmachersonde bereits seit einigen Tagen komplett perforiert, besteht die Gefahr, dass sich das Loch im Myokard nicht

Tab. 4.3 Analyse des Schrittmacher EKGs, notwendige Fragen

Frage nach	Antwortmöglichkeiten
Grundrhythmus	Sinusrhythmus/Vorhofstimulation/Vorhofflimmern
Ventrikelerregung	Intrinsische Überleitung/Schrittmacherstimulation
Wahrnehmung in Vorhof und Ventrikel	Korrekt/Undersensing/Oversensing/keine Aussage möglich (durchgehende Stimulation)
Stimulation in Vorhof und Ventrikel	Korrekt/Stimulationsverlust/keine Aussage möglich (durchgehend Eigenrhythmus)
Typ des Schrittmachers	Zweikammerschrittmacher/Einkammerschrittmacher/keine Aussage möglich (durchgehend Eigenrhythmus)

sofort wieder schließt und mit dem Zurückziehen der Elektrode sofort eine Herzbeuteltamponade auftritt. Daher sollten Revisionen bei Elektrodenperforation nur mit ständiger Bereitschaft zur Thorakotomie im Operationssaal durchgeführt werden.

gefolgt vom vermeintlichen Ventrikelstimulus, der im Vorhof eine P-Welle zum Zeitpunkt der R-Zacke erzeugt. Normalerweise sollte solch ein Fehler vor dem Verschließen der Operationswunde auffallen, was jedoch nicht bedeutet, dass das stets der Fall ist.

4.3 „Elf" – EKG-Dokumentation

Der Qualitätskriterienkatalog fordert die Dokumentation des EKG. Darüber hinaus wird aus dem EKG oft abschätzbar, ob eine schnelle oder komplizierte Nachkontrolle zu erwarten ist.

4.3.1 Welche Fragen müssen zum Schrittmacher-EKG beantwortet werden

Tab. 4.3 enthält alle zur Analyse des Schrittmacher-EKG notwendigen Fragen. Diese sind stets bei der Befundung eines Schrittmacher-EKG zu beantworten, ebenfalls bei der Auswertung eines Langzeit-EKG – nicht nur bei der Schrittmachernachsorge.

Der erfahrene Schrittmacherkenner kann darüber hinaus erkennen, ob die zeitliche Abfolge der Schrittmacher- und Herzaktionen korrekt ist.

Ein auffälliges (Negativ)beispiel zeigt Abb. 4.2: Sind bei der Schrittmacherimplantation versehentlich die Anschlüsse für die Vorhof- und die Ventrikelsonde vertauscht worden, stimuliert der Schrittmacher mit dem Vorhofkanal im Ventrikel,

4.4 „Bunte" – Bestimmen des Batteriestatus

In weit über 90 % der Schrittmachernachsorgen (Deutsches Herzschrittmacherregister 2015, hier letztmalig erfasst) zeigt sich, dass die noch zur Verfügung stehende Restkapazität der Batterie für einen längeren Zeitraum ausreichend ist, so dass kein Aggregatwechsel aufgrund von Batterieerschöpfung vorgesehen werden muss.

Dieser Batteriezustand ist zu dokumentieren. Nicht zuletzt für den Nachweis, bei der Nachkontrolle eine drohende Batterieerschöpfung nicht übersehen zu haben.

4.4.1 Dokumentation des Batteriezustands

Nur was dokumentiert ist, gilt als geschehen; für die Dokumentation des Batteriestatus haben wir zwei Möglichkeiten:

Die moderne Variante
Die Bedienmenüs der unterschiedlichen Programmiergeräte enthalten – oft in einem speziellen

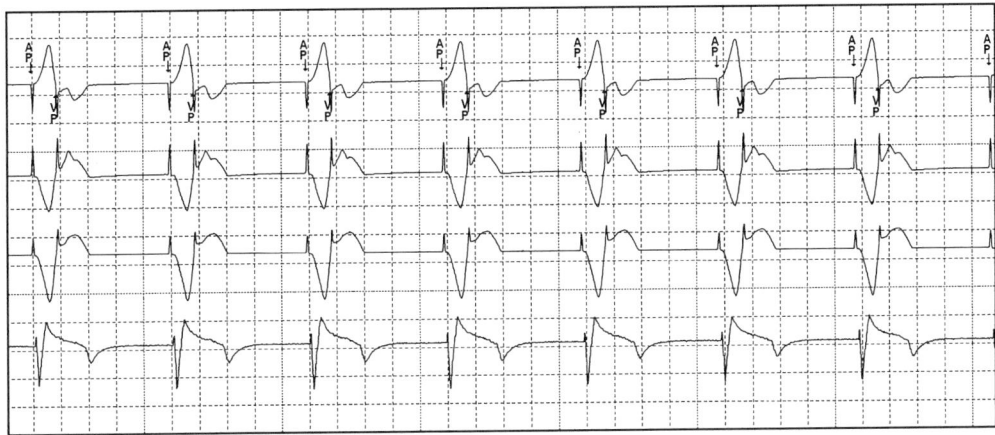

Abb. 4.2 Hier stimmt etwas nicht! Die Elektroden wurden beim Anschluss an den Konnektor vertauscht. Ableitungen I–III sowie Elektrogramm des intraatrialen Kanals; Schreibgeschwindigkeit 25 mm/s

Bericht Batterie-/Elektrodenmessungen

Schrittmachermodell: Medtronic Sensia SEDR01 Seriennummer: Nachsorgedatum: 06.02.18

Patientenname:	ID:	Klinikeinstellung :

Batteriestatus 06.02.18 13:46:37

Batteriestatus	OK
Implantationsdatum	30.01.16 8:46
Spannung	2.74 V
Strom	13.58 µA
Impedanz	513 Ohm

Verbleibende Laufzeit

Geschätzt auf	6 Jahre
Minimum	4.5 Jahre
Maximum	7 Jahre
Basierend auf bisherigen Daten	

Abb. 4.3 Ausdruck vom Programmiergerät: Telemetrisch abgefragte Batteriedaten

Testmenü – einen Batterietest, in der Regel kombiniert mit der Berechnung der noch zu erwartenden Restlaufzeit.

Nach der Veränderung von Stimulationsparametern, wie Erhöhen oder Vermindern der Stimulationsenergie (über Stimulationsamplitude oder Impulsbreite), verändert sich die resultierende Restlaufzeit. Das Ergebnis der Batteriemessung kann aus dem Testmenü heraus ausgedruckt werden (Abb. 4.3) bzw. zum Abschluss der Nachsorge im Endausdruck. Bei einigen Herstellern sind die Informationen für den Endausdruck konfigurierbar, so dass darauf

zu achten ist, dass die Ergebnisse der Batteriemessung mit enthalten sind.

Die althergebrachte Variante

Die Aufzeichnung erfolgt beim sogenannten Magnettest im Oberflächen-EKG. Der Magnettest gibt eine qualitative Aussage über den Batteriezustand: Bei auf den Schrittmacher aufgelegtem Magneten stimuliert der Schrittmacher im D00- oder V00-Modus mit der sogenannten „Magnetfrequenz". Diese hat einen charakteristischen Wert dafür, dass noch genügend Restkapazität der Batterie vorhanden ist und einen

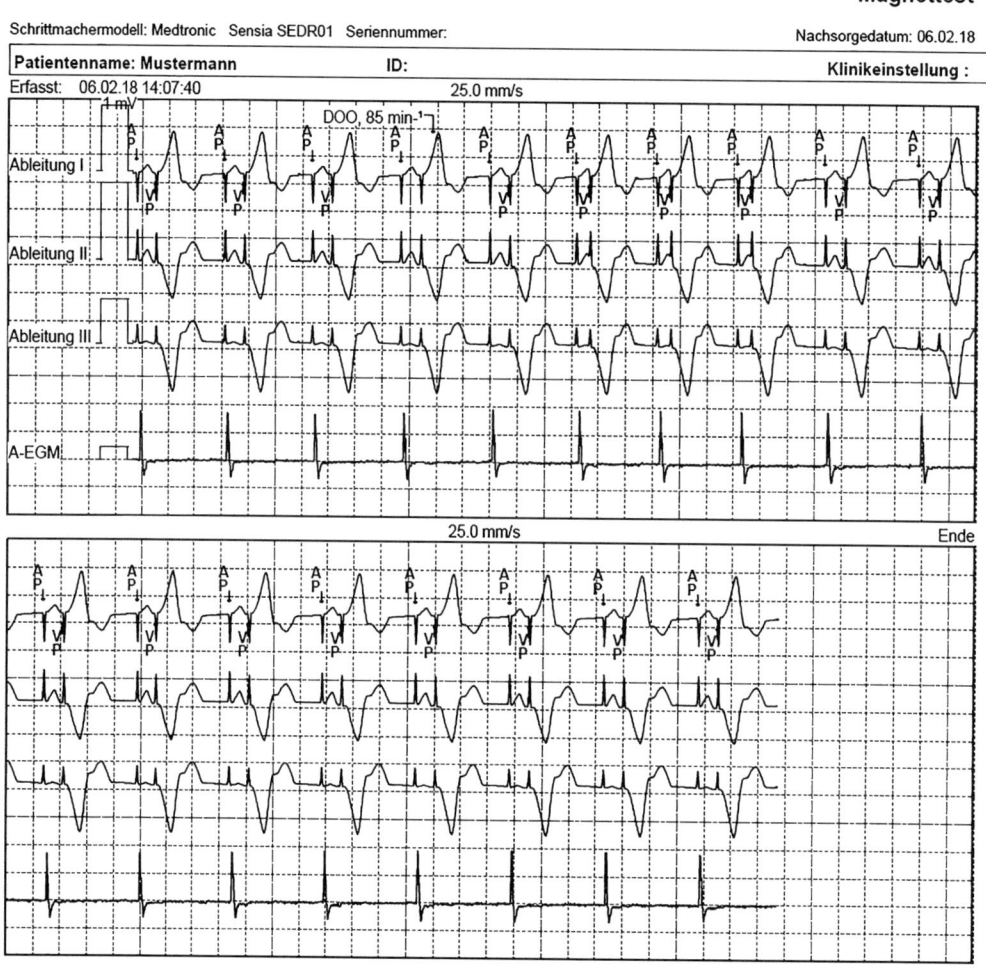

Abb. 4.4 Dokumentation des Batteriestatus mittels Magnettest bei einem Medtronic-Schrittmacher; Ableitung I mit Schrittmachermarkern (Abkürzungsverzeichnis), intraatriales Elektrogramm; Schreibgeschwindigkeit 25 mm/s

weiteren, der signalisiert, dass das Austauschkriterium erreicht wurde.

Bei einigen Herstellern ist es möglich, die Magnetreaktion (Umschalten auf D00, V00) zu deaktivieren. Die Magnetauflage zeigt dann keinen Effekt.

Die EKG-Dokumentation zur Schrittmacherkontrolle ist obligat. Zum Aufzeichnen des Magnettestes wird das Schreiben des EKG nach der regulären Aufzeichnung anschließend mit aufgelegtem Magneten fortgesetzt. Die aufgezeichnete stimulierte Magnetfrequenz im EKG

belegt den Batteriestatus zum Zeitpunkt der Nachkontrolle (Abb. 4.4).

Bis vor einigen Jahren bestand die komplette Schrittmacherkontrolle aus Magnetauflage und dem Schreiben eines EKG. Ein Buch zur Schrittmachernachsorge wäre damals weitaus dünner ausgefallen.

Die sogenannten „Magnetfrequenzen", die eine ausreichende bzw. zu Ende gehende Batteriekapazität signalisieren, sind nicht standardisiert. Die unterschiedlichen Magnetfrequenzen der einzelnen Hersteller sind in Tab. 4.4 dargestellt.

Tab. 4.4 Magnetfrequenzen zu Beginn (BOS), und am Ende der Batterieentladung (RRT)

Hersteller	BOS	ERI/RRT
Abbott (St. Jude medical)[a]: • Accent, Anthem, Microny • Affinity, Integrity, Identity, ADx • Trilogy, Synchrony	• 100/min • 98,6/min • D00 bei programmierter Frequenz	• 85/min • <86,3/min • D00 bei programmierter Frequenz
Biotronik[a]	90/min	80/min
Boston (Guidant)[a]	100/min	85/min
ELA/Sorin	96/min	80/min
Medtronic	85/min	65/min
Vitatron bis 2009	100/min	86/min
Vitatron ab 2009	85/min	65/min

[a]Bei Geräten der Firmen Abbott, Biotronik und Boston kann der Magnetmodus auf asynchron oder synchron gestellt werden. Der D00- bzw. V00-Modus wird nur im Asynchron-Modus aktiviert, im Synchron-Modus erfolgt keine Umschaltung auf V00 bzw. D00

Für den Fall, dass die Batteriemessung eine nahende Batterieerschöpfung anzeigt, muss der Austausch des Gerätes geplant werden.

▶ Der Ausdruck auf Thermopapier ist weder für EKG noch für Schrittmacherausdrucke dokumentenecht.

Tipp 1
Ist der Schrittmacher eines Patienten zu kontrollieren über den keine Informationen (Schrittmacherausweis, Patientenakte) verfügbar sind, kann über Magnetauflage und Magnetfrequenz herausgefunden werden, von welchem Hersteller das Aggregat stammt, ohne dass der gesamte Gerätepark an Programmiergeräten ausprobiert werden muss.

Tipp 2
Die spezifischen Spannungs- und Batterieimpedanzwerte, bei der von der Schrittmachersoftware auf ERI/RRT erkannt wird, gelten nur bei Körpertemperatur.

Wird aktuell ein Schrittmacher implantiert, der vor der Operation sehr kalt gelagert war (z. B. Übernachtlieferung im Winter) und der genau zu dieser Zeit seinen automatischen Selbsttest durchführte, kann es vorkommen, dass bei der Erstabfrage des neuen Schrittmachers die Meldung „RRT erreicht" (d. h. Austausch-

kriterium) erscheint. Diese Schrittmacherbatterie ist noch nicht leer! Findet der nächste Selbsttest bei Körpertemperatur statt und die Werte sind korrekt, wird diese Meldung gelöscht – bis in einigen Jahren RRT tatsächlich erreicht wird.

Bei einigen Herstellern muss die RRT-Meldung am Programmiergerät gelöscht werden.

4.4.2 Die Batteriekapazität ist erschöpft: Planung des Aggregatwechsels

Haben Sie einen zum Austausch fälligen Schrittmacher identifiziert, müssen folgende Randbedingungen beachtet werden (Tab. 4.5).

In der Regel ist ein Aggregatwechsel schnell geplant und bei guter Vorbereitung (Tab. 4.5) schnell durchgeführt.

Zur Vorbereitung gehört insbesondere die Überprüfung, ob die bereits liegenden Schrittmachersonden weiterverwendet werden können: Messungen der Sondenimpedanz, der Wahrnehmungseigenschaften und der Reizschwellen sind nötig.

▶ Ist die Batterie bereits sehr stark entladen, kann es vorkommen, dass bei Messungen wie dem Reizschwellentest die Restspannung der Batterie

Tab. 4.5 Checkliste vor Aggregatwechsel

Dringlichkeit	
Ist das EOS Kriterium bereits erreicht	Sofortiger Wechsel, insbesondere bei schrittmacherabhängigen Patienten
EOS noch nicht erreicht, aber eine längere Abwesenheit ist geplant? Familienfeiern etc. liegen an? Ist der Zeitraum bis EOS ausreichend weit entfernt?	Falls ja: Späterer Wechsel Falls nein: Sofort
Patientengefährdung	
Patient schrittmacherabhängig?	Temporäre Stimulation bei Wechsel-OP vorsehen
Elektroden und Zugangswege	
Sollen alte Elektroden weiterverwendet werden	Inkompatible Elektrodenstecker bedenken (5 mm statt IS-1) MRT Tauglichkeit bedenken
Kann die alte Elektrode beschädigt werden bzw. sollen neue Elektroden verwendet werden	Ggf. Implantation von anderer Seite erwägen
Können über den bisherigen Zugangsweg neue Elektroden gelegt werden (Thrombose?)	Ggf. Implantation von anderer Seite erwägen
Ist die Schrittmacherindikation gleich geblieben?	
Permanentes Vorhofflimmern	VVIR vorsehen
LVEF <35 % bei hohem Stimulationsbedarf	CRT-P vorsehen
Bestehendes VVIR-System bei Sinusrhythmus	DDD vorsehen
MRT-fähiges System vorgesehen	Bestehende Elektroden ggf. entfernen

komplett zusammenbricht. In Fällen extrem entladener Batterie kann bereits die telemetrische Abfrage zum Ausfall der Stimulation führen. Eine ausführliche Nachkontrolle wäre in diesem Fall nicht geboten.

Bei sehr alten Elektroden, speziell wenn bereits ein zweiter Aggregatwechsel bevorsteht, ist zur Vorbereitung der Austauschoperation ein höherer Aufwand zur Vorbereitung nötig: Es ist nicht unwahrscheinlich, dass die alten Elektroden mit dem aktuellen IS-1-Standard für Elektrodenstecker und Konnektoren nicht kompatibel sind.

Informationen über den Stecker werden nur bei wenigen Herzschrittmachermodellen als Zusatzinformation über die Telemetrie ausgegeben. Ein alter Schrittmacherausweis ist in der Regel nicht mehr vorhanden und im neuen Ausweis ist keine Information über die alten Elektroden enthalten. Helfen kann hier die Modellnummer des Schrittmachers. Diese wird bei der Abfrage mit angegeben. Über das Handbuch oder die Website des Herstellers kann herausgefunden wer-

den, ob bei dem jeweiligen Modell ein IS-1-Anschluss oder ein 5-mm-Konnektor vorhanden ist. Auch hilft ein Röntgenbild, auf dem der Schrittmacher mit dem Konnektor deutlich zu erkennen ist.

Sind die elektrischen Werte der alten Elektroden akzeptabel und ist nicht geplant neue Elektroden zu implantieren, können Schrittmacher als Sondermodelle mit 5-mm-Konnektor für den Aggregatwechsel bestellt werden. Als intraoperative Bastelarbeit können auch Adapter „5 mm auf IS-1" an die Elektrode geschraubt werden.

▶ Diese Adapter sind nur unipolar lieferbar. (Mehr über unipolar und bipolar: Abschn. 4.4.3).

Wird dagegen die Implantation neuer Elektroden beabsichtigt, ist zu prüfen, ob der bisherige Zugangsweg durch eine mögliche Thrombose um die alten Elektroden herum verwehrt ist. Manchmal ist diese Situation bereits durch sichtbare venöse Kollateralen, wie in Abb. 4.5, auch ohne Phlebogramm gut zu erkennen.

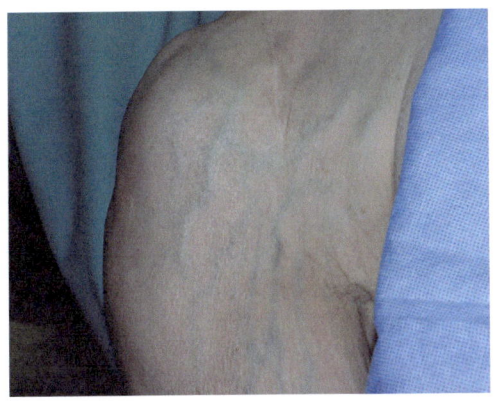

Abb. 4.5 Venöse Kollateralen bei Thrombose der V. subclavia. (Mit freundl. Genehmigung von Dr. Stefan Steiner, Rotenburg 2018)

Weiterhin ist die Schrittmacherabhängigkeit zu überprüfen. Nach Angaben des Deutschen Schrittmacherregisters sind ca. 30 % der Patienten bei Austausch- oder Revisionsoperationen permanent stimulationsbedürftig.

Verschiedene Schrittmachermodelle bieten die Möglichkeit, zum Test auf Eigenrhythmus die Stimulation temporär komplett zu inhibieren. Die Dauer für den Test auf Eigenrhythmus hängt ab vom Zustand des Patienten und den Nerven des Untersuchers, einer Asystolie über mehrere Sekunden zuzusehen. Den Autoren wurden Zeiten bis 30 s berichtet.

Selbst für den Fall, dass ein Patient über einen ausreichenden Eigenrhythmus verfügt, sollte für den Wechseleingriff stets die Möglichkeit temporärer Stimulation vorgesehen werden. Um das Risiko möglicher Infektionen durch zusätzliche passagere Stimulationselektroden zu vermeiden, empfiehlt sich als Sicherheitsbackup für den Fall unerwarteter Asystolien die transkutane Stimulation unter Analgosedierung.

4.4.3 Allgemeine Informationen zur Schrittmacherbatterie

Nach Angaben des Deutschen Herzschrittmacherregisters werden pro Jahr lediglich etwa 3000 Schrittmacheroperationen aufgrund Batterieerschöpfung durchgeführt, weniger als 5 % verglichen mit den Erstimplantationen. Bei diesen Patienten betrug die mittlere Aggregatlaufzeit zwischen 9 und 10 Jahren (Tab. 4.6).

Die tatsächliche Batterielaufzeit ist abhängig von der Batteriekapazität und vom tatsächlichen Verbrauch. Dazu gehören der Strombedarf der elektronischen Schaltung, die Stimulationshäufigkeit und die Energie pro Impuls (Impulsamplitude und Impulsdauer) sowie die Höhe des Stimulationsstroms (abhängig von der Elektrodenimpedanz).

Batteriefunktionsdauer

Aktuelle Schrittmacherprogrammiergeräte zeigen nach der Geräteabfrage den Batteriestatus und die zu erwartende Restlaufzeit an.

In die Berechnung gehen die Batteriekapazität und der Verbrauch ein: Impulsamplitude, Impulsbreite, Stimulationshäufigkeit, ggf. Frequenzadaptation sowie der Ruhestrombedarf der elektronischen Schaltkreise. Für die Projektion der bisherigen Werte in die Zukunft sollte der Energieverbrauch weitestgehend konstant bleiben. Speziell gegen Ende der Batterielaufzeit bestehen große Variabilitäten in der Restspannung (±20 %), so dass die errechneten Werte der Restlaufzeit ebenso streuen können. Werden Mindest- und Maximallaufzeiten angegeben, ist zur Sicherheit nur vom Mindestwert auszugehen.

Bei älteren Schrittmachermodellen wird dagegen oftmals nur eine grobe Angabe „Batterie gut" oder „Batterie schwach" vermerkt. Abb. 4.6

Tab. 4.6 Durchschnittliche Batterielaufzeiten von 1- und 2-Kammerschrittmachern

	Mittelwert	Standardabweichung	Median
Einkammerschrittmacher	9,9 Jahre	3,2	10
Zweikammerschrittmacher	8,7 Jahre	2,3	9

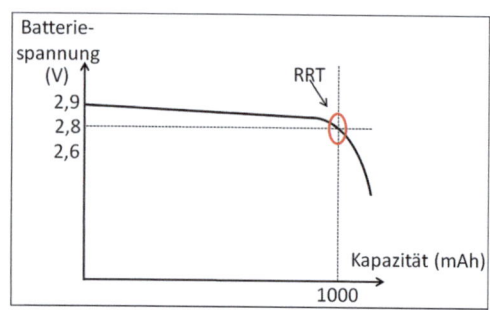

Abb. 4.6 Entladekurve einer typischen (Lithium)batterie für Herzschrittmacher

zeigt einen typischen zeitlichen Verlauf der Batterieentladung von Lithiumbatterien, wie sie in Herzschrittmachern Verwendung finden. Zum Ende der Batterielaufzeit bricht die Batteriespannung sehr schnell ein, so dass nach Erreichen des Austauschkriteriums ein umgehender Aggregatwechsel geboten ist.

Austauschkriterien ERI und RRT
„Austauschkriterium erreicht" bedeutet, dass nur noch eine geringe Restkapazität der Batterie zur Verfügung steht und das Aggregat ersetzt werden muss. Bestimmt wird das Austauschkriterium entweder aus einer reduzierten Batteriespannung (z. B. einem Spannungsabfall von 2800 mV auf 2600 mV; Abb. 4.6) oder einer sich erhöhenden Batterieimpedanz (vergrößerter Widerstand in der Batterie Abb. 4.7).

Bekannt ist das Austauschkriterium als ERI (Elective Replacement Indicator). Nach einer europäischen Norm aus dem Jahr 2003 durch

die europäische Normbehörde CENELEC heißt dieser Wert nun RRT (Recommended Replacement Time).

Lassen Sie sich nicht irritieren: ICD der Firma Biotronik geben noch weitere Zustände der Batterie an: Middle of Service (MOS). MOS 1 heißt, es sind noch >40 % Restladung vorhanden, MOS 2 bedeutet, dass weniger als 40 % Restladung verfügbar sind. Diese Angaben kommen bei Herzschrittmachern nicht vor.

Magnettest, Magnetfrequenz
Eine beliebte Methode zum Bestimmen des Batteriestatus ist der Magnettest. Dieser ist ein wahrhaft lebendiges Fossil der Schrittmachertechnik. Er stammt aus der Zeit vor der Einführung der telemetrischen Aggregatabfrage und damit der Möglichkeit, genaue Informationen über Stimulationshäufigkeiten und Batteriekapazitäten zu erlangen.

Beim Magnettest wird im Schrittmacheraggregat ein Magnetschalter (früher Reed-Relais, heute ein magnetempfindlicher Chip „Hall-Sensor") aktiviert, der Stimulationsmodus wird umgeschaltet und die Stimulationsfrequenz ist nun proportional der Batteriespannung. Es gibt eine Frequenz, die einer vollen Batterie entspricht und eine Frequenz, die sich mit abnehmender Batteriespannung bei Erreichen des Austauschkriteriums einstellt. Während des Magnettestes stimuliert der Schrittmacher ohne Wahrnehmungsfunktion und Inhibition im D00-, A00- oder im V00-Modus.

Da asynchrone Stimulation prinzipiell eine T-Wellen-Stimulation auslösen kann, ist noch einmal auf den externen Defibrillator aus Abschn. 3.2 hinzuweisen, der zur Ausstattung des Nachkontrollraums gehört.

Besonderes zum Magnettest
Ein Nebeneffekt des Magnettestes mit der Umschaltung auf D00 bzw. V00 ist die Nutzung asynchroner Stimulation ohne Wahrnehmungsfunktion bei chirurgischen Eingriffen mit Kautereinsatz, da ein wahrgenommener Kauterstrom die Stimulation inhibieren kann, was bei schrittmacherabhängigen Patienten mit der sich

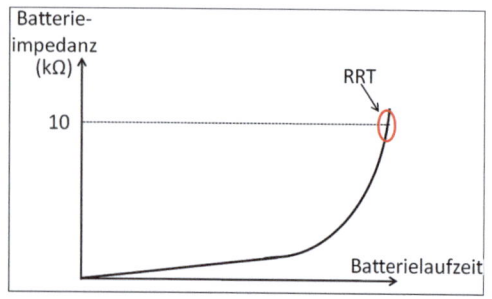

Abb. 4.7 Verlauf der Batterieimpedanz und Austauschkriterium

ergebenden Asystolie sehr ungünstig wäre. Mehr dazu im Abschn. 11.4 zu Störbeeinflussung.

Bei einigen Herstellern (Biotronik, Abbott, Boston) ist es möglich, die Magnetreaktion (Umschalten auf D00, V00) zu deaktivieren. Die Magnetauflage zeigt dann keinen Effekt (auch nicht beim Kautern!).

Die sogenannten „Magnetfrequenzen", die eine ausreichende oder zu Ende gehende Batteriekapazität signalisieren, sind nicht standardisiert. Die unterschiedlichen Magnetfrequenzen der einzelnen Hersteller sind in Tab. 4.4 dargestellt.

Verhalten der Schrittmacher nach Erreichen des Austauschkriteriums

An dieser Stelle sind die wichtigsten Informationen zusammengetragen, wie sich Schrittmacher verschiedener Hersteller bei bevorstehender Batterieerschöpfung verhalten. Diese Zusammenstellung kann nicht die jeweiligen Handbücher ersetzen, so dass bei einer komplizierten Fragestellung über die Restlaufzeit der Hersteller bzw. das Handbuch konsultiert werden sollte.

In der Regel wird das Austauschkriterium RRT etwa 6 Monate vor EOS (Batterie komplett erschöpft) erreicht. Der Schrittmacher stimuliert weiterhin (Ausnahmen werden im Anschluss genannt) mit seinen programmierten Parametern, jedoch unter Magnetauflage mit der charakteristischen Magnetfrequenz für Batterieerschöpfung. Telemetrisch wird am Programmiergerät eine Meldung über das erreichte Austauschkriterium anzeigt.

Häufige Herstellerempfehlung ist, das nächste Nachkontrollintervall auf <3 Monate zu verkürzen. Ist die errechnete Restlaufzeit <3 Monate, sollte der Austausch umgehend erfolgen.

Abbott (St. Jude)

Nach Erreichen des ERI-Zeitpunkts verbleibt das Gerät in seinem programmierten Modus, das Intervall der programmierten Grundfrequenz wird um 100 ms verlängert (z. B. 70/min → 62/min oder 60/min → 54/min). Spezialfunktionen werden deaktiviert. Die Restlaufzeit beträgt mindestens 3 Monate. RRT wird nicht verwendet.

Biotronik

Nach Erreichen des ERI-Zeitpunkts (entspricht RRT) stimuliert der Schrittmacher im VVI-Modus. War der Schrittmacher vorher in einem Zweikammermodus, wird umgeschaltet. Zusatzfunktionen werden deaktiviert. Die Stimulationsfrequenz (und auch die Magnetfrequenz) wird um 11 % gegenüber der programmierten Frequenz reduziert. Der Begriff RRT wird nicht verwendet.

Boston Scientific

Die Bezeichnungen bei Geräten der Firma Boston Scientific entsprechen ERI bzw. RRT, sie werden als „Explantieren" und als „Kapazität erschöpft" auf dem Programmiergerät dargestellt.

Ist der Status „Explantieren" erreicht, beträgt die Magnetfrequenz 85/min, und die geschätzte Restlaufzeit beträgt weitere 3 Monate bei unveränderten Parametern.

Nach diesen drei Monaten wird der Status „Batterie erschöpft" erreicht, Spezialfunktionen werden deaktiviert und der Stimulationsmodus wird auf VVI 50 umgestellt. Weitere Umprogrammierungen sind nicht mehr möglich.

Microport (Sorin, Livanova)

Nach Erreichen des RRT schaltet der Schrittmacher auf VVI 70 um, Spezialfunktionen werden deaktiviert. Die verbleibende Funktionsdauer des Aggregats beträgt mindestens 3 Monate.

Medtronic

In Schrittmachermodellen seit 2003 ist das Verhalten bei RRT/ERI zweistufig:

- Das RRT-Kriterium wird etwa 6 Monate vor dem errechneten Zeitpunkt der vollständigen Batterieentleerung (EOS) erreicht. Der Schrittmacher verbleibt in seinem programmierten Modus, z. B. DDD 60, schaltet jedoch unter Magnetauflage auf D00 65 um, auf die Frequenz, die das Erreichen des Austauschzeitpunkts signalisiert.
- Nach weiteren drei Monaten, 3 Monate vor EOS, geht der Schrittmacher in einen Energiesparmodus mit VVI-65-Stimulation

über. Tritt unter VVI-Stimulation ein Schrittmachersyndrom (Abschn. 2.2) auf, kann das
Aggregat bis zum Austausch auf einen Zweikammermodus zurückprogrammiert werden.

**Verhalten der Schrittmacher nach Erreichen
des EOS-Zeitpunkts**

Ist die Batterie so weit entladen, dass das EOS-
Kriterium erreicht wurde, ist der Zustand des
Schrittmachers nicht absehbar. Diese Situation
ist selten, kann aber bei „vergessenen" Schrittmachern bei dementen Patienten insbesondere
aus stationärer Pflege durchaus vorkommen.

Denkbar sind folgende Szenarien:

- Die Spannung ist noch zur Stimulation ausreichend; bei einem telemetrischen Abfrage-
versuch bricht die Spannung komplett zusammen: Stimulationsverlust.
- Die Spannung ist so niedrig, dass nicht mehr
effektiv stimuliert wird.
- Die Batterie ist komplett entladen, die elektronische Schaltung arbeitet nicht mehr.

In der Regel wird diese Situation umgehend mit
passagerer Stimulation bis zur Neuimplantation
überbrückt. Ist aber ein Patient mit funktions-
losem Schrittmacher symptomfrei, sollte genau
jetzt die Frage nach der Schrittmacherindikation
erneut gestellt werden.

4.5   „Elefanten" – Messung des Elektrodenstatus

Schrittmacherelektroden oder exakter ausgedrückt, Schrittmachersonden, verbinden den
Herzschrittmacher elektrisch mit dem Myokard. (Elektrode im engeren Sinne ist in der
Elektrochemie der Übergang von metallischer
Elektronenleitung zu Ionenleitung im Elektro-
lyten, also nur die Elektrodenspitze und z. B.
die bipolare Gegenelektrode.) An dieser Stelle
werden die Begriffe Schrittmachersonde und
Schrittmacherelektrode synonym verwendet.

Revisionspflichtige Probleme mit Schrittmachersonden sind in Deutschland im Jahr 2015

in 7856 Fällen aufgetreten, und waren damit
Ursache von ca. 60 % der Revisionsoperationen.
In ca. 1000 Fällen waren Elektrodendefekte, Iso-
lationsdefekte oder Leiterbrüche die Ursache.

Aufgrund der Fehleranfälligkeit der Sonden gehört die Überprüfung des Elektrodenstatus zu den wichtigen Messungen zur Qualitätssicherung der Schrittmachertherapie. Bei
dieser Messung wird der elektrische Widerstand
bei Stimulation gemessen: Der Strom fließt
vom Schrittmacheraggregat über den elektrischen Leiter zum Herzen und zum Schließen des
Stromkreises auch wieder zurück.

Zum Messen gibt es an den jeweiligen
Schrittmacherprogrammiergeräten ein Testmenü
für technische Messungen. Hier ist die Messung
der Elektrodenimpedanz/Stimulationsimpedanz
enthalten.

In den meisten Fällen wird die Nachkontrolle
bezüglich der Elektroden schnell und unkompliziert verlaufen. Die Elektrodenimpedanz
wird abgefragt, und mit dem Abschlussausdruck
zum Ende der Nachkontrolle zur Dokumentation
ausgedruckt.

Die Dokumentation erfolgt nicht nur zur
Qualitätskontrolle, sondern auch zum Vergleich
der Elektrodenimpedanzen zu einem späteren
Zeitpunkt für den Fall, dass sich die Elektroden-
eigenschaften (Reizschwelle, Wahrnehmung)
deutlich verschlechtert haben und eine dann defekte Elektrode als Ursache vermutet wird.

Die Messung der Elektrodenimpedanz erfolgt automatisch bei der telemetrischen Schrittmacherabfrage und wird auf dem Startbildschirm des Programmiergerätes als numerischer
Wert oder aber graphisch im zeitlichen Verlauf
angegeben (Abb. 4.8 und 4.9).

▶ Die Elektrodenimpedanzwerte werden ausschließlich bei Stimulation gemessen („Stimulationsimpedanz").

Wird bei unipolarer Stimulation die Impedanz bestimmt, ermöglicht der Messwert nur Aussagen
über den unipolaren Stromweg: Vom Schrittmacher über den inneren Leiter der Sonde, den
Elektroden/Gewebekontakt zum Myokard und die

Elektrodenstatus 06.02.18 13:46:37			Elektrodenstatus 06.02.18 13:51:15		
	Atrial	Ventrikulär		Atrial	Ventrikulär
Amplitude	2.65 V	2.63 V	Amplitude	2.62 V	2.60 V
Impulsdauer	0.40 ms	0.40 ms	Impulsdauer	0.40 ms	0.40 ms
Ausgangsenergie	4.27 µJ	4.91 µJ	Ausgangsenergie	4.99 µJ	5.76 µJ
Strom	4.31 mA	5.05 mA	Strom	5.14 mA	6.08 mA
Impedanz	574 Ohm	482 Ohm	Impedanz	471 Ohm	388 Ohm
Stimulationspolarität	Bipolar	Bipolar	Stimulationspolarität	Unipolar	Unipolar

Abb. 4.8 Telemetrisch abgefragte Werte zum Elektrodentest

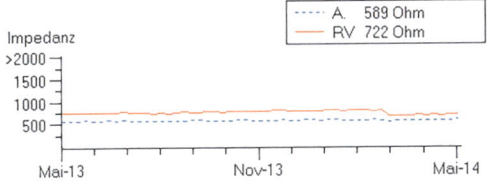

Abb. 4.9 Darstellung der Impedanzen im zeitlichen Verlauf. (Fa. Medtronic, mit freundl. Genehmigung)

Tab. 4.7 Stimulationsimpedanzen

Stimulationsimpedanz	Bedeutung
250–1000 Ohm	Normalbereich
<250 Ohm	Verdacht auf Isolationsdefekt
Stabil um 1000–2000 Ohm	Normalwert einer Hochohmelektrode
>2000 Ohm	Verdacht auf Elektrodenbruch
Sprunghafter Anstieg	Elektrodenbruch
Deutliche Schwankungen bei mehrfachen Messungen	Verdacht auf Dislokation

Elektrolytleitung bis zum Schrittmachergehäuse. Eine Beurteilung der äußeren Isolation und des (bipolaren) äußeren Leiters ist mit diesem unipolar bestimmten Messwert nicht möglich. Hierfür muss die Stimulation auf den bipolaren Stromweg umprogrammiert werden.

Bei Verdacht auf einen Elektrodendefekt (schlechte Reizschwelle und/oder unzureichende Wahrnehmung) sollte die Elektrodenimpedanz sowohl uni- als auch bipolar bestimmt werden, beide Messwerte sollten sich im Normalbereich Tab. 4.7 befinden. Hersteller- und modellabhängig können die Werte um bis zu 500 Ohm voneinander abweichen, ohne dass ein Defekt vorliegt.

Anzumerken zu Tab. 4.7 ist, dass insbesondere Impedanzwerte, die sich im zeitlichen Verlauf ändern, den Verdacht auf Leiterbruch oder Isolationsdefekt begründen. Eine Stimulationsimpedanz, die über lange Zeit einen Wert von z. B. 200 Ohm stabil beibehält, ist zwar nicht besonders „schön" d. h. elektrisch günstig, bedeutet jedoch keinen Isolationsdefekt.

Die Angabe aus den Deutschen Herzschrittmacherregister von ca. 8000 revisionspflichtigen Elektrodenproblemen (Dislokationen, Defekte) im Jahr 2015 bedeutet bei geschätzten 850.000 Schrittmachernachkontrollen pro Jahr, dass bei etwa 1 % aller Schrittmachernachkontrollen ein Elektrodendefekt erkannt wird.

Vermuteter Elektrodendefekt

Äußert der Patient bei der Anamneseerhebung Symptome wie Schwindel oder wiederholte Synkopen trotz seines Schrittmachers, können diese Angaben auch auf einen Stimulationsverlust hindeuten: Die Reizschwelle kann verändert sein, so dass nicht effektiv stimuliert wird. Es kann ein Wahrnehmungsproblem auftreten: Artefaktwahrnehmung führt zum Inhibieren der Stimulation, die Elektroden können aber auch disloziert oder gebrochen sein. Zeigen Reizschwellen- und Wahrnehmungsmessung ungewöhnliche Ergebnisse, kann die Bestimmung der Elektrodenimpedanz bei der Fehlersuche häufig die Ursache identifizieren.

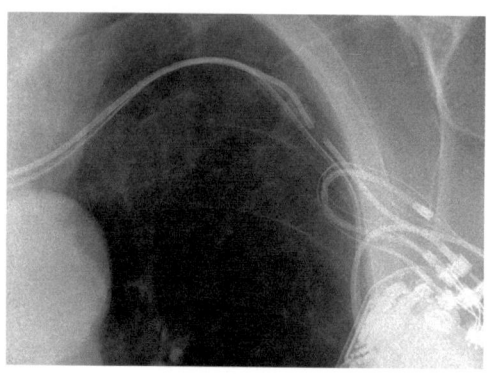

Abb. 4.10 Sondenbruch im Röntgenbild. (Mit freundl. Genehmigung von Dr. Dirk Bastian, Fürth 2018)

Als Elektrodenimpedanz wird der elektrische Widerstand im Stimulationsstromkreis bezeichnet: Vom Schrittmacher über den elektrischen Leiter in der Elektrode zur Elektrodenspitze, bei unipolarer Konfiguration als Ionenstrom durch das Gewebe (Bindegewebe und Myokard) und bei bipolarer Stimulation über den zweiten elektrischen Leiter wieder zurück zum Schrittmacher. Nähere Informationen zu Elektroden, unipolarer und bipolarer Einstellung finden Sie im Abschn. 4.5.1.

Elektrodenbruch

Ist der elektrische Leiter gebrochen (Abb. 4.10) ist der Stromkreis unterbrochen und die Impedanz steigt an. Bei vollständigem Bruch wird am Programmiergerät z. B. eine Impedanz >3000 Ohm angegeben, d. h. für den Schrittmacher ist der Impedanzwert jenseits des Messbereichs.

Die elektrischen Leiter in der Schrittmachersonde sind redundant ausgelegt: In der Regel sind vier einzelne Leiter parallel zu einer Wendel aufgedreht, sowohl für die Hin- als auch die Rückleitung. Ein Elektrodenbruch entwickelt sich daher meist progredient, mit dem Bruch erst eines, dann mehrerer Leiter bis zum vollständigen Defekt. Die Impedanz steigt mit dem Bruch eines Leiters sprunghaft an. (Daher Dokumentation der Elektrodenimpedanzen bei früheren Nachkontrollen: Beweis des Impedanzanstiegs.)

Mitunter ist ein Elektrodenbruch schwierig nachzuweisen: Haben die Fragmente der Leiter elektrischen Kontakt, ist möglicherweise keine Impedanzänderung messbar. Verlieren die Leiter erst unter Zugbeanspruchung ihren Kontakt, kommt es auch erst unter Zug zu Stimulations- und Wahrnehmungsausfällen (und zu Impedanzänderungen).

Ein Verdacht auf Elektrodenbruch liegt nahe, wenn der Patient Schwindel o. ä. nur bei bestimmten Bewegungen wie z. B. beim Greifen eines Buchs ganz oben im Bücherregal schildert (Tab. 4.1).

Isolationsdefekt

Als Isolationsmaterial werden bei Schrittmacherelektroden Polyurethan oder Silikon eingesetzt. Beide Materialien sind extrem langzeitstabil, Defekte treten daher zumeist aufgrund mechanischer Beanspruchung auf. Mögliche Ursachen können sein:

- Eine zu lange Sonde wird bei der Implantation zu einer Schlaufe gelegt und in der Schrittmachertasche hinter dem Schrittmacheraggregat platziert. Das raue Titangehäuse kann die Isolationsschicht durchscheuern.
- Bei der Fixierung der Elektrode mit einer Ligatur wird mit dem festen Faden ohne Isolationsschutz („sleeve") die Isolation aufgeschnitten (Abb. 4.11).
- Bei ungünstigem Zugang zur V. subclavia wird die Elektrode zwischen erster Rippe und Klavikula förmlich aufgerieben („subclavian crush", Abb. 4.12).

In allen Fällen einer defekten Isolation ist eine verringerte Elektrodenimpedanz messbar: Durch den Isolationsdefekt entsteht ein Kurzschluss im Stimulationsstromkreis, die Impedanz sinkt, es gelangt nicht mehr genügend Energie zur Elektrodenspitze, gleichzeitig ist auch keine korrekte Wahrnehmung mehr gegeben, der Kurzschluss wirkt nicht nur auf den Stimulationsimpuls, sondern auch auf die Wahrnehmung im Vorhof bzw. Ventrikel. Bei einem

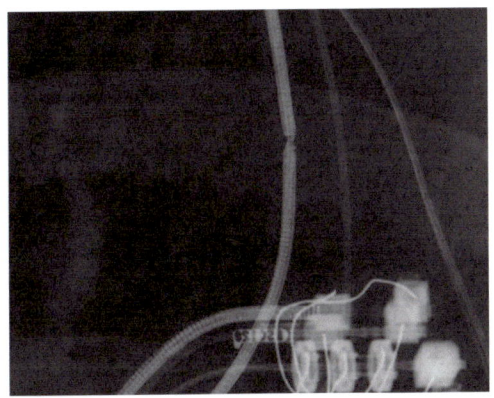

Abb. 4.11 Isolationsdefekt im Röntgenbild. (Mit freundl. Genehmigung von Dr. Dirk Bastian, Fürth 2018)

Isolationsdefekt wie in Abb. 4.12 ist das sehr gut vorstellbar.

Dislokation

Bei einer Elektrodendislokation besteht kein oder nur ein sporadischer Kontakt zwischen Elektrodenspitze und Myokard, die Elektrode flottiert in der Herzhöhle oder in der unteren Hohlvene. Hat die Elektrode keinen direkten Gewebekontakt, steigt die Impedanz. Tritt Gewebekontakt auf, scheint die Impedanz normalisiert. Deutliches Zeichen für eine Dislokation sind stark schwankende Impedanzwerte bei mehrmaligen Messungen.

Entsteht bei der Impedanzmessung der Verdacht, dass eine Elektrode disloziert sein könnte, wird zum Beweis ein Röntgenbild des Thorax angefertigt. Nicht immer ist eine Dislokation derart deutlich wie bei dem Twiddler-Syndrom in Abb. 4.13 zu sehen, jedoch in den häufigsten Fällen eindeutig zu erkennen. Mitunter aber sind Dislokationen im Röntgenbild partout nicht erkennbar und dennoch sind nur schlechte bzw. keine Stimulations- und Wahrnehmungswerte zu messen. Dieser Befund wird als „Mikrodislokation" bezeichnet.

Zur Korrektur ist ein Revisionseingriff zur Neuplatzierung der Sonde notwendig.

Twiddler-Syndrom

Das Twiddler-Syndrom ist heute selten geworden. Es trat häufiger bei sehr großen Aggregaten auf und wenn Patienten immer wieder am Schrittmacher manipulierten, ihn in der Tasche hin- und herschoben und drehten, bei der Gelegenheit die Sonden aus dem Herzen herauszogen, und in der Schrittmachertasche einen eindrucksvollen „Kabelsalat" anrichteten (Abb. 4.13). Eine zu große Aggregattasche mit ausreichendem Bewegungsraum für das Schrittmacheraggregat begünstigt das Auftreten des Twiddler-Syndroms.

Stellt sich bei der Nachsorge heraus, dass die Vorhofsonde eines Zweikammerschrittmachers defekt oder disloziert ist, empfiehlt es sich, das

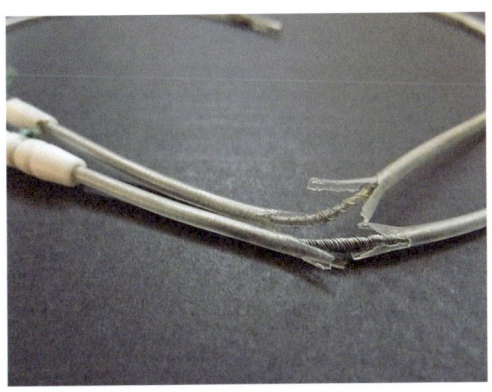

Abb. 4.12 Isolationsdefekt „subclavian crush" an Vorhof- und Ventrikelsonde. (Mit freundl. Genehmigung von Dr. Dirk Bastian, Fürth 2018)

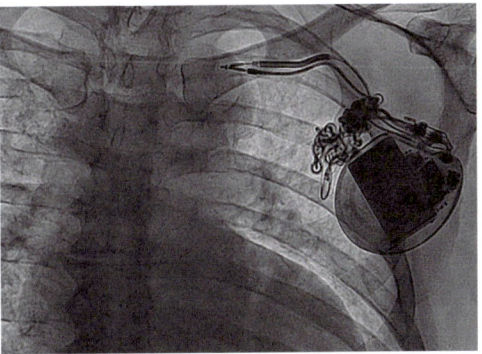

Abb. 4.13 Seltener Befund: Dislozierte Elektroden bei Twiddler-Syndrom. (Mit freundl. Genehmigung von Prof. Dietrich Pfeiffer, Leipzig 2018)

Gerät bis zur Elektrodenrevision auf VVI umzuprogrammieren, damit mögliche Vorhofstimuli
einer in den Ventrikel dislozierten Elektrode
nicht zu unbeabsichtigter Kammerstimulation
oder Artefaktwahrnehmungen einer defekten
Elektrode zu Fehlfunktionen führen.

4.5.1 Weiterführende Informationen zu Schrittmachersonden

Schrittmachersonden verbinden das Schrittmacheraggregat mit dem Myokard, Vorhof-
sonden mit dem rechten Vorhof; Ventrikelsonden
mit dem rechten Ventrikel. Es gibt unterschiedliche elektrische und konstruktive Varianten, die
in Tab. 4.8 zusammengefasst sind.

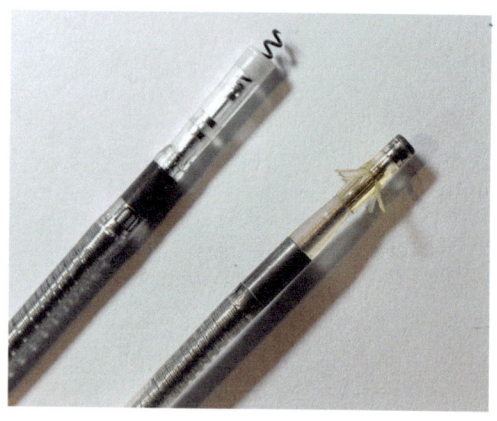

Abb. 4.14 Bipolare Schraub- und Ankerelektroden. Der schwarze Ring ist die Gegenelektrode

Die Arten der Fixierung sind für den Implanteur relevant: passiv fixierende Ankerelektroden verhaken sich mit ihren Häkchen (in
der englischsprachigen Literatur „tines") im Trabekelwerk im rechten Herzohr oder im Apex
des rechten Ventrikels. Sind andere Elektrodenpositionen gewünscht, müssen aktiv fixierende
Schraubelektroden verwendet werden, die überall im rechten Herzen platzierbar sind, z. B.
rechtsventrikulär am Septum oder im Ausflusstrakt (Abb. 4.14). Eine kleine Schraube fixiert
die Elektrodenspitze an jeder beliebigen endokardialen Stelle. Für den Fall, dass Elektroden
z. B. bei Systeminfektionen komplett entfernt
werden müssen, ist die Extraktion von Schraubelektroden oft einfacher. Ankerelektroden wach-
sen stärker ein.

Das Isolationsmaterial, Polyurethan oder Silikon, beeinflusst die Nachsorge nicht, ist aber
aufgrund unterschiedlicher Handlingeigen-
schaften beider Materialien für den Implanteur
von Interesse. Bei polyurethanisolierten Elekt-

roden der ersten Generation in den 1990er Jahren traten gehäuft Isolationsdefekte auf, die inzwischen jedoch Geschichte sind.

Die wichtigsten Anforderungen an das metallische Leitermaterial von Schrittmacherelektroden sind vor allem Flexibilität und Er-
müdungsfreiheit, so dass keine Leiterbrüche auftreten, sowie völlige Korrosionsfreiheit, damit
keine Reaktionen mit Geweben oder Körper-
flüssigkeiten auftreten.

Gute elektrische Eigenschaften treten hinter
diesen Anforderungen zurück, ein Kupferdraht –
wie in herkömmlichen elektrischen Leitungen –
hätte bei gleicher Länge wie eine Schrittmacherelektrode einen elektrischen Widerstand im Mil-
liohmbereich, unsere Schrittmacherelektroden
dagegen von rund 500 Ohm.

Häufig verwendete Materialien sind Nickel-
legierungen mit den Handelsnamen Elgiloy oder
MP35N. Wegen seiner hervorragenden mechanischen Eigenschaften, insbesondere der Er-
müdungsfreiheit, wird Elgiloy z. B. auch im Flug-
zeugbau für wichtige Signalleitungen verwendet.

Tab. 4.8 NBL-Elektrodencode (Bernstein 1996)

Konfiguration	Fixierung	Isolationsmaterial	Medikamentenfreisetzung
U = Unipolar	A = Aktiv (Schraube)	P = Polyurethan	S = Steroidfreisetzend (z. B. Dexametha-son)
B = Bipolar	P = Passiv (Anker)	S = Silikon	N = Nichtsteroid
M = Multipolar	0 = Keine	D = Doppelt (P + S)	0 = Keine

Beide Legierungen besitzen mit 25–30 % einen recht hohen Nickelgehalt. Da das Leitermaterial in keinem direkten Kontakt zum Gewebe steht, die Elektrodenspitzen werden aus Platin oder Kohlenstoff hergestellt, besteht keine Gefahr für das Auftreten von Nickelallergien.

In Abb. 4.14 ist es erkennbar: Das Leitermaterial ist als Wendel wie eine große Spirale ausgeführt, was zu sehr hoher Flexibilität der Elektrode führt, ohne dass es zu Materialermüdungen oder Leiterbrüchen kommt.

Zum Stabilisieren der Elektrode während der Implantation, so dass sie überhaupt vorgeschoben werden kann, ohne sich gleich in Schlaufen zu legen, wird in das Lumen innerhalb der Elektrode – die Leiter sind ja zu einer Wendel aufgedreht – ein Führungsdraht eingeschoben, als Mandrin oder Stylet bezeichnet. Dieser Führungsdraht kann vom Implanteur individuell vorgebogen werden, so dass jede beliebige Stelle im rechten Vorhof oder Ventrikel erreicht werden kann, allerdings können nur Schraubelektroden auch überall fixiert werden, Ankerelektroden sind zum Verhaken auf das Trabekelwerk angewiesen.

In der letzten Spalte von Tab. 4.8 ist eine mögliche Medikamentenfreisetzung genannt.

Schrittmacherelektroden sind heutzutage mit einem Steroidreservoir (Dexamethason) an der Elektrodenspitze versehen, um Entzündungsreaktionen des Endokards an der Kontaktstelle Elektrode/Gewebe zu verhindern. Treten Entzündungen auf, heilen diese mit Narben- bzw. Bindegewebsbildung aus. Im Ergebnis verschlechtert sich die Reizschwelle deutlich. Auf Steroidelektroden wird in Abschn. 4.7 zur Reizschwelle eingegangen.

4.5.2 Unipolar vs. bipolar

Damit in einem Stromkreis ein elektrischer Strom fließen kann, muss er geschlossen sein. Für den Stimulationsstromkreis unseres Schrittmachers heißt das, dass der Stimulationsstrom vom Schrittmacher zum Herzen hin, und zum Schließen des Stromkreises auch wieder zum Schrittmacher zurück geleitet werden muss.

Diese Hin- und Rückleitung kann uni- oder bipolar sein.

Unipolar
Bei unipolarem Stromweg fließt der Stimulationsstrom über den metallischen Leiter der Schrittmachersonde bis zur Elektrodenspitze (Kathode) zum Herzen hin, und geht dort in einen Ionenstrom im Gewebe über. Zum Schließen des Stromkreises fließt der Strom über Blut und Gewebe vom Herzen bis zum metallischen Schrittmachergehäuse als Gegenelektrode (Anode) zurück. Die unipolare Elektrode enthält daher nur einen elektrischen Leiter, der Konnektor nur einen Kontakt (Abb. 4.15).

Bipolar
Die bipolare Elektrode enthält zwei metallische Leiter zur Hin- und Rückleitung des Stimulationsstroms, demzufolge hat der Konnektor auch zwei Kontakte.

Zunächst beginnt der Stromfluss im Stimulationsstromkreis wie bei der unipolaren Elektrode: Der Stimulationsstrom fließt vom Schrittmacher über einen metallischen Leiter (bei koaxialem Aufbau über den inneren Leiter) zur Elektrodenspitze und geht dort in Ionenleitung im Gewebe über. Zum Schließen des Stromkreises befindet sich die Anode jedoch in ca.

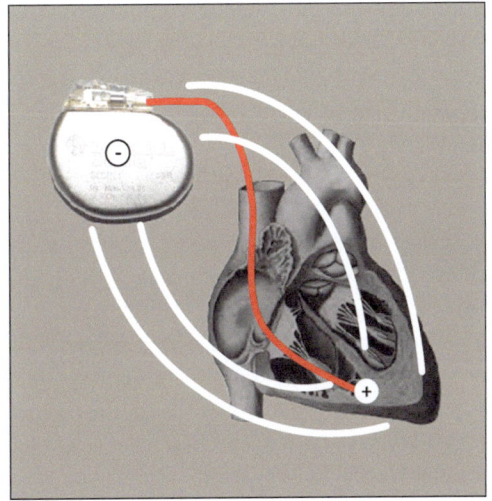

Abb. 4.15 Unipolare Elektrodenkonfiguration

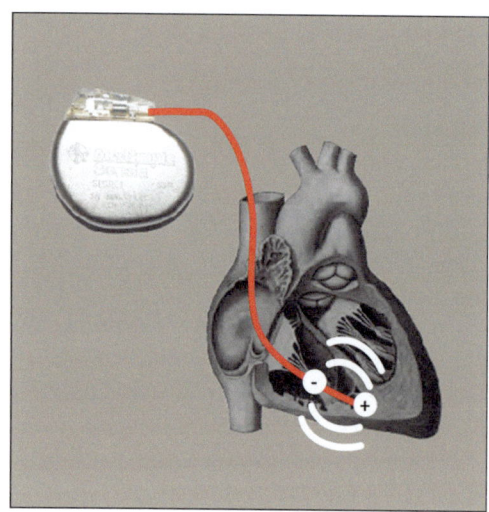

Abb. 4.16 Bipolare Elektrodenkonfiguration

1 cm Abstand zur Elektrodenspitze direkt am Schrittmacherkabel, Ionenleitung im Gewebe findet nur zwischen der Elektrodenspitze und der bipolaren Ringelektrode statt. Die Leitung zum Schrittmacher zurück erfolgt über den zweiten metallischen Leiter in der Schrittmachersonde (Abb. 4.16).

Anmerkung für den Technikfreak
Der exakte technische Ablauf bei Stimulation ist der, dass von der Schrittmacherbatterie ein Kondensator auf die eingestellte Stimulationsspannung aufgeladen wird. Bei Impulsabgabe fließt die Ladung des Kondensators uni- oder bipolar ab, der Stromkreis wird zum anderen Pol des Kondensators, nicht aber zur Batterie geschlossen.

4.5.2.1 Vor- und Nachteile unipolarer und bipolarer Elektroden
Die große Schlacht unipolar vs. bipolar ist geschlagen: Bipolar hat gewonnen. Der größte Vorteil bipolarer Elektroden ist die im Vergleich zu unipolaren Elektroden geringe Störanfälligkeit gegenüber extrakardialen Störquellen. Diese können sowohl Myopotentiale (z. B. des M. pectoralis) als auch externe Störquellen, z. B. magnetische Wechselfelder (mehr zu Störpotentialen Kap. 6) sein. Während bei einer unipolaren Elektrode Störpotentiale auf der gesamten Stre-

cke zwischen Elektrodenspitze und dem Schrittmachergehäuse als Gegenelektrode eingekoppelt werden können, befindet sich der „Antennen"-Dipol bei der bipolaren Sonde lediglich zwischen Elektrodenspitze und der Ringelektrode mit ca. 1 cm Abstand zur Spitze. Allein durch den mechanischen Aufbau sind auf diese Weise Einkopplungen externer Störspannungen stark reduziert.

Nach Angaben des deutschen Herzschrittmacherregisters werden aktuell atrial etwa 98 % bipolare Sonden und für den Ventrikelkanal ca. 95 % bipolare Sonden verwendet.

Unipolare Elektroden finden nur noch in besonderen Situationen Verwendung: Bei epikardialen Elektroden oder wenn die venösen Zugangswege im Lumen so klein sind, dass bipolare Elektroden mit ihrem etwas größeren Durchmesser nicht verwendet werden können, z. B. bei Kleinkindern. (Exakte Zahlen über Schrittmacher im Kindesalter sind nicht verfügbar; größere kinderkardiologische Zentren haben oft um 100 pädiatrische Schrittmacherpatienten in ihrer Nachkontrolle.)

4.5.3 Unipolare oder bipolare Konfiguration bipolarer Elektroden

Von wenigen Schrittmacheraggregaten, die ausschließlich bipolar arbeiten, abgesehen, kann die Konfiguration für Stimulation und Wahrnehmung getrennt eingestellt werden.

▶   Die Wahrnehmung sollte stets bipolar erfolgen.

Aufgrund der bereits beschriebenen wesentlich geringeren Störanfälligkeit der bipolaren Wahrnehmung sollte die Wahrnehmung stets bipolar eingestellt sein (Abschn. 4.6).

Die Stimulation kann uni- oder bipolar erfolgen, aber was ist auszuwählen?
Wie in den Tab. 4.9 und 4.10 dargestellt, sind die Vor- und Nachteile uni- und bipolarer Stimulation nahezu komplementär. Häufig wird,

Tab. 4.9 Vor- und Nachteile bipolarer Stimulation

Vorteile bipolarer Stimulation	Nachteile bipolarer Stimulation
Keine extrakardiale Stimulation	Der Stimulationsimpuls ist im Oberflächen-EKG oft nicht erkennbar
Bestimmung der Elektrodenimpedanz misst die gesamte Elektrode	
Keine Interferenz mit AED und S-ICD	

Tab. 4.10 Vor- und Nachteile unipolarer Stimulation

Vorteile unipolarer Stimulation	Nachteile unipolarer Stimulation
Der Stimulationsimpuls ist im Oberflächen-EKG sehr gut erkennbar	Es kann zu extrakardialer Stimulation (Muskelzucken) kommen (selten)
	Die Bestimmung der Elektrodenimpedanz misst nur den inneren Leiter. Keine Aussage über die Integrität der gesamten Elektrode
	Unipolare Stimulation kann von AED und S-ICD als R-Zacke fehlinterpretiert werden, sodass Schockabgaben zurückgehalten werden – auch wenn Kammerflimmern vorliegt!

solange kein stimulationsbedingtes Muskelzucken auftritt, unipolarer Stimulation der Vorzug gegeben. Größter Vorteil ist, dass auch Nichtkardiologen, z. B. in der Notaufnahme, EKG mit sichtbaren Stimulationsimpulsen als Schrittmacher-EKG identifizieren können. Tritt in seltenen Fällen Muskelzucken auf, kann dieses durch Umprogrammieren auf bipolare Stimulation in den meisten Fällen beseitigt werden.

Viele Schrittmacher haben eine automatische Messfunktion zur Elektrodenintegrität. Wird ein Fehler erkannt, kann via Telemedizin das Nachsorgezentrum umgehend benachrichtigt werden. Zu bedenken ist hierbei, dass die Messung

stets bei Stimulation erfolgt. Ist die Stimulation unipolar eingestellt, wird nicht die komplette Elektrode überprüft, eventuelle Defekte im bipolaren Teil (die Wahrnehmung ist in der Regel bipolar programmiert!) bleiben unentdeckt. Die Herstellerempfehlung ist daher, die Stimulation auch bipolar einzustellen. Zugunsten der besseren Erkennung des Stimulationsimpulses im EKG wird auf dieses Sicherheitsmerkmal häufig verzichtet.

Mit der weiteren Verbreitung von AED kommt der bipolaren Stimulation eine wachsende Bedeutung zu, um falsch-negative (Nicht)detektion von Kammerarrhythmien zu vermeiden. Konkret heißt das, dass es durchaus vorkommen kann, dass ein Schrittmacher Kammerflimmern mit niedriger Amplitude nicht wahrnimmt und aufgrund dieses Undersensings regelmäßig stimuliert.

Falls solch ein Patient das Glück hat, dass ein AED in der Nähe ist und dieser auch angewendet wird, besteht die Gefahr in unipolarer Stimulation. Die großen Stimulationsimpulse können vom AED als regelmäßiger normofrequenter Herzschlag fehlinterpretiert werden und eine Schockabgabe wird nicht eingeleitet. Damit relativiert sich das Glück des Patienten und dreht sich ins Gegenteil.

4.6 „Sitzen" – Einstellen der korrekten Wahrnehmung/ Sensing

Der Schrittmacher soll stimulieren, wenn kein Eigenrhythmus vorliegt; genauer gesagt, kein Eigenrhythmus, der schneller ist als die programmierte Grundfrequenz. Um Eigenrhythmus zu erkennen, besitzt der Schrittmacher eine Wahrnehmungsfunktion (der zweite Buchstabe im Schrittmachercode). Diese Wahrnehmungsfunktion muss exakt und zuverlässig funktionieren. Ist sie zu empfindlich, werden irgendwelche Artefakte als Herzeigensignale fehlinterpretiert und der Schrittmacher stimuliert nicht – er meint ja, dass da Eigenaktionen wären. Ist sie zu unempfindlich, werden vorhandene Herzeigensignale nicht erkannt und der Schrittmacher stimuliert in die vermeintliche Pause.

Oversensing

Die Wahrnehmungsfunktion ist zu empfindlich eingestellt, Artefakte, Myopotentiale, externe Störquellen werden wahrgenommen und als Herzeigenaktionen interpretiert. Der Schrittmacher inhibiert und stimuliert nicht. Gefahr: Asystolie.

Bei Oversensing im Vorhofkanal kann die Wahrnehmung einer vermeintlichen Vorhofaktivität eine folgende Ventrikelstimulation auslösen (Triggerung der Stimulation). Bei schneller Artefaktwahrnehmung im Vorhofkanal kann ein falsch-positiver Mode Switch (Abschn. 9.4) ausgelöst werden.

Undersensing

Die Wahrnehmungsfunktion ist zu unempfindlich, Eigenaktionen werden nicht wahrgenommen. Der Schrittmacher stimuliert, obwohl intrinsische Vorhof- bzw. Kammererregungen vorhanden sind. Gefahr: R-auf-T Stimulation.

▶	Hier ein „denglischer" Merkspruch zur Wahrnehmung: Undersensing führt zu Overpacing, Oversensing führt zu Underpacing.

Für eine korrekte Schrittmacherfunktion muss die Wahrnehmungsfunktion korrekt funktionieren!

4.6.1 Die Messung der Amplituden in Vorhof und Ventrikel

Wir wissen: Für die Messung des Eigenrhythmus muss dieser auch vorliegen. Stimuliert der Schrittmacher jedoch, heißt das, die Stimulationsfrequenz des Schrittmachers ist zu hoch. Zur Messung muss sie folglich abgesenkt werden.

Für die Einstellung geht man folgendermaßen vor:

• Den Patienten informieren, dass man jetzt zum Testen den Schrittmacher kurzzeitig langsamer arbeiten lässt. Viele Patienten schätzen es überhaupt nicht, wenn sich ihr Herzrhythmus unangekündigt stark ändert.

• Den Schrittmacher langsamer als den Eigenrhythmus stellen, z. B. auf 30/min.
• Die Amplituden in Vorhof und Ventrikel messen.
• Den Schrittmacher auf die bisherige Stimulationsfrequenz zurückstellen.

Für den Wahrnehmungstest bieten die Schrittmacherprogrammiergeräte eine Testfunktion an. Über die Telemetrie werden die Amplituden der Elektrogramme in Vorhof und Ventrikel am Programmiergerät dargestellt. Müssen für die Messungen Stimulationsparameter (Stimulationsmodus, Frequenzen etc.) geändert werden, kann das in dem Testmenü meist temporär vorgenommen werden; nach dem Ende der Messungen sind die ursprünglichen Einstellungen wiederhergestellt.

Geht man wie soeben beschrieben vor, gelangt man oftmals nicht sofort zum gewünschten Ergebnis, meist abhängig von Schrittmachertyp und -funktion. Sehen wir uns die einzelnen Schrittmachertypen an:

Einkammerschrittmacher (AAI oder VVI)

Tritt Eigenrhythmus mit höherer Frequenz als die (temporäre) Grundfrequenz von 30/min auf, funktioniert die Messung. Ist der Eigenrhythmus – wenn überhaupt vorhanden – noch langsamer als diese Grundfrequenz, wird stimuliert und eine Messung ist nicht möglich.

DDD-Schrittmacher

Zur Erinnerung: Vorhofwahrnehmung oder -stimulation startet ein AV-Intervall, nach dessen Ablauf im Ventrikel stimuliert wird. Ist dieses Zeitintervall zu kurz, wird im Ventrikel stimuliert, obwohl eine eigene Überleitung vorhanden wäre, eine Messung ist dann nicht möglich.

Für die Wahrnehmungsmessung müssen wir folgende Szenarien betrachten:

DDD bei Sinusknotenerkrankung mit erhaltener AV-Leitung Falls bei DDD 30 P-Wellen auftreten, werden sie gemessen, ansonsten wird mit 30/min im Vorhof stimuliert, eine Messung ist dann nicht möglich.

Ist die AV-Zeit ausreichend lang eingestellt, so dass eigene Überleitung auftritt, wird die Amplitude der Ventrikelerregung angegeben, andernfalls muss die AV-Zeit für die Messung verlängert werden bis intrinsisch übergeleitete Kammererregungen auftreten (Abb. 4.17 und 4.18).

DDD bei AV-Block und Sinusrhythmus Hier lauert die Falle! Die Programmierung auf DDD 30 senkt die Frequenz nicht unter einen möglichen Ersatzrhythmus. Dies liegt an der DDD-Funktion: Jede atriale Wahrnehmung trig-

gert eine Kammerstimulation. Wird im Vorhof mit z. B. 70/min wahrgenommen, stimuliert der DDD-Schrittmacher mit 70/min im Ventrikel. Bei DDD 30 wird die Amplitude im Vorhof gemessen, im Ventrikel wird mit der Frequenz des Sinusrhythmus stimuliert; eine Messung erfolgt nicht (Abb. 4.19).

Messung mit VVI 30 Für die Messung im Ventrikel müssen wir die Kopplung der Kammerstimulation von der Vorhofwahrnehmung auflösen. Dies geschieht durch (temporäre) Änderung des

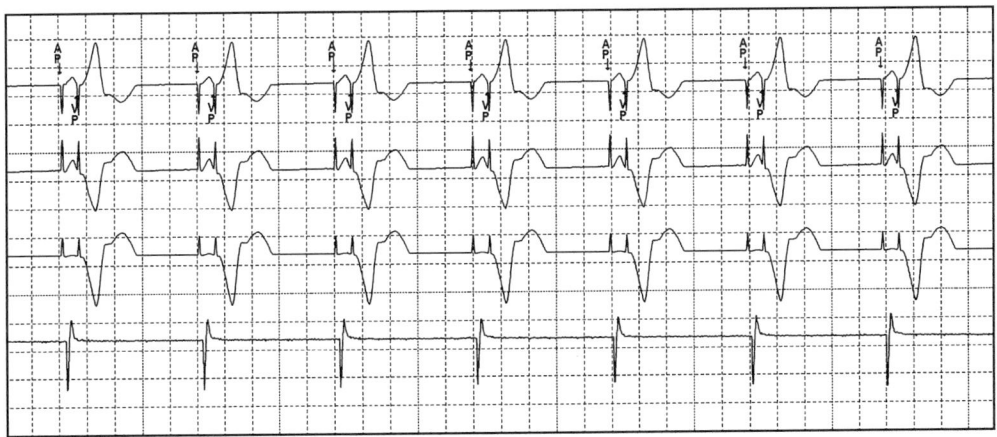

Abb. 4.17 DDD 60 bei Sinusbradykardie. AV-Intervall: 120 ms. Im Ventrikel wird durchgängig stimuliert. Ableitungen I–III sowie intraatriales Elektrogramm; Ableitung I mit Schrittmachermarkern (Abkürzungsverzeichnis). Schreibgeschwindigkeit 25 mm/s

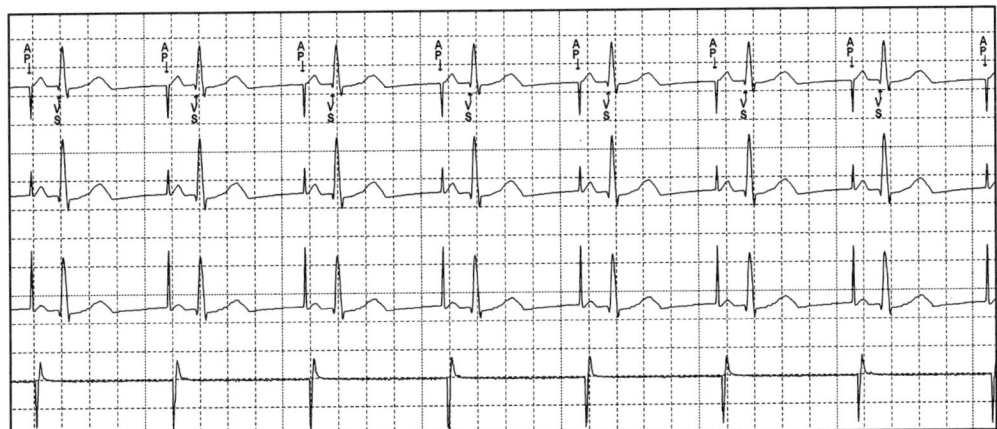

Abb. 4.18 DDD 60 bei Sinusbradykardie (der identische Patient wie Abb. 4.17). AV-Intervall: 220 ms. Vollständig eigene Überleitung. Ableitungen I–III sowie intraatriales Elektrogramm; Ableitung I mit Schrittmachermarkern (Abkürzungsverzeichnis). Schreibgeschwindigkeit 25 mm/s

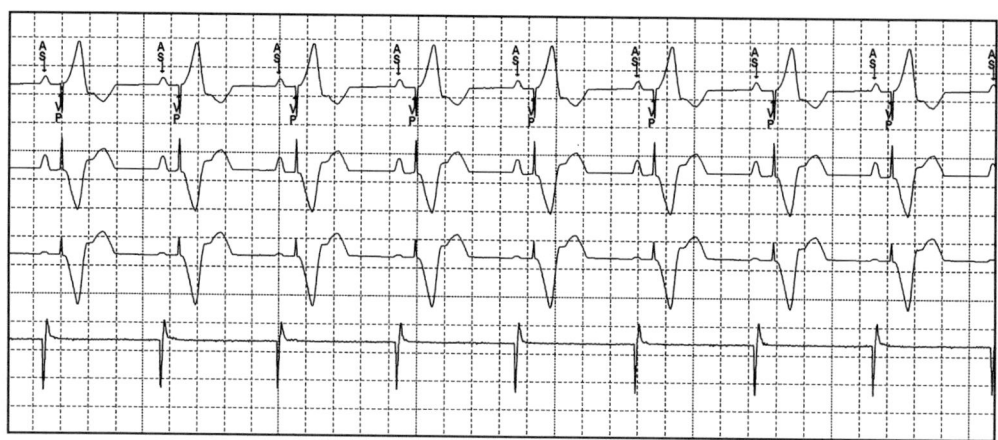

Abb. 4.19 DDD 30 bei einem Patienten mit AV-Block III. Durchgehende Kammerstimulation (VAT) mit der Frequenz des Sinusrhythmus (70/min). Ventrikuläre Wahrnehmungsmessung ist nicht möglich. Ableitungen I–III sowie intraatriales Elektrogramm; Ableitung I mit Schrittmachermarkern (Abkürzungsverzeichnis). Schreibgeschwindigkeit 25 mm/s

Stimulationsmodus von DDD auf VVI 30. Im Ergebnis wird im Ventrikel gemessen, wenn ein Ersatzrhythmus schneller als 30/min vorliegen sollte (Abb. 4.20).

Diese beschriebene Vorgehensweise funktioniert bei Sinusrhythmus und AV-Block, nicht jedoch bei Vorhofarrest und eigener Überleitung. Hier gibt es ohne Vorhoferregung auch keine Kammererregung, die gemessen werden könnte (Abb. 4.21).

Die Lösung besteht in Vorhofstimulation und gleichzeitiger Ventrikelmessung im DDD-Modus mit ausreichend langer AV-Zeit, um die eigene Überleitung zu ermöglichen (Abb. 4.22).

Tipp 1 Als Nebeneffekt der Wahrnehmungsmessung können wir mit einem zeitgleich

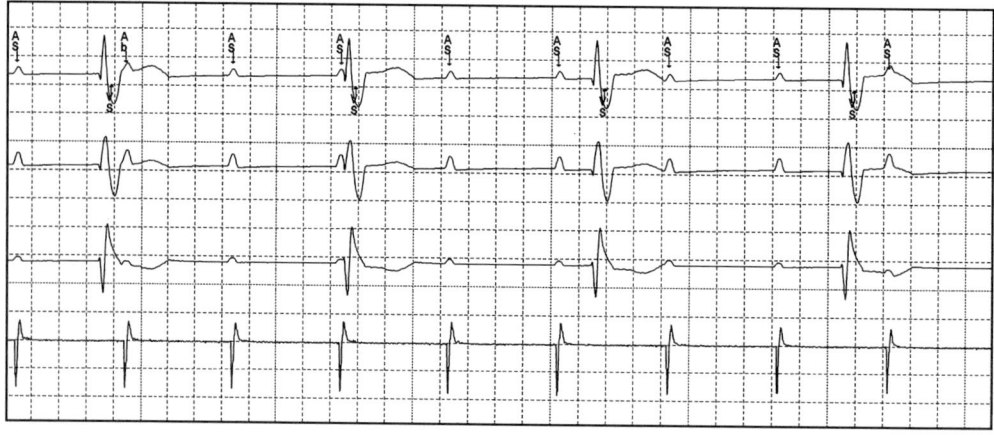

Abb. 4.20 VVI 30 bei einem Patienten mit Sinusrhythmus und AV Block III. Messung im Ventrikel möglich. Ableitungen I–III sowie intraatriales Elektrogramm; Ableitung I mit Schrittmachermarkern (Abkürzungsverzeichnis). Schreibgeschwindigkeit 25 mm/s

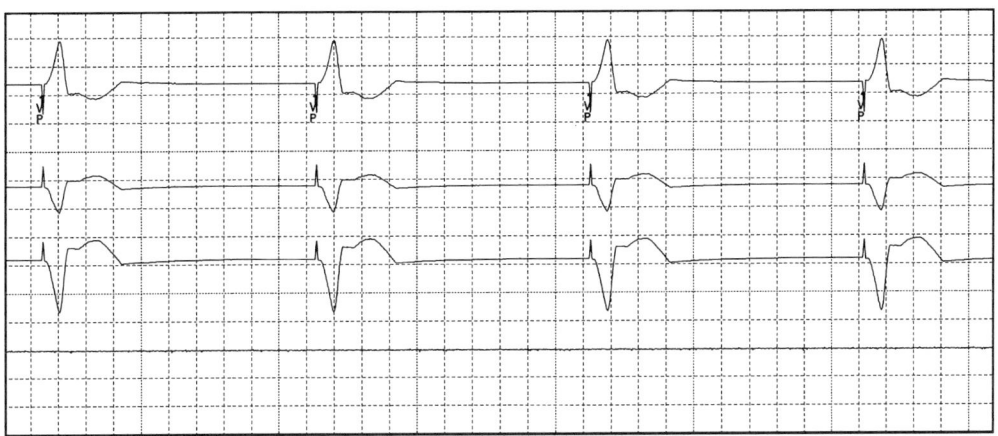

Abb. 4.21 VVI 30 zur ventrikulären Wahrnehmungsmessung bei einem Patienten mit Vorhofstillstand und Ersatzrhythmus <30/min. Es wird mit 30/min stimuliert, keine Messung möglich. Ableitungen I–III sowie intraatriales Elektrogramm; Ableitung I mit Schrittmachermarkern (Abkürzungsverzeichnis). Schreibgeschwindigkeit 25 mm/s

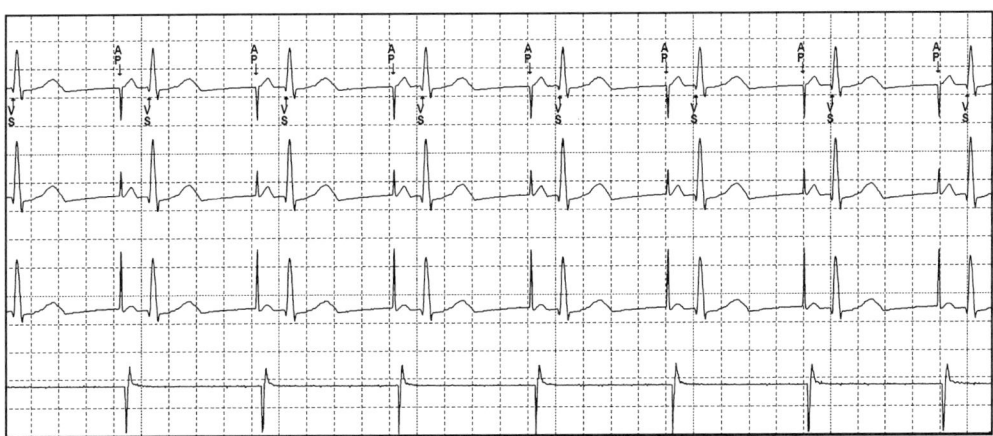

Abb. 4.22 DDD 60 mit AV-Zeit von 220 ms. Vorhofstimulation mit eigener Überleitung. Ventrikuläre Messung möglich. Ableitungen I–III sowie intraatriales Elektrogramm; Ableitung I mit Schrittmachermarkern (Abkürzungsverzeichnis). Schreibgeschwindigkeit 25 mm/s

geschriebenen EKG den Eigenrhythmus des Patienten dokumentieren.

Tipp 2 Nicht alle Schrittmachermodelle liefern bei der telemetrischen Messung stets die Amplituden aus Vorhof und Ventrikel. Es gibt Geräte, bei denen die Messung nur dann durchgeführt wird, wenn die Empfindlichkeitseinstellung ausreichend ist, die Erregungen in Vorhof und Ventrikel auch tatsächlich zu erkennen. Signale unterhalb der Wahrnehmungsschwelle werden nicht gemessen. Hier muss vor dem Test die Empfindlichkeit (jetzt nicht temporär) auf sehr empfindlich umprogrammiert werden, bevor die Messung erfolgreich durchgeführt werden kann. Abb. 4.23, 4.24 und 4.25 zeigen das Problem und die Lösung.

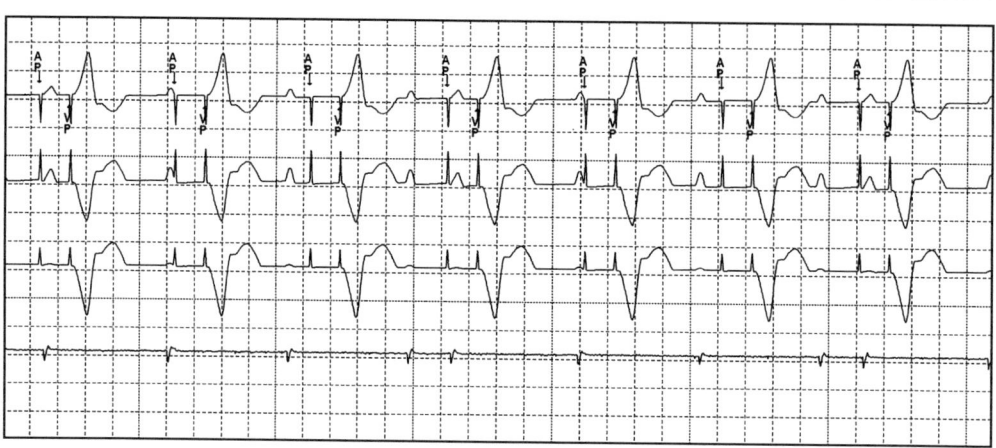

Abb. 4.23 DDD 60 bei AV-Block III und atrialem Undersensing; atriale Empfindlichkeit: 0,5 mV. Ableitungen I–III sowie intraatriales Elektrogramm; Ableitung I mit Schrittmachermarkern (Abkürzungsverzeichnis). Schreibgeschwindigkeit 25 mm/s

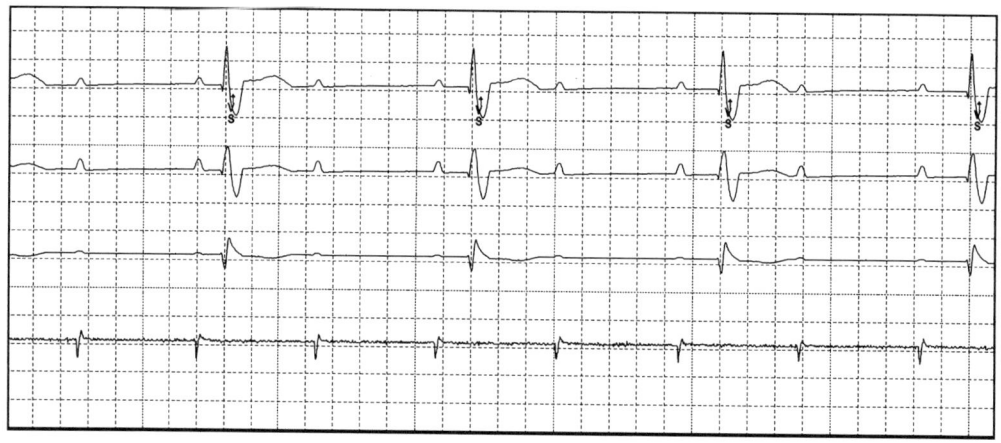

Abb. 4.24 Die Messung DDD 30 liefert keine Ergebnisse im Atrium; atriale Empfindlichkeit: 0,5 mV. Ableitungen I–III sowie intraatriales Elektrogramm; Ableitung I mit Schrittmachermarkern (Abkürzungsverzeichnis). Schreibgeschwindigkeit 25 mm/s

Ablauf der Wahrnehmungsmessung
1. Patienten informieren, dass der Schrittmacher kurz langsam gestellt wird
2. Stimulation temporär unter die Eigenfrequenz stellen, sofern möglich
3. Abhängig von der Schrittmacherindikation Messung im VVI/AAI/DDD 30
4. Messwerte dokumentieren
5. Wahrnehmungseinstellung am Schrittmacher (Abschn. 4.6.2) vornehmen

Die bei der Messung möglicherweise auftretenden Probleme und Lösungsmöglichkeiten sind in Tab. 4.11 aufgelistet.

4.6.2 Die korrekte Einstellung der Wahrnehmungsfunktion

Das Beispiel in Abb. 4.23, 4.24 und 4.25 hat gezeigt: Die Empfindlichkeitseinstellung an Herzschrittmachern ist die Programmierung einer Empfindlichkeitsschwelle. Signale, die größer

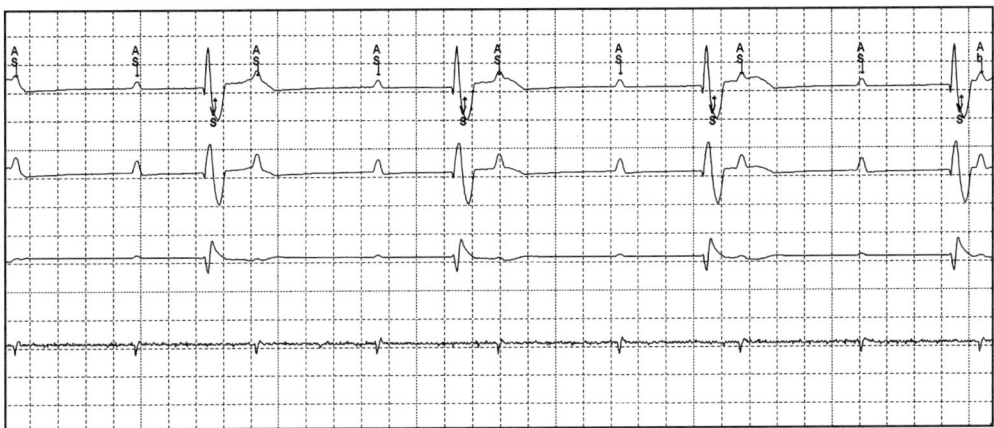

Abb. 4.25 Ist der atriale Kanal empfindlich genug eingestellt, werden Vorhoferregungen erkannt und gemessen. Atriale Amplitude: 0,4 mV; atriale Empfindlichkeit: 0,3 mV. Ableitungen I–III sowie intraatriales Elektrogramm; Ableitung I mit Schrittmachermarkern (Abkürzungsverzeichnis). Schreibgeschwindigkeit 25 mm/s

Tab. 4.11 Fehlermöglichkeiten bei der Wahrnehmungsmessung

Was ich sehe	Was ich tun muss
Amplituden aus Vorhof und Ventrikel werden angegeben	Nichts
Keine Messung im Vorhof	Stimulationsfrequenz zu hoch → Frequenz verringern, nochmals messen
	Elektrischer Vorhofstillstand, keine eigene elektrische Aktivität → keine Messung möglich
	Undersensing → Empfindlichkeit des Vorhofkanals erhöhen und nochmals messen
	Überprüfen, ob ein VVI-Schrittmacher implantiert ist
	Elektrodenprobleme der Vorhofsonde in Erwägung ziehen → detaillierte Elektrodenmessungen vornehmen
Keine Messung im Ventrikel	DDD-Stimulation bei SR und AVB → im VVI-Modus messen
	DDD-Stimulation bei erhaltener eigener Überleitung → AV-Zeit zu kurz eingestellt → im DDD-Modus mit sehr langer AV-Zeit messen
	Stimulationsfrequenz zu hoch → Frequenz verringern, nochmals messen
	Kein Eigenrhythmus >30/min → keine Messung möglich
	Überprüfen, ob ein AAI-Schrittmacher implantiert ist
	Elektrodenprobleme der Ventrikelsonde in Erwägung ziehen → detaillierte Elektrodenmessungen vornehmen

als die Schwelle sind, werden wahrgenommen, kleinere Signale werden ausgeblendet.

Für Anfänger in der Schrittmacherprogrammierung immer wieder irritierend: Ein kleinerer Wert in der Empfindlichkeitseinstellung bedeutet höhere Empfindlichkeit – der Schwellwert wird verringert.

Zur Verdeutlichung noch einmal das Beispiel Abb. 4.23, 4.24 und 4.25: Die Amplitude im Vorhof beträgt 0,4 mV. Die aktuelle Empfindlichkeitsschwelle – man sagt jedoch meist nur Empfindlichkeit – ist zunächst auf 0,5 mV eingestellt. Der Wert von 0,4 mV ist niedriger als die Empfindlichkeitsschwelle, d. h. die elektrische

Vorhofaktion ist bei der aktuellen Programmierung „unsichtbar". Das ist die Ursache des Undersensings in Abb. 4.23.

Um hier im Vorhof wahrzunehmen, muss die Schwelle auf einen Wert kleiner 0,5 mV abgesenkt werden. Andersherum ausgedrückt: Die Amplitude der Vorhofaktionen muss größer sein, als die Wahrnehmungsschwelle. Das wäre mit einer Umprogrammierung auf z. B. 0,3 mV zu erreichen (Abb. 4.25). Anmerkung: Die Amplitude einer Vorhofaktion von nur 0,5 mV ist, wenn Sinusrhythmus vorliegt, nicht zufriedenstellend. Die Werte der Amplituden sollten bei Sinusrhythmus >1,50 mV betragen. Die Signalamplituden bei Vorhofflimmern sind wesentlich niedriger, hier sind Werte um 0,5 mV keine Seltenheit.

In Tab. 4.12 sind Empfehlungen zur Empfindlichkeitseinstellung enthalten.

Auffällig bei dieser Tabelle ist, dass, egal wie die Messung im Vorhof ausgegangen ist, stets 0,4–0,5 mV als Empfindlichkeitsschwelle empfohlen werden. Diese recht hohe Empfindlichkeit wird benötigt, um Vorhofflimmern zuverlässig zu erkennen. Dies ist Voraussetzung für eine korrekt arbeitende Mode-Switch-Funktion (Abschn. 9.4).

Nur in dem Fall, dass die atrialen Amplituden dauerhaft kleiner 0,5 mV sind, sollten noch kleinere Empfindlichkeitsschwellen (also höhere Empfindlichkeiten) programmiert werden. Zu beachten ist hier, dass die Empfindlichkeit gegenüber externen Störungen nun auch stark erhöht ist und sich Fehlfunktionen aufgrund von Artefaktwahrnehmungen häufen können. Oftmals besteht die einzige Lösung darin, die Elektrode zu revidieren und derart zu platzieren, dass größere Amplituden gemessen werden können.

Tab. 4.12 Empfehlungen zur Empfindlichkeitseinstellung

Bipolar	Unipolar
Ventrikuläre Sonde	
$1/4$ bis $1/8$ der ventrikulär gemessenen Amplitude	$1/2$ der der ventrikulär gemessenen Amplitude
Atriale Sonde	
0,4–0,5 mV	artefaktabhängig: 0,8–1,2 mV

Gleiches gilt für die Ventrikelsonde, wenn die Wahrnehmung in der Kammer unbefriedigend ist.

Aufgrund der im Unterschied zu unipolaren Sonden geringeren Anfälligkeit bipolarer Sonden bezüglich Artefakteinkopplungen ist es möglich, wie in Tab. 4.12 dargestellt, bei diesen vergleichsweise hohe Empfindlichkeitswerte einzustellen. Das gilt für die Vorhofsonde ohne Einschränkung.

Von einigen Implanteuren werden für die Ventrikelsonde bei zu erwartenden großen Amplituden der R-Zacke nach wie vor auch unipolare Modelle verwendet. Die Faustformel für die Empfindlichkeitseinstellung: „Halber Wert der R-Zacke als Empfindlichkeitswert" gewährleistet bei Amplituden um 20 mV immer noch einen ausreichenden Abstand zu möglichen Störamplituden.

Ist lediglich eine unipolare Sonde vorhanden, darf die Empfindlichkeit nicht so hoch sein, dass Artefakte wahrgenommen werden. Sind bei unipolarer Sonde die gemessenen Amplituden unseres Nutzsignals in Vorhof und Ventrikel so gering, dass für eine zuverlässige Wahrnehmung höhere Empfindlichkeiten notwendig werden, ist während der Nachkontrolle zu überprüfen, ob z. B. durch Muskelkontraktionen des M. pectoralis der Schrittmacher inhibiert werden kann (z. B. durch Armdrücken und -ziehen). Treten Funktionsstörungen auf – bei programmierter geringerer Empfindlichkeit dagegen Undersensing – ist zu erwägen, die Elektrode zu revidieren und bei diesem Eingriff gleich eine bipolare Sonde zu platzieren.

Angenehmerweise verfügen sehr viele aktuelle Schrittmachermodelle über eine Automatikfunktion zur regelmäßigen Amplitudenmessung und ggf. notwendigen Anpassung der Wahrnehmungsschwelle. Da nicht immer und für jedes Modell garantiert werden kann, dass diese Automatikfunktionen stets und unter allen Umständen funktionieren oder sie ggf. nicht verwendet werden können, ist es eine gute Idee, sich auch mit der manuellen Messung und Einstellung zu befassen.

Profitipp 1 Amplituden aus Vorhof und Ventrikel können im intrakardialen Elektrogramm ausgemessen werden, sofern es mit einem Eichmarker ausgegeben wird.

Profitipp 2a Apropos manuelle Messung: Bei sehr alten Geräten kann es sein, dass keine Messfunktion für die Amplituden in Vorhof und Ventrikel vorhanden ist. In diesem Fall muss die Empfindlichkeitsschwelle in mehreren Programmierschritten sukzessive angehoben werden, bis Undersensing auftritt und der Schrittmacher nicht mehr inhibiert, sondern trotz Eigenrhythmus stimuliert. Der letzte Empfindlichkeitswert, bei dem noch inhibiert wurde, entspricht der Amplitude in der zu messenden Kammer.

Profitipp 2b Einige Schrittmachermodelle verfügen über den Stimulationsmodus VVT. Jede ventrikuläre Wahrnehmung löst einen ventrikulären Stimulus aus. Bei eigener Überleitung wird in die Ventrikelerregung hinein stimuliert (Pseudofusion), ohne eigene Überleitung erfolgt eine reguläre Stimulation nach Ablauf des Grundintervalls. Bei Artefaktwahrnehmungen wird ebenfalls stimuliert: nun vom Artefakt getriggert. Dieser Modus ist historisch und er sollte anhaltende Inhibierungen bei häufiger Artefaktwahrnehmung im VVI-Modus vermeiden.

Diesen Modus kann man zur Wahrnehmungsmessung heranziehen (ähnlich Tipp 2a): Die Wahrnehmungsschwelle wird schrittweise erhöht. Solange Fusionen stimuliert werden, wird wahrgenommen. Bei Wahrnehmungsverlust wird „neben" der R-Zacke stimuliert. Der letzte Empfindlichkeitswert, bei dem noch Fusionen auftraten, ist die Wahrnehmungsschwelle.

4.7 „Silvester" – Stimulation und Reizschwellenmessung

Ohne effektive Stimulation ist Schrittmachertherapie nicht sinnvoll. Es ist Aufgabe der Schrittmachernachsorge, diese unter allen Umständen sicherzustellen.

Die Herangehensweise ist unkompliziert: In der Software des Schrittmacherprogrammiergeräts gibt es ein Menü unter der Bezeichnung Messungen oder Test. Dort findet sich neben der Wahrnehmungsmessung aus Abschn. 4.6.1 auch die Reizschwellenmessung. Die Bezeichnungen der Programmiergeräte unterschiedlicher Hersteller können leicht unterschiedlich sein, letztlich findet man das Menü zur Bestimmung der Stimulationsreizschwelle. Die Reizschwelle wird gemessen und die endgültige Einstellung der Stimulationsenergie erfolgt unter Beachtung einer ausreichenden Sicherheitsmarge in Abhängigkeit vom Messergebnis.

Wichtig ist zu beachten, dass zur Reizschwellenmessung die Stimulationsfrequenz höher sein muss als ein möglicher Eigenrhythmus des Patienten. Ist die Stimulationsfrequenz niedriger, erfolgt keine effektive Stimulation. Sind die Frequenzen gleich, wechseln sich Stimulation und Wahrnehmung ab, eine sinnvolle Messung ist nicht möglich. Die Stimulationsfrequenz muss daher deutlich über der Eigenfrequenz liegen, oft 90/min oder 100/min.

Die manuellen Messungen der Stimulationsreizschwelle sind genau genommen halbautomatische Messungen. Es wird mit einem Ausgangswert startend die Impulsenergie während des Tests automatisch schrittweise reduziert, bis nicht mehr effektiv stimuliert wird (bezeichnet als „Exit Block" oder Loss of Capture „LOC"). Dann wird der Test vom Untersucher abgebrochen. Der Wert, mit dem letztmalig effektiv stimuliert wurde, ist die Reizschwelle.

4.7.1 Messung der ventrikulären Reizschwelle

Prinzipiell sind Messungen der ventrikulären Reizschwelle in jedem Schrittmachermodus, der ventrikuläre Stimulation beinhaltet, möglich; in der Praxis sind das DDD und VVI. Wie stets haben beide Modi spezifische Vor- und Nachteile.

DDD-Modus Zur Messung im DDD-Modus muss beachtet werden: Hat ein Patient eine eigene Überleitung, muss das AV-Intervall (temporär) kurz genug eingestellt werden, damit im

Ventrikel effektiv stimuliert werden kann, bevor die eigene Überleitung das Ventrikelmyokard depolarisiert. Ansonsten ist keine ventrikuläre Reizschwelle messbar. Wird im Verlauf der Messung die ventrikuläre Reizschwelle unterschritten, sind im EKG statt der stimulierten QRS-Komplexe nun schmale R-Zacken nach eigener Überleitung zu erkennen.

VVI-Modus In der täglichen Routine wird die ventrikuläre Reizschwelle auch gern im VVI-Modus bestimmt: In der Hektik des Alltags muss man sich keine zusätzlichen Gedankten um ein ausreichend kurzes AV-Intervall machen. Der Test wird nicht von möglichen schnellen eigenen Überleitungen gestört. Nachteilig ist hierbei, dass keine AV-sequentielle Stimulation stattfindet. Wird die Reizschwelle unterschritten, entsteht auf ventrikulärer Ebene eine Pause, bis bei eigener Überleitung der nächste reguläre QRS-Komplex auftritt bzw. bei AV-Block III der Test abgebrochen und wieder regulär stimuliert wird.

In Abb. 4.26 ist ein ventrikulärer Reizschwellentest dargestellt. Was ist im Einzelnen zu sehen:

- Der Patient hat einen AV-Block III.
- Der Test wird im DDD-Modus durchgeführt. Eine Testung im VVI-Modus wäre prinzipiell auch möglich, im DDD-Modus bleibt jedoch ein AV-sequentieller Erregungsablauf erhalten.
- Der Test beginnt bei einer Ausgangsamplitude von 2,0 V.
- Die Impulsbreite beträgt 0,4 ms und bleibt während des Tests konstant.
- Die automatische Reduktion der Amplitude erfolgt nach jeweils 4 Zyklen mit einer bestimmten Amplitude.
- Bei einer Amplitude von 1,0 V ist die Reizschwelle unterschritten, durchgehend stimuliert wurde bei 1,25 V. Das ist die ventrikuläre Reizschwelle dieses Patienten.

Bei diesem Test wurde die Impulsamplitude reduziert, man spricht von einem Amplituden-Reizschwellentest. Der Verlust der effektiven Stimulation ist daran zu erkennen, dass einem ventrikulären Impuls kein stimulierter QRS-Komplex folgt.

Das bei diesem Test verwendete Schrittmacheraggregat stellt für die Reizschwellenmessung auch das intraventrikuläre Elektrogramm zur Verfügung: Es sind bei Stimulationsverlust keine ventrikulären Erregungen zu sehen. Dieses nützliche Feature ist leider nicht bei allen Schrittmachermodellen vorhanden.

Ein Schrittmacherimpuls ist von Impulsamplitude und Impulsdauer gekennzeichnet. Es ist daher für den Test ebenso möglich, die Impulsenergie über eine Verkürzung der Impulsdauer zu vermindern. Diese Messung wird Impulsbreiten-Reizschwellenmessung genannt.

In der täglichen Routine wird nahezu stets der Amplituden-Reizschwellentest angewendet. In einigen älteren Aggregaten ist jedoch der Impulsbreiten-Reizschwellentest als einzige Messmethode für die Reizschwelle verfügbar, so dass wir nicht umhinkönnen, diese Methode hier darzustellen.

Abb. 4.27 zeigt einen ventrikulären Impulsbreiten-Reizschwellentest. Was ist im Einzelnen zu sehen:

- Der Patient hat einen AV-Block III (Patient aus Abb. 4.26).
- Der Test wird im DDD-Modus durchgeführt.
- Der Test beginnt bei einer Ausgangsimpulsbreite von 0,8 ms.
- Während des Tests bleibt die Stimulationsamplitude von 1,0 V konstant.
- Die automatische Reduktion der Impulsbreite erfolgt nach jeweils 4 Zyklen mit einer bestimmten Impulsdauer.
- Bei einer Impulsdauer von 0,5 ms wird nicht mehr zuverlässig stimuliert, eine Impulsantwort des Myokards fällt aus, die Reizschwelle ist unterschritten. Somit liegt die die ventrikuläre Impulsbreiten-Reizschwelle dieses Patienten bei 0,6 ms.

4.7.2 Messung der atrialen Reizschwelle

Für die Reizschwellenmessung im Vorhof sind Stimulationsmodi notwendig, bei denen im Vorhof

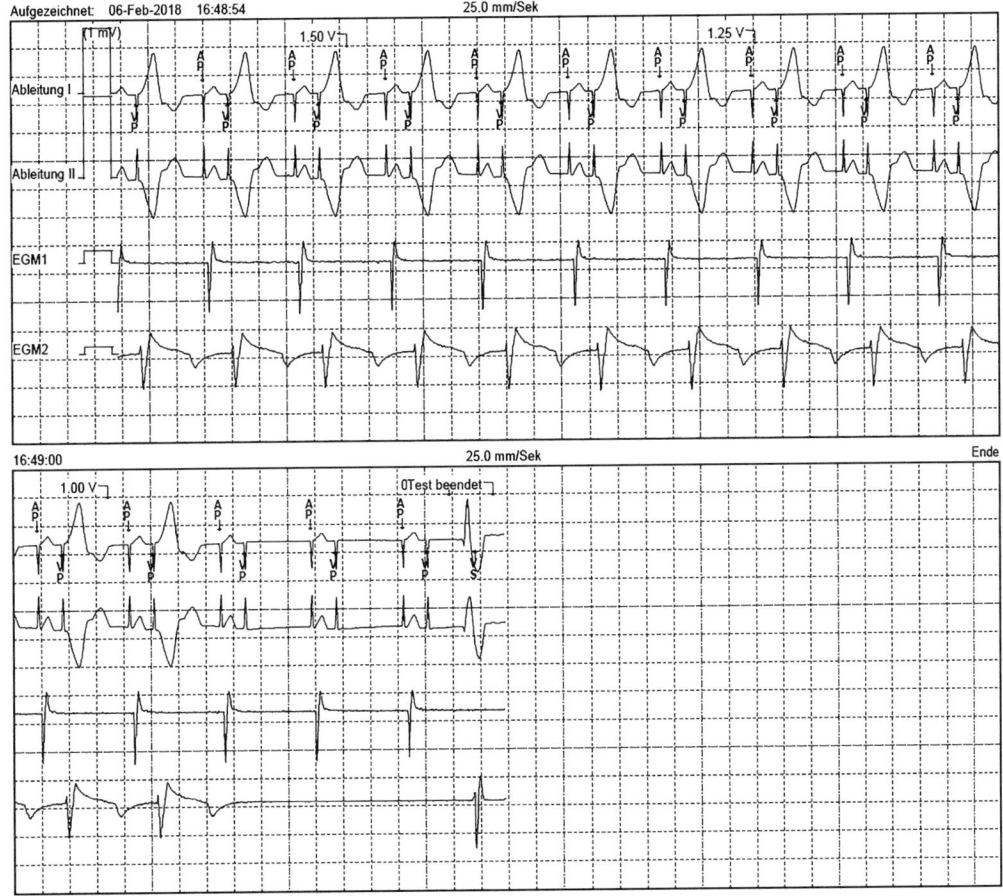

Abb. 4.26 Ventrikulärer Amplituden-Reizschwellentest. Ableitung I mit Schrittmachermarkern (Abkürzungs-verzeichnis), intraatriales (EGM 1) und intraventrikuläres (EGM 2) Elektrogramm. Schreibgeschwindigkeit 25 mm/s

stimuliert wird, in der Routine sind das DDD und AAI.

Wichtig ist zu beachten, dass während Vorhof-flimmerns keine Reizschwellenmessung möglich ist.

Die Messung im Vorhof ist in ihrem Ablauf prinzipiell identisch dem der ventrikulären Messung (Abschn. 4.7.1): Liegt kein Vorhofflimmern vor, wird ein Amplituden- oder Impulsbreiten-Reizschwellentest durchgeführt. Nach dem Verlust der effektiven Stimulation wird der Test abgebrochen.

Abb. 4.28 zeigt einen atrialen Amplituden-Reizschwellentest. Was ist im Einzelnen zu sehen:

- Der Patient hat einen AV-Block III.
- Der Test wird im DDD-Modus durchgeführt.
- Der Test beginnt bei einer Ausgangs-amplitude von 2,0 V.
- Während des Tests bleibt die Impulsbreite von 0,4 ms konstant.
- Die automatische Reduktion der Stimulationsamplitude erfolgt nach jeweils 4 Zyklen mit einer bestimmten Amplitude.
- Bei einer Stimulationsamplitude von 1,0 V wird nicht mehr sicher stimuliert: der atriale Stimulus evoziert keine Depolarisation des Vorhofmyokards, stattdessen dringen intrinsische Vorhofaktionen durch, die im

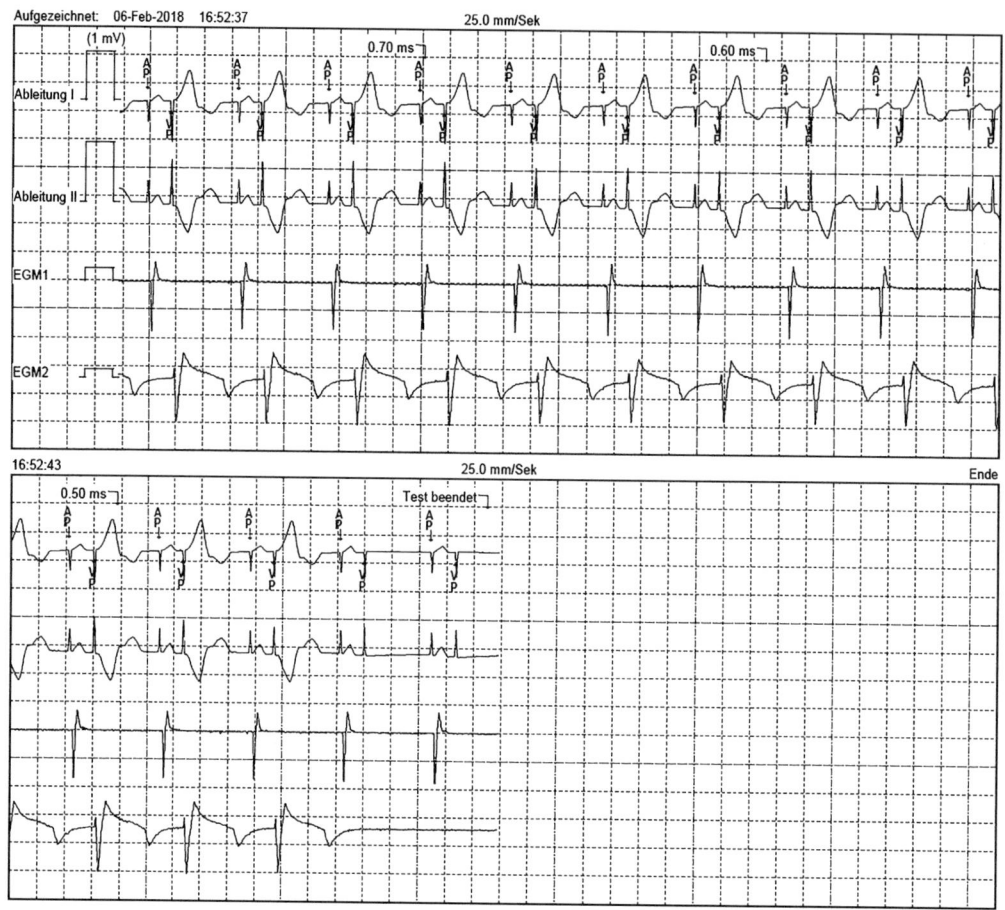

Abb. 4.27 Ventrikulärer Impulsbreiten-Reizschwellentest (Patient aus Abb. 4.26). Ableitung I mit Schritt-machermarkern (Abkürzungsverzeichnis), intraatriales (EGM 1) und intraventrikuläres (EGM 2) Elektrogramm. Schreibgeschwindigkeit 25 mm/s

Markerkanal als atriales Ereignis während der Refraktärperiode (AR) bzw. als atriale Wahrnehmung (AS) gekennzeichnet werden.
• Die atriale Amplitudenreizschwelle bei 0,4 ms Impulsbreite beträgt demnach 1,25 V.

Zugegeben, das EKG in Abb. 4.28 ist ein richtiges „Bilderbuch-EKG", so gut wie hier sind stimulierte P-Wellen im Oberflächen-EKG beinahe nie zu sehen. Sind stimulierte P-Wellen nicht zu erkennen, wird es schwierig, beim Reizschwellentest den Stimulationsverlust festzustellen.
Was ist zu tun?
Eine Lösung ist in Abb. 4.28 bereits enthalten: Uns hilft der bei ineffektiver Stimulation wieder auftretende Sinusrhythmus. Intrinsische Vor-

hofaktionen werden im Markerkanal als atriales Sensing (Wahrnehmung) dargestellt. Eine Ersatz-strategie kann also darin bestehen, auf den Marker-kanal zu achten: Solange atrial effektiv stimuliert wird, treten keine Wahrnehmungsereignisse auf.
Eine weitere Lösung des Problems kann darin bestehen, das intraatriale Elektrogramm heran-zuziehen. In Abb. 4.28 ist zu erkennen, dass, so-lange effektiv stimuliert wird, Depolarisationen mit Stimulationsfrequenz im Elektrogramm sichtbar sind (stimulierte P-Wellen). Bei Stimulationsverlust entsteht eine Pause von der letzten stimulierten P-Welle bis zur nächsten intrinsischen Vorhofaktivi-tät. Wie bereits bei der Darstellung der Messung im Ventrikel erwähnt, sind intrakardiale Elektro-gramme nicht bei allen Aggregaten verfügbar.

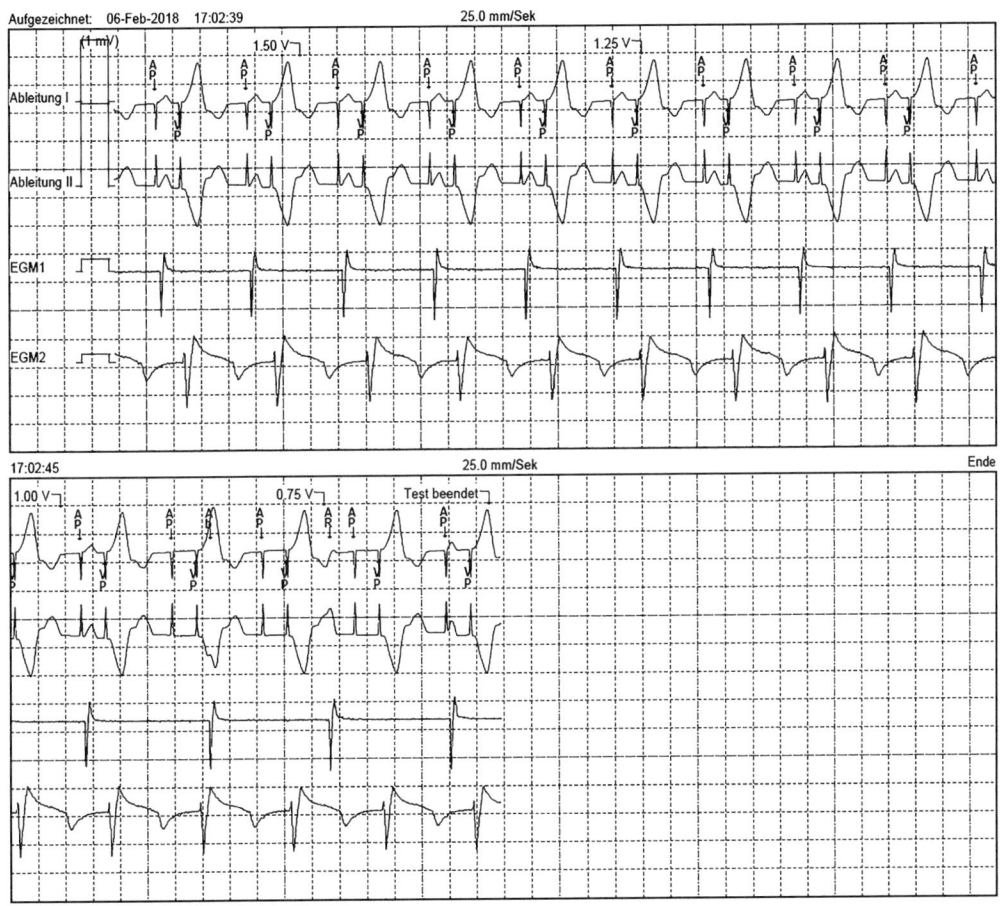

Abb. 4.28 Atrialer Amplituden-Reizschwellentest. Ableitung I mit Schrittmachermarkern (Abkürzungsverzeichnis), intraatriales (EGM 1) und intraventrikuläres (EGM 2) Elektrogramm. Schreibgeschwindigkeit 25 mm/s

Auf die letzte Möglichkeit muss schließlich noch hingewiesen werden: Man kann natürlich auch am EKG-Gerät die Verstärkung erhöhen.

Bei eigener Überleitung kann die Kammerantwort als Indikator erfolgreicher atrialer Stimulation genutzt werden (Abb. 4.29).

Dargestellt ist ein atrialer Impulsbreiten-Reizschwellentest. Was ist im Einzelnen zu sehen:

- Der Patient hat ein Sinusknotensyndrom mit erhaltener AV-Leitung.
- Der Test wird im DDD-Modus mit sehr langem AV-Intervall (250 ms) durchgeführt.
- Der Test beginnt bei einer Ausgangsimpulsbreite von 0,8 ms.
- Während des Tests bleibt die Stimulationsamplitude von 1,0 V konstant.

- Die automatische Reduktion der Impulsbreite erfolgt nach jeweils 4 Zyklen mit einer bestimmten Impulsdauer.
- Bei einer Stimulationsimpulsdauer von 0,5 ms wird nicht mehr sicher stimuliert: der atriale Stimulus erzeugt keine Vorhoferregung, es findet anschließend keine eigene Überleitung statt. Ein eigenübergeleiteter QRS-Komplex tritt nicht auf, stattdessen wird ventrikulär stimuliert. Das Unterschreiten der atrialen Reizschwelle ist am Übergang zu ventrikulärer Stimulation ablesbar.
- Die atriale Impulsbreiten-Reizschwelle beträgt 0,6 ms.

Wie in dem Beispiel aus Abb. 4.29 zu sehen ist, stellt sich die atriale Reizschwellenmessung bei

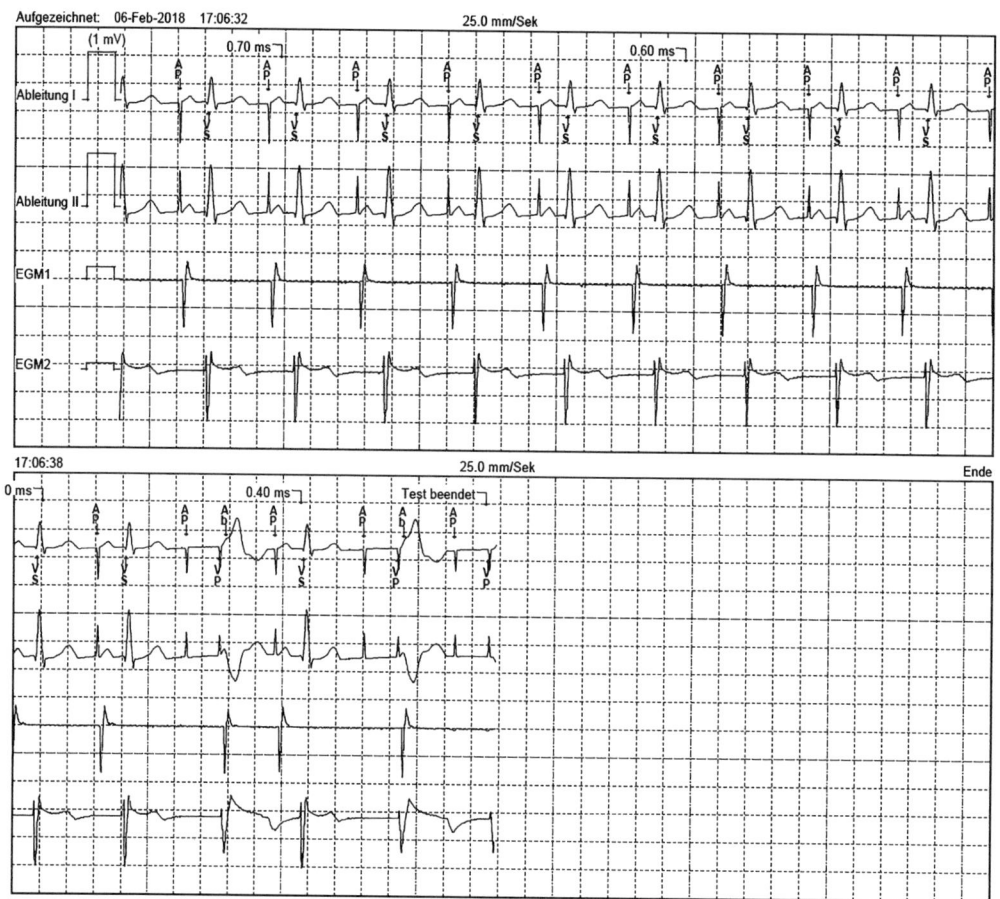

Abb. 4.29 Atrialer Impulsbreiten-Reizschwellentest. Ableitung I mit Schrittmachermarkern (Abkürzungsverzeichnis), intraatriales (EGM 1) und intraventrikuläres (EGM 2) Elektrogramm. Schreibgeschwindigkeit 25 mm/s

Patienten mit erhaltener intrinsischer AV-Leitung wesentlich unkomplizierter dar, als bei Patienten mit AV-Block: Solange im Atrium effektiv stimuliert wird, treten nach eigener Überleitung schmale QRS-Komplexe mit (atrialer) Stimulationsfrequenz als Indikator für die effektive Stimulation auf. Nach Unterschreiten der Stimulationsreizschwelle wird keine Vorhoferregung ausgelöst, damit findet keine eigene Überleitung statt, es tritt kein schmaler QRS-Komplex auf. So einfach!

Im AAI-Modus entsteht in diesem Fall eine ventrikuläre Pause bis entweder eine intrinsische P-Welle auftritt, oder der Test abgebrochen und regulär weiterstimuliert wird.

Im DDD-Modus wird, wenn nach Ablauf der AV-Zeit keine ventrikuläre Wahrnehmung aufgetreten ist, stimuliert (Abb. 4.29). Voraussetzung für die Messung im DDD-Modus ist, dass die AV-Zeit (temporär) ausreichend lang eingestellt ist, damit eigene Überleitung zugelassen wird, bevor der Kammerstimulus abgegeben wird.

Ablauf der Reizschwellenmessung
1. Patienten informieren, dass der Schrittmacher kurzzeitig auf schnelle Stimulation gestellt wird
2. Kammer für den Test auswählen

3. Testart festlegen (Amplituden- bzw. Impulsbreitenmessung)
4. Stimulationsmodus temporär auswählen VVI/AAI/DDD
5. Im DDD-Modus ein ausreichend langes AV-Intervall einstellen
6. Startwert für die Amplitude bzw. Impulsbreite auswählen
7. Bei verschiedenen Programmiergeräten ist die Anzahl der Messzyklen pro Amplituden- bzw. Impulsbreitenwert wählbar. In der Praxis sind 4 Zyklen sehr gut handhabbar: weniger sind teilweise zu wenig, mehr Zyklen sind zeitintensiver ohne mehr Information zu liefern.
8. Test durchführen
9. Messwerte dokumentieren
10. Einstellung der permanenten Stimulationsparameter (Abschn. 4.9).

Tipp Selten, aber doch immer einmal wieder treten Perforationen der Elektroden durch das Myokard hindurch auf. In diesem Fall hat die elektrisch aktive Elektrodenspitze keinen Gewebekontakt mehr und es tritt Stimulationsverlust auf. Nach Umprogrammieren auf bipolare Stimulation kann es vorkommen, dass wiederum effektiv stimuliert wird: Die Elektrode ist so weit durch das Myokard hindurchgetreten, dass sich die bipolare Gegenelektrode im Myokard befindet und in diesem Fall die Stimulation durch die Anode erfolgt. Die Lösung besteht in einem Revisionseingriff mit erneuter Elektrodenplatzierung.

Die bei der Messung möglicherweise auftretenden Probleme und Lösungsmöglichkeiten sind in Tab. 4.13 aufgelistet.

Um die Belastung zu reduzieren, kann z. B. die Messung mit einem Startwert eine Stufe vor der (von der letzten Nachkontrolle bekannten) Reizschwelle gestartet werden.

Tab. 4.13 Fehlermöglichkeiten bei der Reizschwellenmessung

Was ich sehe	Was ich tun muss
Keine atriale Reizschwelle zu bestimmen	Überprüfen, ob ein Gerät mit Vorhofsonde implantiert ist
	Startwerte der Messung (Impulsamplitude und/oder Impulsdauer) bereits unterschwellig → mit höheren Startwerten beginnen
	Testfrequenz zu niedrig → schneller Eigenrhythmus inhibiert die Messung → Test mit höherer Stimulationsfrequenz wiederholen
	Elektrodenproblem der Vorhofsonde in Erwägung ziehen → detaillierte Elektrodenmessungen vornehmen
	Komplette Batterieerschöpfung → Aggregatwechsel veranlassen
	Vorhofflimmern → keine Messung möglich
	Stilles Vorhofmyokard[a]
Keine ventrikuläre Reizschwelle zu bestimmen	Überprüfen, ob ein Gerät mit Ventrikelsonde implantiert ist
	Startwerte der Messung (Impulsamplitude und/oder Impulsdauer) bereits unterschwellig → mit höheren Startwerten beginnen
	Testfrequenz zu niedrig → schneller Eigenrhythmus inhibiert die Messung. Test mit höherer Stimulationsfrequenz[b] wiederholen
	Elektrodenproblem der Ventrikelsonde in Erwägung ziehen → detaillierte Elektrodenmessungen vornehmen
	Komplette Batterieerschöpfung → Aggregatwechsel veranlassen

[a]Ein pathophysiologischer Zustand des Vorhofmyokards, das, vergleichbar dem „stunning Myokard" im Ventrikel, reversibel funktionslos ist
[b]Einige Patienten können bei hohen Stimulationsfrequenzen bereits während der kurzzeitigen Reizschwellentests massive Angina-pektoris-Beschwerden bekommen

Wenn bei einer Amplitude von z. B. 1,0 V durchgehend stimuliert wird und eine permanente Einstellung von 2,0 V beabsichtigt ist, muss die Messung nicht zwingend durchgeführt werden: Ob die Reizschwelle im konkreten Fall nun 0,9 V oder 0,8 V beträgt, ist dann eher eine akademische Frage.

tmacherelektroden im Stromweg für Kauter bzw. Kardioversion befinden
- Elektrode disloziert
- Elektrode defekt (gebrochen, Isolation beschädigt)
- Elektrode perforiert

4.7.3 Einstellung der Stimulationsparameter

Oft wird salopp und unkorrekt davon gesprochen, dass die Reizschwelle eingestellt wird. Das ist natürlich nicht der Fall. Die Reizschwelle haben wir gemessen, nun muss der Schrittmacher entsprechend der Messwerte so eingestellt werden, dass stets eine sichere Stimulation erfolgt.

Die konkrete Reizschwelle ist ständigen Änderungen unterworfen. Gefürchtet ist ein Reizschwellenanstieg, infolgedessen ein Stimulationsverlust auftreten könnte.

Ursachen für Reizschwellenerhöhungen
- **Humoral verursacht**
  - Azidose
  - Alkalose
  - Hyperkarbie
  - Hyperkaliämie
  - Hyperglykämie
  - Hypoxie
  - Myxödem
  - Virusinfektionen
- **Medikamentös verursacht**
  - Amiodaron
  - Flecainid
  - Sotalol
  - Mineralokortikoide
  - Betablocker
  - Chinidin
  - Lidocain
  - Chemotherapie
- **Technisch verursacht**
  - Externe Kardioversion und Elektrokauterisierung, wenn sich die Schrit-

Um Reizschwellenschwankungen auszugleichen, wird auf den jeweils gemessenen Wert der Reizschwelle eine Sicherheitsmarge aufgeschlagen, von der man erwartet, dass sie mögliche Reizschwellenerhöhung abfangen kann.

Als Faustformel für die Sicherheitsmarge werden bei der Amplitudenreizschwelle 100 % des Reizschwellenwerts angenommen; es wird also der doppelte Wert der Reizschwellenamplitude programmiert. Häufig wird hierfür der Begriff „Doppelte Sicherheit" verwendet.

Bei der Impulsbreitenreizschwelle wird, um ausreichende Sicherheit vor Reizschwellenerhöhungen zu erreichen, die dreifache Dauer der Reizschwellenimpulsbreite programmiert.

Bei vielen Herstellern gibt es Messfunktionen, die die Reizschwellen vollautomatisch bestimmen. Es gibt permanent messende Systeme, bei denen nach jedem Impuls überprüft wird, ob evozierte Potentiale ausgelöst wurden, sowie diskontinuierlich messende Systeme, die ein- oder mehrmals pro Tag die Reizschwelle bestimmen, und identisch wie oben beschrieben eine Sicherheitsmarge zum ermittelten Wert hinzuaddieren. Eine detaillierte Beschreibung dieser herstellerspezifischen Funktionen würde den Rahmen dieses Kapitels bei Weitem sprengen, so dass auf die jeweiligen Handbücher verwiesen werden muss. In der Regel arbeiten die Automatikfunktionen zuverlässig, über einzelne Algorithmen zur Reizschwellenbestimmung existiert eine Fülle von Kongress- und Literaturbeiträgen, die die Zuverlässigkeit, aber auch mögliche Probleme der jeweiligen Funktionen beschreiben.

Allgemeingültig ist, dass es sinnvoll ist, sich zunächst von der zuverlässigen Funktion des Algorithmus bei dem jeweiligen Patienten zu vergewissern, bevor man dem Gerät eine eigenständige automatische Veränderung der Stimulationsparameter überlässt. Ein vernünftiger Zeitraum hierfür wäre die Zeit von Implantation bis zur Nachsorge nach drei Monaten. Sind die automatisch bestimmten Werte reproduzierbar und stimmen sie mit den manuell ermittelten Werten überein, ist es empfehlenswert, zu diesem Zeitpunkt die Automatik „scharf zu schalten".

4.7.4 Was tun bei schlechten Reizschwellenwerten

Aktuelle Elektrodenmodelle mit Steroidfreisetzung haben über alle Hersteller hinweg chronische Reizschwellenwerte <1 V. Vor Einführung der Steroidabgabe stellte sich die chronische Reizschwelle etwa drei Monate nach Implantation ein. In diesem Zeitraum kam es zu einer Entzündungsreaktion um die Elektrodenspitze herum, die mit der Bildung von Bindegewebe ausheilte und eine Art Isolationsschicht zwischen Elektrode und erregbarem Gewebe darstellte. Im Ergebnis war die chronische Reizschwelle gegenüber dem Wert unmittelbar zur Implantation oft um das Doppelte erhöht. Typische Reizschwellenwerte dieser Elektroden betragen um 1,2–1,5 V. Die Steroidabgabe reduziert die Entzündung und sorgt für dauerhaft niedrige Reizschwellen um 1 V oder sogar niedriger.

Passagere Stimulationselektroden, Elektroden von Drittanbietern sowie einige Elektroden für biventrikuläre Stimulation haben auch aktuell keine Steroidfreisetzung. Bei Verwendung steroidfreisetzender Elektroden sind schlechte Reizschwellenwerte eine Rarität.

Hat man jedoch eine erhöhte Reizschwelle festgestellt (>1,2 V bei steroidfreisetzenden Elektroden bzw. >1,5 V bei Elektroden ohne Steroidabgabe), muss dennoch eine ausreichende Stimulationssicherheit gewährleistet werden.

Der erste Gedanke ist, einfach eine höhere Stimulationsamplitude zu programmieren. Vorsicht! Hier kommt eines der berühmten Murphyschen Gesetze zum Tragen:

Die Lösung eines Problems ist die Ursache für das nächste Problem!

Mit dem Programmieren einer höheren Stimulationsamplitude löst man das Problem der Stimulationssicherheit und verursacht das Problem einer möglichen frühzeitigen Batterieerschöpfung! Eine höhere Amplitude verkürzt die Batterielaufzeit überproportional stark.

Dazu ein kurzer Ausflug in die Physik:

Elektrische Energie ist definiert als das Produkt aus elektrischer Leistung (P) und der Zeit (t).

$$E = U \times I \times t$$

E	Energie in Joule J oder auch z. B. kWh
U	Elektrische Spannung in V
I	Elektrischer Strom in A
P	Elektrische Leistung in W (U × I)
t	Zeit in s

Die pro Stimulationsimpuls „verbrauchte" Energie ist also das Produkt aus Stimulationsspannung, dem Stimulationsstrom, der durch Schrittmacherelektrode und Gewebe fließt, sowie der Impulsdauer.

Der Stimulationsstrom wird durch die Elektrodenimpedanz unseres Schrittmachersystems bestimmt. Das Ohm'sche Gesetz beschreibt den Zusammenhang von Spannung und Strom im Stimulationsstromkreis:

$$R = \frac{U}{I}$$

R	Elektrischer Widerstand in Ohm
U	Elektrische Spannung in V
I	Elektrischer Strom in A

Im nächsten Schritt wird das Ohm'sche Gesetz umgeformt:

$$I = \frac{U}{R}$$

Diesen Ausdruck setzen wir für den Strom I in die Energieverbrauchsformel ein (und ersetzen stillschweigend den Widerstand „R" durch die Impedanz „Z"):

$$E = (U \times U/Z) \times t \text{ bzw. } E = (U^2/Z) \times t$$

Spannung mal Spannung ist gleich Spannung zum Quadrat! Und so ergibt sich, dass eine erhöht programmierte Stimulationsspannung den Betrag der notwendigen Stimulationsenergie mit quadratischem Einfluss erhöht, während die Impulsdauer lediglich mit linearem Effekt in die Verbrauchssteigerung eingeht. Dieser Zusammenhang ist in Abb. 4.30 dargestellt.

Eine zu hoch eingestellte Stimulationsamplitude kann die Batteriefunktionsdauer deutlich um Jahre verkürzen. Damit kann eine geschickt oder ungeschickt eingestellte Stimulationsamplitude durchaus darüber bestimmen, ob ein Patient möglicherweise noch einen Aggregatwechsel erleben muss, oder ob ihm das erspart bleiben kann.

Welche Möglichkeit habe ich, den Energieverbrauch „geschickter" zu programmieren?

Dazu hilft ein Blick auf das Diagramm von Impulsdauer und -amplitude in Abb. 4.30. Vereinfacht kann man sagen, dass ein Impuls – um effektiv zu stimulieren – eine umso niedrigere

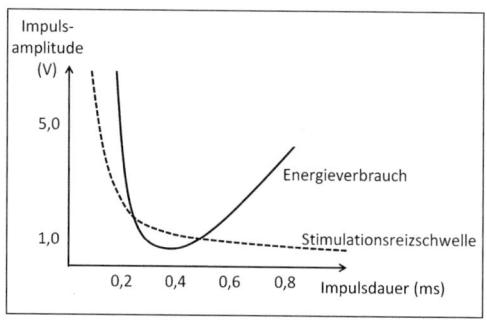

Abb. 4.30 Impulsamplitude-Impulsdauer-Diagramm und Energieverbrauch bei Stimulation

Amplitude haben darf, je länger der Impuls andauert. Allerdings ist diese Beziehung nicht linear, sondern eher hyperbelartig. Aus dem Diagramm ist abzulesen, dass bei höherer Impulsdauer die notwendige Stimulationsamplitude absinkt.

Im Beispiel

Bei einem VVI-Schrittmacher wird nach rund 7 Jahren Laufzeit eine Reizschwellenerhöhung festgestellt. Die ventrikuläre Reizschwelle betrug ursprüngliche 0,9 V bei 0,4 ms Impulsdauer. Unter Beachtung der 100 % Sicherheitsmarge wurde eine Stimulationsamplitude von 2,0 V programmiert.

Die neue gemessene Reizschwelle ist auf 1,5 V bei 0,4 ms gestiegen. Um die 100 % Sicherheitsmarge zu gewährleisten, müsste der Stimulationsimpuls auf eine Amplitude von 3,0 V umprogrammiert werden. Das entspräche einer Laufzeitreduktion um rund 18 Monate.

Nun sinkt aber die Amplitudenreizschwelle bei zunehmender Impulsbreite ab.

Bei einer Impulsdauer von 0,6 ms beträgt die Reizschwelle 1,0 V, für die „doppelte Sicherheit" könnte die Amplitude daher bei 2,0 V belassen werden. Der zusätzliche Energiebedarf aufgrund der längeren Impulsdauer schlägt mit einer Laufzeitreduktion von 6 Monaten zu Buche (Tab. 4.14).

Sind die Reizschwellenwerte unbefriedigend schlecht, erfolgt, wie auch bei unbefriedigenden Wahrnehmungswerten, eine genaue Untersuchung der betreffenden Elektrode mit wiederholten Impedanzmessungen uni- wie auch bipolar, beschrieben im Abschn. 4.5 zur Elektrodenmessung. Die Ursachen können verschiedenster Natur sein und reichen vom Elektrodendefekt über Dislokationen bis zu Elektrolytentgleisungen.

Tab. 4.14 Batterielaufzeit in Abhängigkeit von der programmierten Stimulationsamplitude

	Ursprünglich	Neu 1	Neu 2
Reizschwelle	0,9 V bei 0,4 ms	1,5 V bei 0,4 ms	1,0 V bei 0,6 ms
Amplitude	2,0 V	3,0 V	2,0 V
Elektrodenimpedanz	400 Ohm	400 Ohm	400 Ohm
Stimulationsbedarf	100 %	100 %	100 %
Erwartete Restlaufzeit	5,5 Jahre	4,0 Jahre	5,0 Jahre

Die Entscheidung, ob bei einer stark erhöhten Reizschwelle eine Elektrodenrevision durchgeführt werden muss, ist von vielen Faktoren abhängig.

An erster Stelle stehen der Stimulationsbedarf und Patientensicherheit. Hat z. B. ein Patient mit Sinusknotensyndrom und stabiler eigener Überleitung eine stark erhöhte ventrikuläre Reizschwelle, aufgrund der eigenen Überleitung jedoch einen zu vernachlässigenden ventrikulären Stimulationsbedarf, dann wirkt sich die Programmierung auch einer sehr großen ventrikulären Stimulationsamplitude nicht aus: Es wird ja nicht stimuliert. Eine Elektrodenrevision erscheint in diesem Szenario wenig sinnvoll. Dem steht jedoch gegenüber, dass sich der Stimulationsbedarf über die Zeit erhöhen kann.

Ist dagegen der Stimulationsbedarf hoch und eine schnellere Batterieerschöpfung zu erwarten, wird die Entscheidung sowohl von der Restlaufzeit des Aggregats als auch vom Allgemeinzustand des Patienten beeinflusst: Ist das Aggregat noch recht neu und die Restlaufzeit würde mit einer gut funktionierenden Sonde noch mehrere Jahre betragen, wird sicher eine umgehende Sondenrevision erfolgen, auch weil die Elektrode noch nicht so fest eingewachsen ist. Bei absehbarer Batterieerschöpfung des Schrittmachers ist zu erwägen, ob Aggregatwechsel und Elektrodenneuanlage bei möglicherweise vorgezogenem Eingriff miteinander verbunden werden können.

Hat der Patient eine nur noch eingeschränkte Lebenserwartung kann versucht werden, durch eine möglichst energiesparende Programmierung den Zeitpunkt der Batterieerschöpfung so weit hinauszuzögern, dass dem Patienten ein Wechseleingriff erspart werden kann.

4.8 „Beim" – Beobachtungen: Diagnostische Speicher

Über ihren eigentlichen Zweck hinaus, der antibradykarden Therapie, verfügen Herzschrittmacher über eine Vielzahl von diagnostischen Funktionen zum Therapieverlauf und zu technischen Parametern des Geräts. Hin und wieder werden die diagnostischen Speicher auch als Holterfunktion oder Schrittmacherholter bezeichnet, in Anlehnung an das Langzeit-EKG, das Anfang der 1960er Jahre von Norman Holter entwickelt worden ist.

Und es ist richtig, die Aufzeichnungen aus Schrittmachern stellen beinahe ein Langzeit-EKG über 6–12 Monate dar.

Einige der Daten, die vom Schrittmacher gespeichert werden, sind bereits in den einzelnen Nachsorgeabschnitten besprochen worden, z. B. zeitliche Verläufe der Elektrodenimpedanz oder der Reizschwellen, zusammenfassend werden sie hier jedoch noch einmal aufgeführt.

Diagnostische Speicher in Schrittmachern
- **Medizinische Daten**
  - Zähler für
    - Atriale und ventrikuläre Stimulation
    - Atriale und ventrikuläre Wahrnehmung
    - Arrhythmien
    - VES
  - Spezialfunktionen (Frequenzabfallreaktion, Thoraximpedanzen)
  - Frequenzverläufe/Herzfrequenzprofile
  - Frequenzverläufe während Arrhythmien
- **Daten zu Technik und Systemintegrität**
  - Batterie
  - Impedanzen der Sonden
  - Zeitlicher Verlauf von Reizschwellen
  - Zeitlicher Verlauf der Amplituden
  - Zähler für
    - Schrittmachertachykardien (PMT)
    - Safety pacing
    - VES
  - Kalibrierkurven des Sensors
  - Angaben von VA-Leitungen

Die Aufstellung verschiedenster Speicherfunktionen in der Übersicht erhebt keinen Anspruch auf Vollständigkeit. Ärgerlich für den Anwender, dass nicht alle diese Speicher gleichermaßen in allen Aggregaten zu Verfügung stehen.

Einige Daten können jedoch als Standard betrachtet werden, auf diese wird im Folgenden
eingegangen.

Die wichtigsten Daten zum Therapieverlauf
werden von den Schrittmacherprogrammiergeräten unmittelbar nach Abfrage des Geräts auf
dem Bildschirm ausgegeben. Es ist eine gute
Idee, diese zunächst eingehend zu betrachten,
bevor die einzelnen Schritte der Nachsorge in
Angriff genommen werden.

**Zähler für atriale und ventrikuläre Stimula-
tion und Wahrnehmung**
Die oft tabellarische, ab und zu auch in Form von
Histogrammen angegebene Verteilung von Sti-
mulations- und Wahrnehmungshäufigkeiten gibt
uns eine Aussage darüber, ob der Schrittmacher
in der letzten Nachkontrollperiode indikations-
gerecht gearbeitet hat. Gibt es Abweichungen,
ist die Ursache zu ermitteln. Damit ist dieses Kapitel ganz eng mit der indikationsgerechten Programmierung aus dem folgenden Kapitel ver-
zahnt, es hängt alles mit allem zusammen.

Folgende Zähler sind für die Beurteilung der
Schrittmacherfunktion sowie der Schrittmacherindikation des Patienten von Interesse:

1. AS-VS in% (atriales Sensing – ventrikuläres
   Sensing)
2. AS-VP in% (atriales Sensing – ventrikuläres
   Pacing)
3. AP-VS in% (atriales Pacing – ventrikuläres
   Sensing)
4. AP-VP in% (atriales Pacing – ventrikuläres
   Pacing)
5. AT/AF in Stunden pro Tag. Tritt Vorhofflimmern auf, wird bei DDD(R)-Schritt-
   machern die Mode-Switch-Funktion aktiviert, bei der während der Arrhythmie asynchron (DDIR oder VVIR) im Ventrikel
   stimuliert wird. Häufig wird der AT/AF-Zäh-
   ler auch als Mode-Switch-Zähler bezeichnet.

Die Punkte im Einzelnen:

1. AS-VS: Dieser Zähler gibt an, wie viele
   Eigenaktionen, Sinusrhythmus mit eigener
   Überleitung, aufgetreten sind.
2. AS-VP: Atriales Sensing (Wahrnehmung)
   und ventrikuläres Pacing (Stimulation).
   Dies ist der Zähler für den Patienten mit AV-
   Block III. Idealerweise 100 % Sinusrhythmus, durchgehende Ventrikelstimulation.
3. AP-VS: Atriales Pacing mit eigener Überleitung sowie ventrikuläres Sensing. Hier
   werden hohe Werte bei Patienten mit Sinusknotensyndrom erwartet.
4. AP-VP: Vorhofstimulation und Ventrikelstimulation: Entweder der Patient hat eine
   Zweiknotenerkrankung oder der Schrittmacher ist ungünstig eingestellt.
5. AT/AF: Dieser Zähler gibt an, ob und wenn
   ja, wie lange Vorhofarrhythmien durch-
   schnittlich aufgetreten sind. Oft wird erstmals
   durch den Schrittmacher Vorhofflimmern detektiert. In diesem Fall müssen detaillierte
   Vorhofarrhythmiespeicher oder z. B. ein
   Langzeit-EKG ausgewertet werden, um ggf.
   antiarrhythmische und antithrombotische
   Therapien einzuleiten. Auf diese Speicher
   wird in der Folge näher eingegangen.

Welche Werte sind zu erwarten, was können
Ursachen von Abweichungen sein: An dieser
Stelle müssen die Daten für unterschiedliche
Schrittmacherindikationen unterschiedlich be-
wertet werden.

Der Patient mit Sinusknotensyndrom
Mit dem Begriff Sinusknotensyndrom werden verschiedene Reizbildungs- und Erregungs-
leitungsstörungen zusammengefasst. Allen gemeinsam ist eine zu langsame Vorhoffrequenz,
der Schrittmacher stimuliert im Vorhof, die AV-
Leitung ist idealerweise nicht gestört.

1. AS-VS: Je nach Ausprägung des Sinusknotensyndroms Werte zwischen 25 und 75 %.
2. AS-VP: Bei Sinusknotensyndrom mit intakter eigener Überleitung sind hier Werte <1 %
   zu erwarten. Sind gegen alle Erwartung

höhere Werte erfasst, ist bei der Nachsorge zu überprüfen, ob ggf. eine Beeinträchtigung der AV-Leitung vorliegt (Zweiknotenerkrankung) oder ob das AV-Intervall optimiert werden muss. Bei zu kurzer AV-Zeit wird im Ventrikel stimuliert, bevor die eigene Überleitung die Ventrikel depolarisiert hat.

Beachtet werden muss, dass auch Fusionen als „VP" in diesen Zähler eingehen.

3. AP-VS: Dies ist der Zähler für das Sinusknotensyndrom: Der Schrittmacher stimuliert atrial, eine eigene Überleitung findet statt. Idealerweise addieren sich die Werte dieses Zählers mit dem AS-VS auf 100 %.

4. AP-VP: In dieser Zeile werden bei Sinusknotensyndrom keine Werte erwartet. Falls doch, gelten die gleichen Anmerkungen wie bei AS-VP. Hat der Patient eine Zweiknotenerkrankung entwickelt oder ist die AV-Leitung medikamentös verlangsamt, ist die AV-Zeit zu kurz? Hier muss bei der Nachsorge und Optimierung der Stimulationsparameter genauer hingesehen werden!

5. AT/AF: Traten atriale Tachykardien oder AF („atrial fibrillation", Vorhofflimmern) auf? Wenn ja, wie lange haben die Episoden angedauert?

Der Patient mit AV-Block

Patienten mit AV-Block haben in der Regel einen chronotrop kompetenten stabilen Sinusrhythmus, lediglich die AV-Leitung ist paroxysmal oder permanent beeinträchtigt. Vom Schrittmacher wird erwartet, dass er Vorhofaktionen auf die Ventrikel überträgt (Abschn. 2.2).

In den Zählern werden folgende Werte erwartet:

1. AS-VS: In Abhängigkeit von der Art des AV-Blocks. Werte zwischen 0 % bei permanentem Block und bei paroxysmalem Block bis über 90 %.

2. AS-VP: Das ist der Zähler für den VAT-Modus: vorhofgetriggerte ventrikuläre Stimulation, wie sie bei AV-Blockierungen zu erwarten ist. Bei permanentem Block 100 %, bei paroxysmalem Block entsprechend weniger. Dieser Zähler ist komplementär dem AS-VS-Zähler.

3. AP-VS: Wenn bei einem Patienten mit AV-Block in diesem Zähler größere Werte stehen sollten, muss in der Vorgeschichte irgendetwas mächtig verkehrt gelaufen sein. Dies ist der Zähler für das Sinusknotensyndrom! Bei Patienten mit AV-Block sollte der Zähler <1 % sein.

4. AP-VP: In dieser Zeile werden, wie beim Sinusknotensyndrom, keine Werte erwartet. Falls doch, muss überprüft werden, ob der Patient eine Zweiknotenerkrankung entwickelt hat. Wahrscheinlicher ist, dass a) die Grundfrequenz zu hoch programmiert wurde oder b) die Frequenzadaptation eingeschaltet worden ist und die sensorgetriebene Frequenz schneller als der Eigenrhythmus ist. In der Regel ist die Frequenzadaptation bei Patienten mit AV-Block nicht nötig.

5. AT/AF: Stets, wenn in diesem Zähler Werte >0 auftreten, ist zu überprüfen, ob tatsächlich Vorhofflimmern aufgetreten ist. Die medikamentöse Therapie ist anzupassen.

Ebenfalls als Standard etabliert: Herzfrequenzhistogramme (Abb. 4.31). Dargestellt sind atriale und ventrikuläre Herzfrequenzhistogramme. In diesem Beispiel sind sie wenig spektakulär, in Vorhof und Ventrikel wird durchgehend stimuliert. Vorhofflimmern und schnelle eigene Überleitungen sind nicht aufgetreten.

Zähler für atriale Arrhythmien

Dieser Zähler verdient eine besondere Betrachtung. Häufigkeit und Dauer atrialer Arrhythmien werden angegeben. Nicht selten wird Vorhofflimmern erstmalig über die Diagnostikfunktion eines Schrittmachers festgestellt.

Die Autoren der aktuellen ESC-Leitlinie zum Management von Vorhofflimmern sind, was erstmals durch Implantate (HSM, ICD) detektiertes Vorhofflimmern betrifft, vorsichtig, und bezeichnen diese Episoden als subklinisches Vorhofflimmern bzw. als atriale Hochfrequenzepisode (AHRE: Atrial High Rate Episode). Die Frage, ob subklinisches und über das Implantat detektiertes Vorhofflimmern ähnlich aggressiv therapiert werden soll, wie „herkömmlich" mittels EKG diagnostiziertes Vorhofflimmern ist

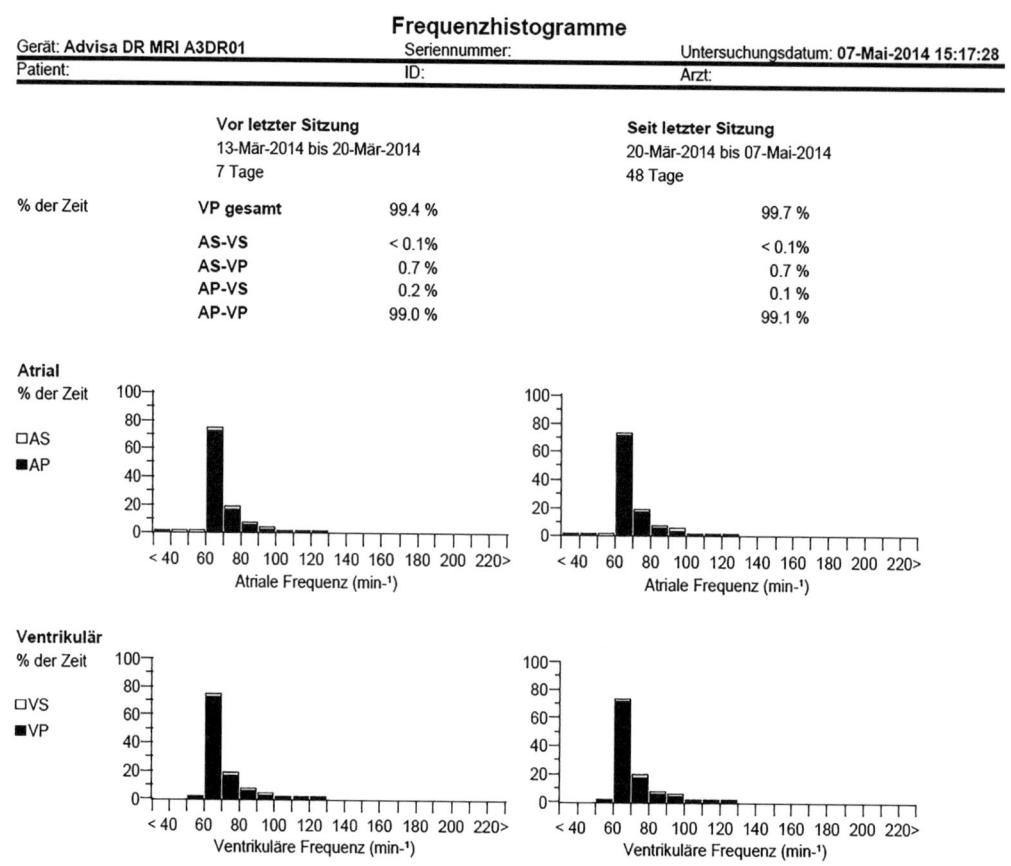

Abb. 4.31 Stimulationsverteilung und Herzfrequenzhistogramme atrial und ventrikulär bei einem Medtronic-Schrittmacher

bislang nicht beantwortet (Kirchhof et al. 2016; Gorenek et al. 2017; Hindricks et al. 2020). Für Patienten mit hohem Risiko für thromboembolische Komplikationen und atrialen Hochfrequenzepisoden > 24 h kann orale Antikoagulation erwogen werden (Hindricks et al. 2020).

Empfohlen wird bei diesen Patienten, die Gerätespeicher bezüglich atrialer Hochfrequenzepisoden regelmäßig abzufragen, zu versuchen, das Vorhofflimmern auch im EKG zu dokumentieren, und eine mögliche antithrombotische Therapie gemäß dem individuellen Schlaganfallrisiko durchzuführen.

Bevor weitere therapeutische Maßnahmen wie Antiarrhythmikagabe oder orale Antikoagulation initiiert werden, ist ein Blick in die Arrhythmiespeicher geboten, um zu überprüfen, ob Arrhythmien tatsächlich aufgetreten

sind (Abb. 4.32) oder ob Artefakte und technische Interferenzen zu einer falsch-positiven Aufzeichnung geführt haben sollten (Abb. 4.33).

Während falsch-positive Aufzeichnungen nach Artefaktwahrnehmung bei tendenziell sehr empfindlicher Wahrnehmungseinstellung auftreten können, besteht bei unempfindlicherer Programmierung die Gefahr von intermittierendem Undersensing. Die atrialen Amplituden bei Vorhofflimmern betragen häufig <0,6 mV. Aus diesem Grund wurde in Abschn. 4.6 empfohlen, die atriale Empfindlichkeitsschwelle stets auf Werte um 0,4 mV bis 0,5 mV zu programmieren: eine Empfindlichkeit, die hoch genug ist, Flimmerwellen zu detektieren, und unempfindlich genug, viele Artefakte auszublenden.

Erst wenn bei dieser Empfindlichkeit gehäuft Undersensing von Vorhofflimmern auftritt, sollte

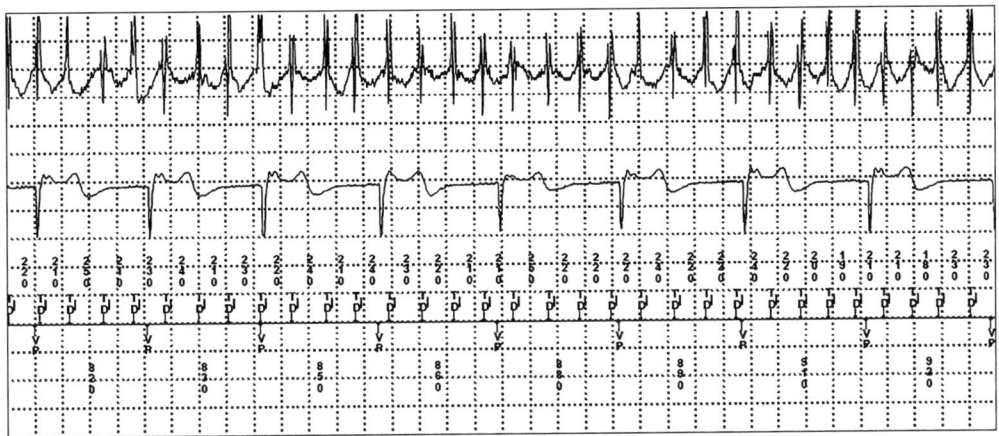

Abb. 4.32 Aufzeichnung einer atrialen Hochfrequenzepisode. Das atriale Elektrogramm zeigt Vorhofflimmern. Atriales und ventrikuläres Elektrogramm sowie Markeraufzeichnung mit Intervallen

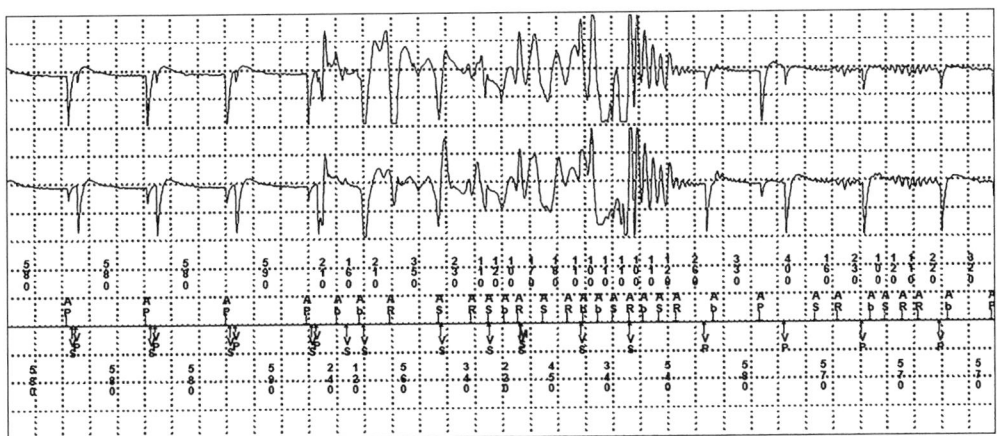

Abb. 4.33 Aufzeichnung einer atrialen Hochfrequenzepisode. Es handelt sich nicht um Vorhofflimmern, sondern um Artefakte, die zu einer falsch-positiven Aufzeichnung geführt haben. Atriales und ventrikuläres Elektrogramm sowie Markeraufzeichnung mit Intervallen

eine niedrigere Empfindlichkeitsschwelle gewählt werden, allerdings um den Preis erhöhter Wahrscheinlichkeit für Artefaktwahrnehmung.

Atriales Undersensing bei Vorhofflimmern führt dazu, dass lange Arrhythmieepisoden durch intermittierende Wahrnehmungsverluste in viele kurze Episoden zerschnitten werden, was zu falscher Einschätzung (z. B. von paroxysmalem statt persistierenden Flimmerns) und zu einer Unterschätzung der Flimmerlast („AF burden") führen kann.

Der Zähler für ventrikuläre Extrasystolen (VES)

Bei der Auswertung von EKGs fallen VES durch ihre Vorzeitigkeit und Morphologie auf. Die Definition einer VES ist im Schrittmacher eine andere: Jede ventrikuläre Wahrnehmung ohne ein vorheriges atriales Ereignis (weder Wahrnehmung noch Stimulation) wird als VES gewertet.

Diese Herangehensweise ist für VES zweifelsfrei korrekt. Aber das Kriterium ist ebenfalls

VT/VF-Zähler

Gerät: **Advisa DR MRI A3DR01** Seriennummer: Untersuchungsdatum: **07-Mai-2014 10:57:46**

Patient: ID: Arzt:

VT/VF-Zähler	**Vorherige Sitzung** 16-Okt-2013 bis 12-Feb-2014 119 Tage		**Letzte Sitzung** 12-Feb-2014 bis 07-Mai-2014 84 Tage	
VT (>150 min-¹)	0		0	
VT-NS (>4 Schläge)	0		0	
Schnelle A&V	0		0	
VES-Salven (2-4 Schläge)	0.9	pro Stunde	5.2	pro Stunde ↑
VES	5.1	pro Stunde	23.0	pro Stunde ↑
Salven von VRS-Stimulationen	0.0	pro Stunde	0.0	pro Stunde
Einzelne VRS-Stimulationen	0.0	pro Stunde	0.0	pro Stunde

Abb. 4.34 Zähler für ventrikuläre Ereignisse bei einem Medtronic-Schrittmacher

erfüllt bei Sinusrhythmus, atrialem Undersensing und eigener Überleitung.

Treten im VES-Zähler unrealistisch große Zahlen für ventrikuläre Extrasystolen auf, liegt der Verdacht auf ein atriales Wahrnehmungsproblem nahe und es sollte die Wahrnehmung im Vorhof überprüft werden. Aus diesem Grund ist der VES-Zähler in der Übersicht „Diagnostische Speicher in Schrittmachern" auch als Indikator für technische Probleme genannt.

In Abb. 4.34 sind Zähler für ventrikuläre Ereignisse dargestellt. Der VES-Zähler gehört zum allgemeinen Standard, weitere Angaben zu VTs sind (leider) nicht in allen Geräten zu finden.

Herzfrequenzprofile

Herzfrequenzprofile – sowohl im Tagesverlauf oder über einen längeren Zeitraum – in Histogrammform geben Auskunft über die chronotrope Kompetenz und lassen Zusammenhänge von Herzrhythmus und möglichen Symptomen des Patienten zu, z. B. Herzrasen und vom Schrittmacher aufgezeichnet schnell übergeleitetes Vorhofflimmern.

Abb. 4.35 zeigt Herzfrequenzhistogramme aus Vorhof und Ventrikel. Auffällig ist im atrialen Histogramm der hohe Balken für Frequenzen>200/min. Das weist auf Vorhofflimmern hin. Gleichzeitig ist zu sehen, dass während der Vorhofarrhythmie keine schnellen Ventrikelfrequenzen

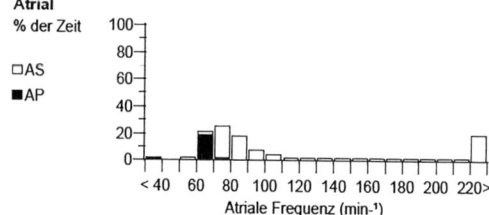

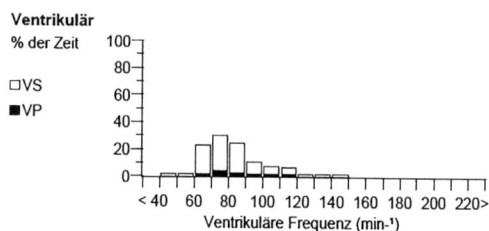

Abb. 4.35 Atriales und ventrikuläres Herzfrequenzhistogramm

aufgetreten sind. Zusätzliche ventrikuläre Frequenzkontrolle ist nicht notwendig.

Abgesehen von der Zeit mit Vorhofflimmern (das Histogramm zeigt ca. 20 % der Zeit AF), wurde atrial lediglich bei der Grundfrequenz stimuliert, Eigenrhythmus ist bis 110/min aufgetreten. Ventrikulär ist weitgehend nicht stimuliert worden.

Ein Beispiel für diagnostische Speicher im Langzeitverlauf zeigt der „Cardiac Compass" (Medtronic) in Abb. 4.36.

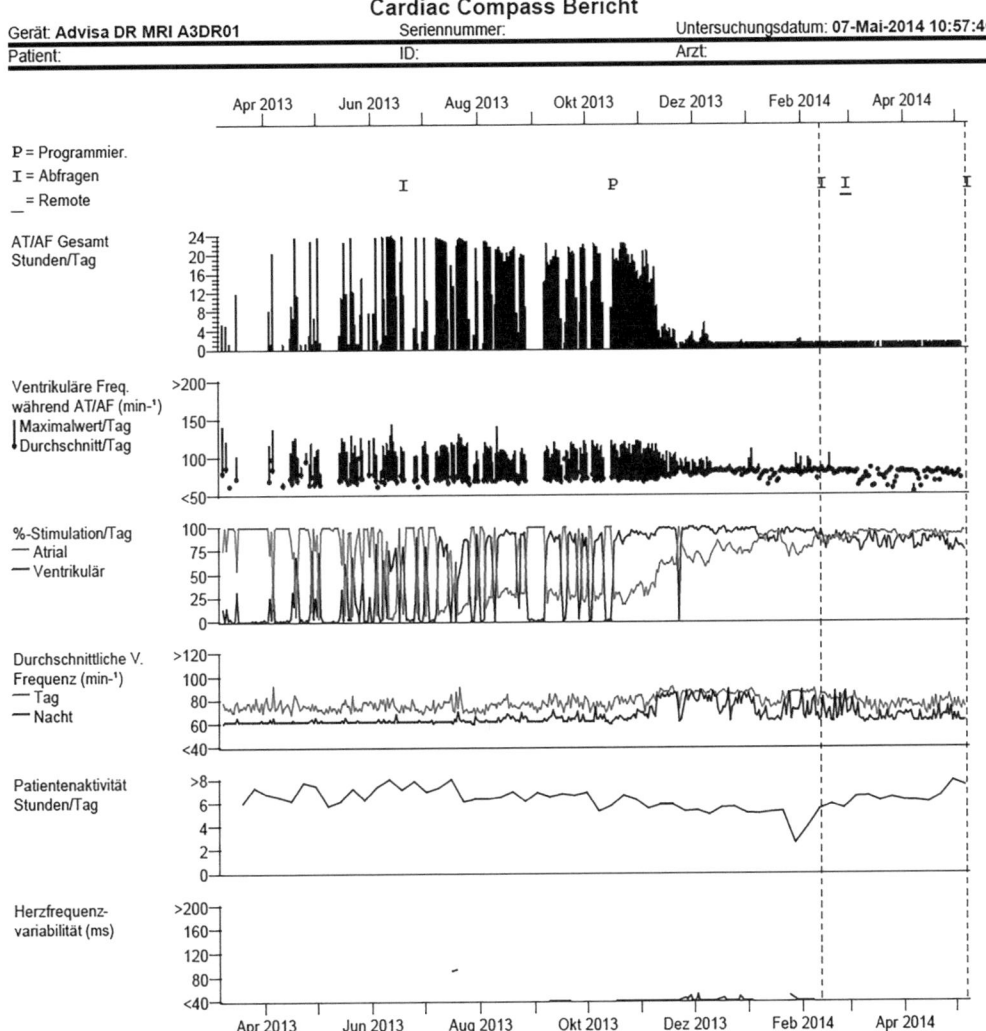

Abb. 4.36 Langzeitverlauf diagnostischer Speicher „Cardiac Compass" Firma Medtronic

Über den Verlauf eines Jahres werden atriale und ventrikuläre Frequenzen, Stimulationsverteilungen, zirkadiane Verteilungen, Sensorinformationen und Berechnungen der Herzfrequenzvariabilität dargestellt. Die Angabe der Vorhofflimmerlast pro Tag „AF burden" zeigt einen Erfolg medikamentöser Rhythmuskontrolle. Vorhofflimmern tritt ab einem bestimmten Datum nicht mehr auf. Während bei atrialen Arrhythmien infolge intrinsischer Überleitung schnelle ventrikuläre Frequenzen auftraten, sind diese nach erfolgreicher antiarrhythmischer Therapie verschwunden. Eine zusätzliche Frequenzkontrolle ist nicht notwendig.

Dieses Beispiel illustriert, dass diagnostische Schrittmacherfunktionen eine gute Therapiekontrolle im Langzeitverlauf darstellen können.

Speicher zu technischen Parametern des Stimulationssystems
Das Überprüfen von Elektroden, Wahrnehmungswerten und Reizschwellen gehört zu den

notwendigen Bestandteilen jeder Schrittmachernachsorge. Alle Werte werden erfasst und dokumentiert, wie in den entsprechenden Kapiteln beschrieben. Treten Unregelmäßigkeiten auf, ist es für die Ursachenforschung (und -abhilfe) sehr hilfreich, Langzeitverläufe technischer Parameter zur Verfügung zu haben. Einige Beispiele:

Reizschwellen-, Amplituden,- Impedanzverläufe
Das Beispiel in Abb. 4.37 zeigt ein Problem auf: Ein innerhalb der letzten zwei Wochen (zum Zeitpunkt der Abfrage) aufgetretener drastischer Reizschwellenanstieg der Ventrikelelektrode. Der Verlauf der Stimulationsimpedanz zeigt sowohl uni- als auch bipolar keine Auffälligkeiten. Ein

Elektrodendefekt kann ausgeschlossen werden. Darauf deutet auch der Verlauf der Ergebnisse für die Amplitudenmessungen im Ventrikel hin. Die Wahrnehmung ist konstant, Amplitudenverringerungen, die zu Undersensing führen könnten, sind nicht aufgetreten.

Die Antwort auf die Frage, was die Ursache gewesen sein könnte, liefert der Blick auf die Frequenzverläufe in Abb. 4.38.

Der Patient hatte persistierendes Vorhofflimmern und wurde kardiovertiert. Ein Teil des Kardioversionsstroms ist über die ventrikuläre Elektrode geflossen und hat an der Kontaktstelle Elektrodenspitze/Myokard zu einer (Teil) nekrose des erregbaren Gewebes geführt. Ein deutlicher Reizschwellenanstieg ist die Folge.

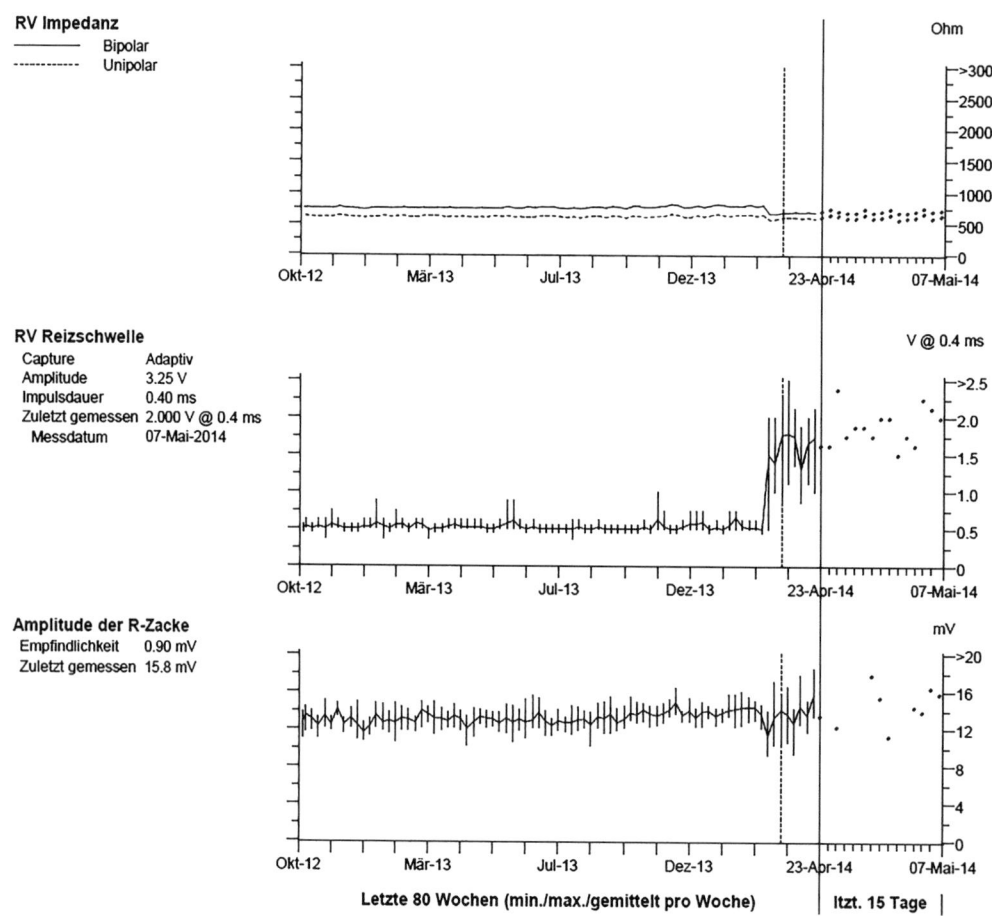

Abb. 4.37 Langzeitverläufe von Elektrodenimpedanz, Reizschwelle und Amplituden

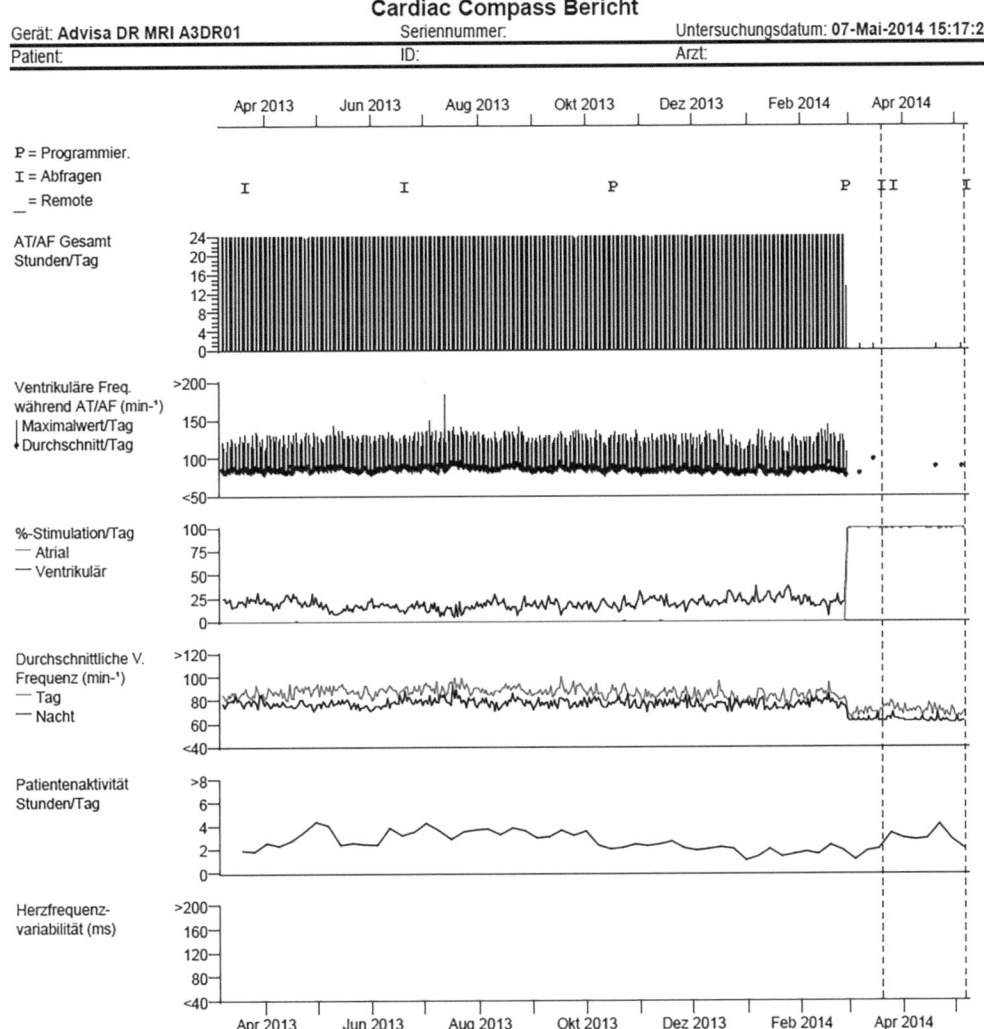

Abb. 4.38 Langzeitverlauf diagnostischer Speicher zu atrialen und ventrikulären Frequenzen

Bei nun höheren Stimulationswerten (Amplitude, Impulsbreite) ist die Patientensicherheit nach wie vor gegeben, jedoch bei kürzerer Restlaufzeit der Batterie. Die Erhöhung der Stimulationsamplitude von vorher 2,0 V auf nun 4,0 V bewirkt eine Verkürzung der Batterielaufzeit um etwa 3 Jahre!

Bei einem bevorstehenden Aggregatwechsel sollte die Neuimplantation der Ventrikelelektrode in Erwägung gezogen werden.

PMT-Zähler
Ein weiterer nützlicher Zähler, der jedoch nicht in allen Aggregaten verfügbar ist, ist der Zähler für Schrittmachertachykardien (PMT, „pacemaker mediated tachycardia"). Schrittmachertachykardien sind eine für Patienten belastende Schrittmacherfehlfunktion. Bis zu 30 % der Patienten mit hochgradigem antegraden AV-Block haben eine retrograde (VA-)Leitung. Trifft diese retrograde Leitung auf erregbares

Vorhofgewebe, entsteht eine retrograd erregte P-Welle, kurz: ein „retrogrades P".

Wird dieses retrograde P vom DDD-Schrittmacher wahrgenommen, wird eine AV-Zeit gestartet, an deren Ende im Ventrikel stimuliert wird. Es folgt eine retrograde Leitung, ein neues retrogrades P und es wird ersichtlich, weshalb die Schrittmachertachykardie auch als „ELT" („endless loop tachycardia") bezeichnet wird.

Um dieses „endless" zu durchbrechen, haben Zweikammerschrittmacher eine Erkennungsfunktion für PMT und sie sind in der Lage, diese Schrittmachertachykardie zu beenden. Erkennt und beendet der Schrittmacher eine PMT, kann bei nächster Möglichkeit eine neue PMT auftreten. Der PMT-Zähler weist eindringlich darauf hin, dass Stimulations- und Wahrnehmungsparameter zu optimieren sind, sollten PMT aufgetreten sein.

VA-Leitung
Dieser Zähler gehört nicht zu den Basisparametern der Diagnostikfunktionen. Er steht in engem Verhältnis zum PMT-Zähler und er erlaubt, technische Refraktärzeiten (Abschn. 9.2.5) exakt einzustellen. Nachdem bei nahezu allen aktuellen Geräten verschiedene Automatikfunktionen helfen, Stimulationsparameter und Refraktärzeiten zu optimieren, haben sowohl der PMT-Zähler als auch die VA-Leitungsdiagnostik an Bedeutung verloren.

Safety-Pacing-Zähler
Ventrikuläre Sicherheitsstimulation setzt genau dann ein, wenn exakt zum Zeitpunkt atrialer Stimulation eine ventrikuläre Wahrnehmung stattfindet. Die Ursache der ventrikulären Wahrnehmung ist oft, jedoch nicht immer (!), eine Fernwahrnehmung des atrialen Stimulus im Ventrikelkanal.

Szenario A Regulär führen ventrikuläre Wahrnehmungen zum Inhibieren der Kammerstimulation. Wird bei einem Patienten mit AV-Block III ohne eigene Überleitung ein atrialer Stimulus im Ventrikelkanal als intrinsische Erregung fehlinterpretiert und in der Folge die ventrikuläre Stimulation inhibiert, führt das zur Asystolie. In diesem Fall muss trotz der ventrikulären Wahrnehmung stimuliert werden.

Szenario B Ein weiteres Phänomen, in diesem Fall eine Fehlfunktion, kann zu gehäufter Sicherheitsstimulation führen: Atriales Undersensing bei eigener Überleitung. Eine reguläre Vorhoferregung wird aufgrund Undersensings nicht wahrgenommen aber intrinsisch übergeleitet. Durch das Undersensing hat der Schrittmacher die Vorhofaktion nicht registriert. Wenn in diesem Moment der Schrittmacher zu der Überzeugung gelangt, dass es Zeit für eine neue P-Welle wäre (das Stimulationsintervall abgelaufen ist und die nächste Stimulation erfolgt), kann es vorkommen, dass der atriale Stimulus exakt zum Zeitpunkt der eigenen Überleitung erfolgt. Der Ventrikelstimulus würde nach Ablauf der AV-Zeit abgegeben und in diesem Fall wäre das in etwa zum Zeitpunkt der T-Welle der intrinsisch übergeleiteten Kammererregung. Hier darf der Schrittmacher keinesfalls stimulieren.

Szenario A und Szenario B sind für den Schrittmacher nicht auseinanderzuhalten: Zum Zeitpunkt des atrialen Stimulus wird im Ventrikelkanal wahrgenommen – und entweder soll der Schrittmacher stimulieren oder er soll es nicht!

Die Lösung heißt Sicherheitsstimulation und sie besteht darin, dass nach atrialer Stimulation bei gleichzeitiger Kammerwahrnehmung mit sehr kurzer AV-Zeit im Ventrikel stimuliert wird (herstellerabhängig zwischen 100 und 120 ms). Im Fall der Fernwahrnehmung wird die Asystolie verhindert, im Falle atrialen Undersensings bei eigener Überleitung kommt es nicht zur T-Wellen-Stimulation. Die Safety-Pacing-Funktion wird im Abschn. 9.2.5 zu ventrikulärer Sicherheitsstimulation detailliert beschrieben.

Treten im Safety-Pacing-Zähler sehr hohe Werte auf, sind sowohl der Parameter zum Ausblenden der Wahrnehmung im Ventrikel zum Zeitpunkt atrialer Stimulation („ventrikuläres Blanking") zu überprüfen, als auch die atriale Wahrnehmung, um die geschilderten Szenarien 1 und 2 zu vermeiden.

Leider ist dieser Zähler nicht in allen Aggregaten verfügbar.

4.9   „Prosecco" – Abschließende Programmierung

Kommen wir nun zur Königsdisziplin der Schrittmachernachsorge, der Programmierung. (Andere halten die Dokumentation dafür.)

4.9.1   Programmierung der technischen Stimulationsparameter

Programmierung der Stimulationsparameter Amplitude und Impulsbreite
Die Faustformel lautet „doppelte Sicherheit". In Abhängigkeit der Ergebnisse der Reizschwellenmessung wird die gemessene Amplitude der Reizschwelle mit 100 %iger Sicherheitsmarge verdoppelt bzw. die gemessene Impulsbreite verdreifacht.

Muss aufgrund einer schlechten Amplitudenreizschwelle eine vergleichsweise hohe Amplitude eingestellt werden, kann es für die Batterielaufzeit günstiger sein, mit größerer Impulsbreite und nicht ganz so hoher Amplitude zu stimulieren.

Programmierung der Stimulationspolarität
Häufig wird unipolare Stimulation eingestellt, wobei aus technischer Sicht bipolare Stimulation zu bevorzugen ist. Tritt bei unipolarer Stimulation Muskelzucken auf, kann dieses oftmals durch Umprogrammieren auf bipolare Stimulation beseitigt werden.

Häufig verwendete Standardparameter sind in Tab. 4.15 aufgeführt.

Programmierung der Empfindlichkeit
Die Empfindlichkeitseinstellung erfolgt in Abhängigkeit der Messwerte der Wahrnehmungsmessung.

Werden bipolare Elektroden verwendet, sollte die Wahrnehmung aufgrund der wesentlich geringeren Störanfälligkeit mit bipolarer Konfiguration erfolgen. Für die Ventrikelwahrnehmung können bipolar untere Grenzwerte der Wahr-

nehmung auf $1/4$ bis $1/8$ der gemessenen Amplitude der Kammererregung eingestellt werden, ohne dass Artefaktwahrnehmungen befürchtet werden müssen (Tab. 4.16).

Sind jedoch unipolare Elektroden implantiert, sollte die Wahrnehmungsschwelle die Hälfte der gemessenen Amplitude nicht unterschreiten. Bei noch empfindlicherer Programmierung wäre Oversensing von z. B. Myopotentialen zu befürchten. In diesem Fall ist ein Inhibierungstest durchzuführen, bei dem der Patient Arm- und Brustmuskulatur anspannt: z. B. durch Pressen der Hände gegeneinander, um Oversensing auszuschließen.

4.9.2   Patientenindividuelle Programmierung

4.9.2.1 Frequenzen

Zusammen mit der Wahl des Stimulationsmodus wird mit der Programmierung der Stimulationsfrequenzen der Schrittmacher für den Patienten individuell eingestellt.

Table 4.15   Einstellung der Stimulationsparameter

Amplitude	Gemessene Reizschwelle +100 %
Impulsbreite (Standardwert)	0,4 ms
Amplitude und Impulsbreite (individuell)	Bei schlechten Reizschwellenwerten individuelle Werte
Polarität	Bipolar, ggf. unipolar

Tab. 4.16   Empfehlungen zur Empfindlichkeitseinstellung

Atrium	Ventrikel
Bipolare Wahrnehmungskonfiguration	
0,4–0,5 mV	$1/4$ bis $1/8$ der R-Amplitude
Unipolare Elektrodenkonfiguration	
0,8–1,0 mV	$1/2$ der R-Amplitude – Oversensing überprüfen!

4.9.2.1.1 Grundfrequenz

Grundfrequenz und Nachtfrequenz bei Sinusknotenerkrankung

Bei Sinusknotensyndrom und Bradykardie bei permanentem Vorhofflimmern wird als Grundfrequenz 60/min eingestellt.

Bei einigen Schrittmachermodellen kann zeitabhängig oder sensorabhängig eine Ruhe- oder Nachtfrequenz eingestellt werden, die 5/min bis 10/min niedriger als die Grundfrequenz gewählt wird.

Grundfrequenz bei AV-Blockierungen

Bei Patienten mit AV-Block ist in der Regel die Sinusknotenfunktion nicht beeinträchtigt, der Sinusknoten ist chronotrop kompetent. Daher kann die Grundfrequenz niedrig auf 50/min eingestellt werden, so dass im Vorhof keine Überstimulation des Sinusknotens stattfindet.

Grundfrequenz bei Synkopenschutz

Sind Pausen Ursache für Synkopen, können diese mit dem Schrittmacher verhindert werden. Aufgabe des Schrittmachers ist es, Pausen nicht so lang werden zu lassen, dass sie zum Bewusstseinsverlust führen. Darüber hinaus haben diese Patienten keinen Stimulationsbedarf. Die Grundfrequenz wird auf 40/min bis 50/min eingestellt.

Streng genommen ist die Synkope nicht die Schrittmacherindikation, sondern ein Sinusknotensyndrom bzw. ein AV-Block. Treten die Pausen mit Synkope selten auf, wird jedoch auch vom Schrittmacher zum Synkopenschutz gesprochen.

Maximalfrequenz

Die Maximalfrequenz (auch maximale Synchronfrequenz genannt, bis zu der der Schrittmacher Vorhoffrequenzen auf die Ventrikel überträgt) sollte stets auf mindestens so hohe Werte eingestellt werden, wie sie die Sinusknotenfrequenz erreichen kann, um ein Wenckebach-Verhalten des Schrittmachers zu vermeiden (Abschn. 9.2.6).

Als Richtwert dient die vom Lebensalter abhängige Maximalfrequenz: 220 – Lebensalter.

Maximale Sensorfrequenz

Im Unterschied zur Maximalfrequenz, die bei DDD-Betriebsart zum Tragen kommt, ist die maximale Sensorfrequenz eine vom Frequenzsensor gesteuerte Grundfrequenz. Sie wird für alle frequenzadaptiven Modi eingestellt: VVIR bzw. DDDR.

▶ Es gibt Schrittmachermodelle, bei denen die Mode-Switch-Funktion vom nichtfrequenzadaptiven DDD auf sensorgesteuerte Ventrikelstimulation – VVIR oder DDDR – umschaltet. In diesem Fall ist auch für den nichtfrequenzabhängigen Modus eine maximale Sensorfrequenz zu programmieren.

Als Richtwert für die die altersabhängige maximale Sensorfrequenz gilt: ca. 80–90 % der Maximalfrequenz (Tab. 4.17).

Die in Tab. 4.17 genannten Frequenzen sind als erste Richtwerte zur Frequenzeinstellung zu verstehen; im Laufe mehrerer Nachkontrollen können diese Werte in Abhängigkeit von möglichen Beschwerden und Leistungsfähigkeit nach oben oder unten angepasst werden.

Bei eingeschränkter LV-Funktion NYHA-Klasse I und II sollte die maximale Sensorfrequenz nicht höher als 120/min eingestellt werden; bei NYHA-Klasse III und IV nicht schneller 110/min. Davon ausgenommen Patienten mit schweren Vitien, bei denen die maximalen Frequenzen individuell noch niedriger sein sollten.

Tab. 4.17 Richtwerte für maximale Frequenzen

Lebensalter in Jahren	Maximalfrequenz/min	Maximale Sensorfrequenz/min
≥90	110–120	100
81–90	120–140	110
71–80	130–150	120
61–70	140–160	130
<60	150–170	140
<20	160–200	150
<10	180–200	160

Einstellung der Frequenzen bei sehr jungen und sehr aktiven Patienten

Erreicht der Sinusrhythmus bei Patienten mit AV-Block III belastungsabhängig Werte von über 150/min, ist besondere Sorgfalt auf die Einstellung der Parameter zu legen: Die Programmierung einer hohen Maximalfrequenz garantiert noch nicht das Erreichen dieser Frequenz. Eine hohe atriale Frequenz muss vom Schrittmacher auch erkannt werden! Bei ungünstiger Programmierung von atrialen Ausblendzeiten (PVARP) werden hohe Sinusfrequenzen nicht wahrgenommen, wenn jede zweite Vorhoferregung in die zu lang programmierte Refraktärzeit fällt (2:1-Block der Wahrnehmung).

Eine genaue Beschreibung und Abhilfe ist in Abschn. 9.2.6 zu finden.

4.9.2.2 Stimulationsmodus

Leitgedanke indikationsgerechter Programmierung ist, dass der Schrittmacher als elektrische Prothese von Reizbildung und Erregungsleitung genau an der Stelle einsetzen soll, die gestört ist. Die jeweiligen Stimulationsmodi sind in Abschn. 2.1 ausführlich beschrieben, so dass sie an dieser Stelle als bekannt vorausgesetzt werden.

Der Entscheidungsbaum, welche Betriebsart für welche Indikation den Modus erster oder zweiter Wahl darstellt, ist in Kap. 2; Abb. 2.1 dargestellt und wird durch Tab. 4.18 konkret beschrieben.

4.9.2.3 Refraktärzeiten

Technische Refraktärzeiten (bzw. -perioden) haben die Aufgabe, die Wahrnehmung störender Signale zu unterbinden. So soll z. B. der atriale Stimulus nicht gleichzeitig im Ventrikelkanal wahrgenommen werden und dort möglicherweise zum Inhibieren der Kammerstimulation und zur Asystolie führen. Verhindert wird diese Wahrnehmung durch die Refraktärzeit „ventrikuläres Blanking".

An dieser Stelle (Tab. 4.19) werden die jeweiligen Refraktärzeiten und ein ggf. Korrekturbedarf aufgeführt, eine ausführliche Beschreibung findet sich im Abschn. 9.2.

Tab. 4.18 Indikationsgerechte Programmierung

	1. Wahl	2. Wahl
Sinusknotensyndrom		
Modus	DDDR	AAIR
AV-Intervall	Spezialfunktion	–
Mode Switch	Ein	–
Frequenzadaptation	Ein	Ein
Grundfrequenz	60	60
Maximalfrequenz	Altersabhängig	Altersabhängig
AV-Block		
Modus	DDD	VDD
AV-Intervall	150–170 ms	150–170 ms
Mode Switch	Ein	Ein
Frequenzadaptation	Aus	Aus
Grundfrequenz	50	45
Maximalfrequenz	Altersabhängig	Altersabhängig
Zweiknotenerkrankung (SND plus AV-Block)		
Modus	DDDR	DDD
AV-Intervall	120–140	120–140
Mode Switch	Ein	Ein
Frequenzadaptation	Ein	Ein
Grundfrequenz	60	60
Maximalfrequenz	Altersabhängig	Altersabhängig
Bradyarrhythmie		
Modus	VVIR	
Mode Switch	–	
Frequenzadaptation	Ein	
Grundfrequenz	60	
Maximalfrequenz (Sensor)	Altersabhängig	
Schrittmacher zum Synkopenschutz		
Modus	DDD	VVI
Mode Switch	Aus	Aus
Frequenzadaptation	Aus	Aus
Grundfrequenz	40	40
Maximalfrequenz	180	180
Synkopenschutzfunktion bzw. Frequenzabfallreaktion	Spezialfunktion Abschn. 8.5.2	–

4.9.2.4 Speicherfunktionen

Die Speicherfunktionen variieren bei den Aggregaten eines Herstellers zwischen Basis- und

Tab. 4.19 Programmierung von Refraktärzeiten

Fehlfunktion	Korrektur
T-Wellen-Oversensing	Ventrikuläre Refraktärzeit verlängern
Crosstalk	Ventrikuläres Blanking verlängern
Falsch positiver Mode Switch bei FFRW	Atriales Blanking verlängern
Schrittmachertachykardie	PVARP verlängern
2:1-Block	PVARP und AV-Intervall verkürzen

Premiumprodukt, sie variieren zwischen den Herstellern und sind darüber hinaus abhängig vom Stand der Speichertechnologie im Gerät. So verbrauchen z. B. in älteren Schrittmachern die Analog-Digital-Wandlung und das Abspeichern intrakardialer Signale vergleichsweise viel Energie, dass auch herstellerseitig davon abgeraten wird, diese Speicher permanent zu aktivieren. Hier ist es ratsam, das Speichern intrakardialer Signale zu deaktivieren, nachdem man sich in den ersten Wochen nach Implantation davon überzeugt hat, dass die Speicherfunktion tatsächliche Arrhythmien und keine falsch-positiven Artefaktwahrnehmungen aufgezeichnet hat.

Bei neueren Geräten ist die Technologie so weit vorangeschritten, dass Speicherfunktionen auch mit detaillierter Abspeicherung atrialer und ventrikulärer Elektrogramme hinsichtlich der Batterielaufzeit nicht ins Gewicht fallen. Ärgerlich ist es, wenn vergessen wurde, Speicherfunktionen zu aktivieren, was bei einigen Modellen möglich ist. Dann sind allgemeine Daten aus z. B. Ereigniszählern nicht zu verifizieren.

Sind die Speicherkapazitäten gerade bei älteren Modellen begrenzt, ist eine Auswahl zu treffen, welche Ereignisse, atriale oder ventrikuläre, aufgezeichnet werden sollen, wie viele Ereignisse und von welcher Dauer diese gespeichert werden sollen.

Tipp 1 Nehmen Sie sich die Zeit herauszufinden, welche Speicheroptionen die von Ihnen verwendeten Aggregate haben, um diese mit größtem Nutzen anwenden zu können.

Tipp 2 Bei verschiedenen Schrittmachermodellen müssen die Speicherinhalte bewusst gelöscht werden. Geschieht das nicht, kumulieren die Daten im Speicher und eine Therapieverlaufskontrolle wird unmöglich.

Ein Beispiel: Stellen Sie sich vor, die Schrittmacherdaten eines Patienten zeigen eine beträchtliche Vorhofflimmerbelastung. Sie veranlassen eine antiarrhythmische Therapie, löschen jedoch die Speicher nicht. Zur nächsten Nachkontrolle würde dieser Schrittmacher die neuen Daten zur Vorhofflimmerbelastung vermischt mit den alten Daten anzeigen, der Erfolg oder Misserfolg der Medikationsänderung wäre nicht herauszufinden.

Tipp 3 Andere Schrittmachermodelle verhalten sich genau entgegengesetzt zu Tipp 2: Die Daten werden nach Abschluss der Nachkontrolle automatisch gelöscht. Wollen Sie möglicherweise Daten aus Schrittmacherspeichern für klinische Studien verwenden, würden ungeplante Zwischenkontrollen, ohne dass man das automatische Löschen deaktiviert hat, die Datensammlung zunichtemachen.

Tipp 4 Achten Sie bei der Einstellung von Frequenzgrenzen für Arrhythmiespeicher auf die programmierten Frequenzen der Stimulationsfunktion. Wird für einen aktiven Patienten eine maximale Stimulationsfrequenz von z. B. 170/min eingestellt, ist es nicht sinnvoll, ab einer Frequenz von 150/min Kammeraktionen als VT abzuspeichern.

Tipp 5 Die Verlässlichkeit der gespeicherten Daten ist abhängig von der möglichst perfekten Einstellung von Wahrnehmungs- und Stimulationswerten. Tritt bei Vorhofflimmern Undersensing auf, wird die Flimmerlast unterschätzt, lange Episoden werden in mehrere kurze zerschnitten. Treten bei ungünstig eingestellter AV-Zeit gehäuft Fusionen im Ventrikel auf, führt das zur Überschätzung der Kammerstimulation. Speziell bei Patienten mit CRT-Systemen ist dies ein Problem bei der Beurteilung der Therapiequalität.

4.10 „Dinner" – Dokumentation und Ausdruck

4.10.1 Gesetzlicher Rahmen

Dokumentationspflicht

Es besteht die gesetzliche Verpflichtung für Ärzte, eine korrekte Dokumentation von Behandlungen zu führen.

Mit der Einführung des Patientenrechtegesetzes in der Bundesrepublik ist das Bürgerliche Gesetzbuch um den Paragrafen § 630 f zur Dokumentation im Rahmen von Behandlungsverträgen erweitert worden. Aufgrund seiner Bedeutung wird er hier als wörtliches Zitat eingefügt:

(1) Der Behandelnde ist verpflichtet, zum Zweck der Dokumentation in unmittelbarem zeitlichen Zusammenhang mit der Behandlung eine Patientenakte in Papierform oder elektronisch zu führen. Berichtigungen und Änderungen von Eintragungen in der Patientenakte sind nur zulässig, wenn neben dem ursprünglichen Inhalt erkennbar bleibt, wann sie vorgenommen worden sind. Dies ist auch für elektronisch geführte Patientenakten sicherzustellen.

(2) Der Behandelnde ist verpflichtet, in der Patientenakte sämtliche aus fachlicher Sicht für die derzeitige und künftige Behandlung wesentlichen Maßnahmen und deren Ergebnisse aufzuzeichnen, insbesondere die Anamnese, Diagnosen, Untersuchungen, Untersuchungsergebnisse, Befunde, Therapien und ihre Wirkungen, Eingriffe und ihre Wirkungen, Einwilligungen und Aufklärungen. Arztbriefe sind in die Patientenakte aufzunehmen.

(3) Der Behandelnde hat die Patientenakte für die Dauer von zehn Jahren nach Abschluss der Behandlung aufzubewahren, soweit nicht nach anderen Vorschriften andere Aufbewahrungsfristen bestehen.

Darüber hinaus ist die Dokumentation im Bundesmantelvertrag für Ärzte zwischen der Kassenärztlichen Bundesvereinigung und dem GKV-Spitzenverband im § 57 geregelt, weiterhin in der Berufsordnung für Ärzte im § 57 (2022).

Aufbewahrungsdauer und Verjährungsfristen

Die Aufbewahrungsdauer beträgt nach BGB § 630 f. Absatz 3 10 Jahre zum Ende des Jahres der Behandlung (Bundesministerium der Justiz und für Verbraucherschutz 2021). Es wird empfohlen, bei chronischen Erkrankungen die Dokumentation über diesen Zeitraum weiterzuführen, denn es ist ein weiterer Aspekt zu beachten: die Verjährungsfrist.

Diese besteht nach § 195 BGB für 3 Jahre, für Behandlungsfehler gilt § 199 Absatz 2 BGB, nach ihm beträgt die endgültige Verjährungsfrist 30 Jahre. Wegen der grundlegenden Bedeutung ist auch der § 199(2) wörtlich wiedergegeben:

Schadensersatzansprüche, die auf der Verletzung des Lebens, des Körpers, der Gesundheit oder der Freiheit beruhen, verjähren ohne Rücksicht auf ihre Entstehung und die Kenntnis oder grob fahrlässige Unkenntnis in 30 Jahren von der Begehung der Handlung, der Pflichtverletzung oder dem sonstigen, den Schaden auslösenden Ereignis an.

4.10.2 Was ist für die Schrittmachernachsorge zu dokumentieren

Neben dem allgemein gehaltenen Gesetzestext gibt es für die Schrittmachernachsorge einen ganz konkreten Leitfaden: Die Qualitätsbeurteilungsrichtlinie der KV Berlin zur Qualitätsprüfung der Schrittmachernachsorge.

Für die Dokumentation werden folgende Punkte gefordert:

Dokumentation der Schrittmachernachkontrolle
1. Schrittmachertyp/Implantationsdatum oder Kopie des Herzschrittmacherausweises müssen vorliegen
2. EKG mit Angabe des Patientennamens, Geburtsdatum des Patienten und Untersuchungsdatum
3. Dokumentation der Restlaufzeit des Schrittmachers mittels Telemetrie oder Magnetauflage
4. Elektrodenimpedanz wurde abgefragt

5. Befragung des Patienten/Anamnese: spezielle kardiale Symptome, zerebrale Symptome, Pulsverhalten, Anzeichen für Schrittmachersyndrom
6. Überprüfen des Eigenrhythmus
7. Einstellung der Wahrnehmungsschwelle (Sensing)
8. Reizschwellenprüfung
9. Refraktärzeiten überprüft und ggf. eingestellt
10. Korrekte Befundung
11. Therapeutische Empfehlung nachvollziehbar
12. Zeitpunkt der nächsten Schrittmacherkontrollen verbindlich festlegen

Mit diesen obligaten Punkten ist es sinnvoll, für die Nachsorge ein standardisiertes Formular bzw. eine Eingabemaske für die Praxissoftware zu verwenden. Insbesondere auf Punkt 12 soll an dieser Stelle hingewiesen werden. Hiermit endet die Schrittmachernachkontrolle – und auch dieses Kapitel.

Literatur

Bundesmantelvertrag – Ärzte vom 01.01.2022. http://www.kbv.de/html/bundesmantelvertrag.php. Zugegriffen: 5. Jan. 2022

Bundesministerium der Justiz und für Verbraucherschutz Bürgerliches Gesetzbuch in der Fassung der Bekanntmachung vom 2. Januar 2002 (BGBl. I S. 42, 2909; 2003 I S.738), das zuletzt durch Artikel 2 des Gesetzes vom 21. Dezember 2021 (BGBl. I S. 5252) geändert worden ist. https://www.gesetze-im-internet.de/bgb/BGB.pdf. Zugegriffen: 5. Jan. 2022

Gorenek B et al (2017) Device-detected subclinical atrial tachyarrhythmias: definition, implications and management–an European Heart Rhythm Association (EHRA) consensus document. Europace 19:1556–1578

Kirchhof P et al (2016) ESC guidelines for the management of atrial fibrillation. Europ Heart J 37:2893–2962

Hindricks G et al (2020) ESC Guidelines for the diagnosis and management of atrial fibrillation developed in collaboration with the European Association for Cardio-Thoracic Surgery (EACTS). Europ Heart J 42:373–498

Jahresbericht 2015 des DeutschenHerzschrittmacher- und Defibrillator-Registers. https://pacemaker-register.de/wp-content/uploads/Jahresbericht-2015-des-Deutschen-Herzschrittmacher-und-Defibrillatorregisters-%E2%80%93-Teil-1-Herzschrittmacher.pdf. Zugegriffen: 4. Jan. 2022

Nachsorge von CRT-Schrittmachern

5

5.1 Prinzipielles zur CRT-Nachsorge

Prinzipiell unterscheidet sich die Nachsorge eines CRT-Schrittmachers, auch als CRT-P (P steht für „Pacing") bezeichnet, nicht von der Nachsorge eines herkömmlichen Herzschrittmachersystems, die einzelnen Schritte sind identisch: Es wird ein EKG aufgezeichnet, die Batterie, die Elektroden, Wahrnehmung und Stimulation werden überprüft, es wird indikationsgemäß programmiert und anschließend werden alle Ergebnisse dokumentiert.

Und doch gibt es einen Unterschied: Es gibt eine weitere Schrittmacherindikation: die linksventrikuläre Dysfunktion in Verbindung mit einem ausgeprägten Linksschenkelblock. Hier soll der CRT-Schrittmacher keine Pausen oder bradykarde Phasen verhindern, vielmehr soll er die LV-Funktion möglicht weitgehend wiederherstellen.

Die Idee der Resynchronisationstherapie ist, den Linksschenkelblock gewissermaßen elektrisch zu korrigieren, indem der linke Ventrikel synchron zur Aktivität des rechten Ventrikels stimuliert wird, um auf diese Weise die Pumpfunktion wieder zu verbessern. So erklärt sich die Bezeichnung Resynchronisationstherapie: Die synchrone Kontraktion beider Ventrikel wird wiederhergestellt.

Zur Stimulation des linken Ventrikels wird eine zusätzliche Elektrode implantiert, die über den Koronarvenensinus in einer posterolateralen Herzvene vor dem linken Ventrikel platziert wird. Falls solch eine Position durch den Implanteur nicht erreicht werden kann, kommen auch epimyokardiale Elektroden zum Einsatz.

Die Indikationen zur Resynchronisationstherapie finden sich aktuell in gleich zwei Leitlinien der ESC, in den Leitlinien zu Diagnose und Therapie der Herzinsuffizienz (McDonagh 2021) sowie denen zur Schrittmachertherapie (Glikson 2021).

Entsprechend kommen für die Resynchronisationstherapie zum einen Patienten mit systolischer Herzinsuffizienz (HFrEF) der Schweregrade NYHA II bis NYHA IV infrage, als auch „herkömmliche" Schrittmacherpatienten mit einem zu erwartenden hohen ventrikulären Stimulationsanteil und einer eingeschränkten LV-Funktion von <40 %. Zur Therapie der Herzinsuffizienz variieren die Empfehlungsgrade von Klasse I („empfohlen") bei Patienten mit Linksschenkelblock und einer QRS-Breite $\geq$150 ms bis hin zu IIb („kann in Erwägung gezogen werden") bei Patienten ohne Linksschenkelblock und einer QRS-Breite >130–149 ms.

Bei einer neu gestellten Schrittmacherindikation mit gleichzeitiger HFrEF (LVEF < 40 %) besteht der höchste Empfehlungsgrad (Klasse

© Springer-Verlag GmbH Deutschland, ein Teil von Springer Nature 2022
S. Gazarek und C. Restle, *Herzschrittmacher-Nachsorge für Einsteiger*,
https://doi.org/10.1007/978-3-662-65439-2_5

1) für eine CRT. Die Aufrüstung zur Resynchronisationstherapie wird empfohlen (Empfehlungsgrad IIa), wenn sich unter herkömmlicher Schrittmachertherapie mit häufiger RV-Stimulation eine Herzinsuffizienz (LVEF $\leq$ 35 %) entwickelt hat.

Oftmals wird mit der Indikation zur Resynchronisationstherapie gleichzeitig aufgrund der eingeschränkten LV-Funktion die Indikation zur primärpräventiven ICD-Therapie gestellt, so dass in vielen Fällen ein CRT-D (D für Defibrillator) zum Einsatz kommt.

Verschiedene patientenindividuelle Gründe wie z. B. Alter oder Komorbiditäten können jedoch auch eher für den CRT-Schrittmacher und nicht für den Defibrillator sprechen. Die Entscheidung für oder gegen eine primärprophylaktische Defibrillatortherapie zusätzlich zur Resynchronisation wird weiterhin davon beeinflusst, ob sich die LV-Funktion unter CRT innerhalb kurzer Zeit wieder auf Werte bis >50 % verbessern kann und in der Folge keine Indikation zur Defibrillatortherapie mehr besteht.

In diesem Abschnitt zur Resynchronisationstherapie wird, wie auch in den Abschnitten zur antibradykarden Schrittmachertherapie davon ausgegangen, dass die Indikationsstellung korrekt und nach Maßgabe der aktuellen Leitlinien erfolgt ist und das implantierte Aggregat nun nachgesorgt werden muss.

5.1.1 Responder und Non-Responder der Resynchronisationstherapie

Für viele Patienten ist die Resynchronisationstherapie ein echter Gewinn! Die Lebensqualität wird deutlich verbessert, Symptome der Herzinsuffizienz werden reduziert – bis hin zu ihrem Verschwinden und die körperliche Belastungsfähigkeit nimmt wieder deutlich zu. Sie sind Responder oder sogar Super-Responder. In verschiedenen Studien wurden unterschiedliche Kriterien zum Quantifizieren der Response angewendet, die Verbesserung in der NYHA-Klassifikation, verschiedene Echoparameter, die Zu-nahme der linksventrikulären Ejektionsfraktion oder eine größere 6-min Gehstrecke. In verschiedenen jüngeren Publikationen wird darauf hingewiesen, dass der Begriff „Responder" auf die Verwendung als Surrogatendpunkt aus frühen Studien zur CRT in Ermangelung harter Endpunkte (Mortalität etc.) zurückgeht. Inzwischen gibt es diese Endpunktstudien; jedoch stellt sich für die tägliche Arbeit nach wie vor die Frage, ob ein Patient von der Resynchronisationstherapie profitiert -er also ein Responder ist- oder eben nicht. Und das Erleben von Responder- Patienten ist für die eigene Tätigkeit unglaublich motivierend!

Unser Augenmerk in der CRT-Nachsorge gilt jedoch denjenigen Patienten, die von der CRT-Therapie kaum oder gar nicht profitieren, den Non-Respondern.

Die Gründe für ungenügendes Ansprechen auf die Resynchronisationstherapie sind unterschiedlich und über die Jahre weitgehend unverändert geblieben. Der Anteil der Non-Responder schwankt in unterschiedlichen Studien wie in der täglichen Routine um 20 %.

Die häufigsten Ursachen der Non-Response sind (Mullens 2009):

- Suboptimale AV-Zeit,
- Arrhythmien,
- Anämien,
- suboptimale Elektrodenposition,
- <90 % biventrikuläre Stimulation,
- suboptimale Medikation,
- weiterhin bestehende Dyssynchronie,
- ungenaue Indikationsstellung (z. B. enger QRS Komplex),
- Non-Compliance des Patienten.

Während die meisten Ursachen für den ungenügenden CRT-Effekt aus Indikationsstellung, Implantation oder Medikation herrühren, sind einige der Ursachen technischer Natur und können von uns während der Nachsorge erkannt und abgestellt werden. In den folgenden Abschnitten wird genau darauf eingegangen.

5.1.2 Schritte der Nachsorge

Zu Beginn jeder Nachsorge, nicht nur bei Patienten mit Resynchronisationstherapie, steht die Frage, ob die angewendeten Therapien und Maßnahmen hilfreich und von Nutzen sind. Für Patienten mit CRT-Schrittmachern oder -Defibrillatoren stellt sich diese Frage mit Blick auf die Entwicklung der Herzinsuffizienz etwas deutlicher, ob sie „Responder" der Therapie sind und sich ihr Zustand verbessert, oder nicht, sie also „Non-Responder" sind.

Zum Ablauf der Nachkontrolle begleitet uns wieder der Merksatz der Schrittmachernachsorge:

> Elf bunte Elefanten sitzen Silvester beim Prosecco Dinner.

5.1.2.1 Elf – EKG

Das aufgezeichnete EKG soll bei jeder Schrittmachernachkontrolle dokumentieren, dass keine Funktionsstörungen des Herzschrittmachersystems vorliegen. Es muss in jedem Kanal je nach Grundrhythmus effektiv stimuliert und wahrgenommen werden.

Bei CRT-Systemen ist zusätzlich die korrekte biventrikuläre Stimulation zu belegen, hierfür ist in der Regel ein 12- Kanal- EKG unverzichtbar. Korrekte biventrikuläre Stimulation bedeutet vollständige Ventrikelerregung durch die Kammerstimulation, es dürfen nach ventrikulärer Stimulation keine rechts- oder linksschenkelblockartigen Morphologien des QRS-Komplexes auftreten (Stimulationsverlust einer der ventrikulären Elektroden), keine Fusions- oder Pseudofusionsschläge und auch keine eigene Überleitung. In diesen Fällen wird der Resynchronisationseffekt durch die eigene Überleitung mit folgender Inhibierung der Stimulation verhindert. Im Abschn. „Prosecco – Programmierung" wird auf diese Punkte eingegangen.

5.1.2.2 Bunte – Batterie

Das Überprüfen und Dokumentieren der Funktionsdauer und ggf. das Veranlassen eines Aggregatwechsels bei Batterieerschöpfung ist dem Vorgehen bei herkömmlichen Schrittmachersystemen identisch.

5.1.2.3 Elefanten – Elektroden

Das Überprüfen und Dokumentieren von Elektrodenintegrität und Stimulationsimpedanzen unterscheidet sich nicht von der Vorgehensweise in der Nachkontrolle herkömmlicher Aggregate. Die Stimulationsimpedanz der LV-Elektrode wird gemessen, wie die der atrialen und rechtsventrikulären Sonde auch.

Besonderheit: CRT-P-Geräte können mit der LV-Elektrode sowohl unipolar und bipolar stimulieren, CRT-Defibrillatoren oftmals nur bipolar.

5.1.2.4 Sitzen – Sensing (Wahrnehmung)

Das Überprüfen und Dokumentieren der Wahrnehmungsfunktion ist dem Vorgehen bei herkömmlichen Schrittmachersystemen identisch.

Besonderheit: Die CRT-Systeme der Hersteller Biotronik und Boston Scientific verfügen auch im LV-Kanal über eine Wahrnehmungsfunktion. Bei den Herstellern Abbott, Medtronic und Microport ist die Wahrnehmungsfunktion nur im atrialen und im RV-Kanal vorhanden, mit der LV-Elektrode wird ausschließlich stimuliert.

5.1.2.5 Silvester – Stimulation

Die atriale und rechtsventrikuläre Reizschwellenmessung unterscheidet sich nicht von der Messung bei herkömmlichen Schrittmacheraggregaten.

Bestimmung der linksventrikulären Reizschwelle

Prinzipiell wird bei der Reizschwellenmessung die Stimulationsenergie über die konsekutive Reduktion der Stimulationsspannung oder der Impulsdauer so weit reduziert, bis keine effektive Stimulation mehr erfolgt. Der letzte Wert von Amplitude oder Impulsdauer, mit dem zuverlässig stimuliert wurde, entspricht dem Wert der entsprechenden Reizschwelle, wie im Abschn. 4.7 beschrieben. Für die Reizschwellenbestimmung der LV-Elektrode ist dieses Vorgehen identisch, es sind jedoch einige CRT-spezifische Aspekte zu beachten.

Die Stimulation des linken Ventrikels hat zum Ziel, den Erregungsablauf des gesamten

Kammermyokards, rechts- wie linksventrikulär, wieder zu synchronisieren. Die LV-Elektrode wird über eine posterolaterale Vene vor dem linken Ventrikel platziert, wobei die besten Resynchronisationserfolge erreicht werden, wenn die LV-Stimulation in dem Areal erfolgt, das von der intrinsischen Aktivierung erst sehr spät erreicht wird.

Diesem Implantationsziel sind durch Lage und Anatomie der Herzvenen mitunter enge Grenzen gesetzt. Oftmals ist die Zone später Aktivierung gar nicht zu erreichen oder die Elektrode lässt sich an dieser Stelle nicht fixieren. Problematisch kann hinzukommen, dass an genau dieser Stelle die Stimulationsreizschwelle im Vergleich zur endokardialen Reizschwelle im rechten Ventrikel sehr hoch ist, eine LV-Reizschwelle von z. B. 2 V ist nicht außergewöhnlich.

Als wenn diese Schwierigkeiten nicht schon genug wären, kommt als zusätzliche Komplikationsmöglichkeit hinzu, dass am linken Ventrikel an der äußeren Schicht des Perikards der N. phrenicus zum Zwerchfell hin verläuft, und dieser durch die LV-Stimulation gereizt werden kann, was zu permanentem Zwerchfellzucken führen würde. Phrenikusstimulation sollte bereits während der Implantation ausgeschlossen werden, tritt sie intraoperativ auf, muss die Sonde an anderer Stelle platziert werden. Das ist häufig leichter gesagt als getan. Oft ist die endgültige Platzierung der LV-Elektrode ein Kompromiss zwischen stabiler Elektrodenlage einerseits und möglicher Phrenikusstimulation andererseits. Um diese Probleme der LV-Elektrode, das Gebiet spätester Aktivierung zu erreichen und die Phrenikus-stimulation zu vermeiden, sind mehrpolige Elektroden für die LV-Stimulation entwickelt worden. Sie ermöglichen, dass eine ungünstige physische Lage der Elektrode elektrisch korrigiert werden kann, sie sind inzwischen zum Standard geworden.

Zurück zum Reizschwellentest: Je nach aktivierten Polen der LV-Elektrode kann der Stromweg, auch als Stimulationsvektor bezeichnet, völlig unterschiedlich sein (Tab. 5.1). Jeder der Vektoren hat eine andere Reizschwelle und ei-

Tab. 5.1 Mögliche Stimulationsvektoren bei Verwendung multipolarer LV Sonden

Kathode	Anode	Bemerkung
LV-Pol 1	LV-Pol 2, 3 oder 4	Bipolare Stimulation
LV-Pol 2	LV-Pol 1, 3 oder 4	Bipolare Stimulation
LV-Pol 3	LV-Pol 1, 2 oder 4	Bipolare Stimulation
LV-Pol 4	LV-Pol 1, 2 oder 3	Bipolare Stimulation
LV-Pol 1, 2, 3 oder 4	HSM-Gehäuse	Unipolare Stimulation
LV-Pol 1, 2, 3 oder 4	RV-Ringelektrode	Erweitert bipolare Stimulation

nige haben eine höhere Wahrscheinlichkeit zur Phrenikusreizung als andere.

Jede einzelne Reizschwelle zu bestimmen ist aufwendig. Für die Bestimmung der Stimulationsreizschwellen aller technisch möglichen Vektoren gibt es in neueren Aggregaten Automatikfunktionen, so dass diese nicht alle manuell ausgemessen werden müssen. Ausgewählt wird der Vektor, bei dem keine Phrenikusstimulation auftritt, das Zielgebiet möglichst gut aktiviert wird und bei dem die Reizschwelle akzeptabel ist.

Wird eine „herkömmliche" bipolare LV-Sonde verwendet, ist die Anzahl unterschiedlicher Stimulationsvektoren und damit Möglichkeiten zur elektrischen Optimierung der Therapie geringer als bei einer multipolaren Sonde. Einige Möglichkeiten bieten sich jedoch auch hier: bipolare Stimulation der LV-Sonde, erweitert bipolare Stimulation zwischen LV- und RV-Sonde sowie der unipolare Stromweg zum Gehäuse.

Bei manueller Messung der einzelnen Reizschwellen der jeweiligen Stromwege ergeben sich unterschiedliche Szenarien:

Wird der Reizschwellentest für die LV-Sonde separat durchgeführt, entspricht der Ablauf des Tests, unipolar wie bipolar, dem Test der RV-Sonde bei einem VVI- oder DDD-Schrittmacher (Abschn. 4.7).

Wird der Reizschwellentest für die LV-Sonde biventrikulär bei Mitstimulation im RV durchgeführt, ergibt sich, solange der LV effektiv stimuliert wird, ein schlanker QRS-Komplex. Bei Unterschreiten der LV-Reizschwelle und gleichzeitig effektiver RV-Stimulation gibt es keine Pause oder Asystolie wie bei einem herkömmlichen Reizschwellentest, sondern die Morphologie des QRS-Komplexes ändert sich zum Bild des Linksschenkelblocks bei rechtsventrikulärer Stimulation.

Für die Einstellung der Stimulationsenergie wird für die LV-Elektrode häufig eine geringere Sicherheitsmarge zum Reizschwellenmesswert hinzugerechnet als bei rechtsventrikulärer Stimulation. Grund ist zum einen, dass eine sehr hoch programmierte Stimulationsenergie deutlich zu vorzeitiger Batterieerschöpfung beiträgt, zum anderen, dass die LV-Stimulation auch bei schrittmacherabhängigen Patienten nicht essentiell ist und daher ein möglicher Stimulationsausfall in Kauf genommen wird.

5.1.2.6 Beim – Beobachtungen und diagnostische Speicher

Gespeicherte diagnostische Daten zu Systemintegrität und Therapieverlauf helfen nicht nur bei CRT-Schrittmachern zur Optimierung der Schrittmachertherapie.

An dieser Stelle werden die speziell für die Beurteilung des Erfolgs der Resynchronisationstherapie wichtigen Speicher vorgestellt, die Programmierung wird im folgenden Abschnitt beschrieben.

Stimulation

Der wichtigste Parameter für die Effektivität der Resynchronisationstherapie ist die möglichst 100 %ige biventrikuläre Stimulation. Die Information hierüber ist bereits auf dem Startbildschirm enthalten, es sind die Zähler für

- AS-VP – atriale Wahrnehmung und Ventrikelstimulation und
- AP-VP – atriale Stimulation und Ventrikelstimulation.

Idealerweise summieren sich beide zusammen auf 100 %, erreichen sie diesen Wert nicht, besteht Optimierungsbedarf.

Es ist wichtig zu wissen, dass die Zähler für Ventrikelstimulation auch Fusions-

schläge und Pseudofusionen zählen. Verbessert sich die klinische Situation des Patienten nicht oder nicht ausreichend unter CRT-Stimulation, sollte überprüft werden, ob tatsächlich effektiv biventrikulär stimuliert wird. Mit den „Bordmitteln" des Schrittmachers kann dies meist nicht herausgefunden werden, das Mittel der Wahl ist in diesem Fall ein externes Langzeit-EKG. Ganz aktuelle Modelle sind in der Lage, nach erfolgter Stimulation die Morphologie der QRS- Komplexe zu analysieren, und aus der Form eine effektive Stimulation von Fusions- oder Pseudofusionsschlägen (nicht effektiv) zu unterscheiden und zu registrieren. Leider ist diese Funbktion noch nicht in allen Aggregaten vorhanden.

Vorhofflimmern

Schnell übergeleitetes Vorhofflimmern kann den gesamten Effekt der Resynchronisationstherapie zunichtemachen. Werden schnelle Vorhofaktionen übergeleitet, wird nach ventrikulärem Sensing die Stimulation inhibiert, es erfolgt keine Stimulation und damit auch keine Synchronisierung der mechanischen Aktion von rechtem und linkem Ventrikel.

Informationen über Vorhofflimmern und Ventrikelrhythmus enthalten die Frequenzhistogramme. Tritt schnell übergeleitetes Vorhofflimmern auf, zeigt das ventrikuläre Frequenzhistogramm einen deutlichen prozentualen Anteil schneller wahrgenommener Kammeraktionen. Dabei sollte es ja bei Resynchronisationstherapie gar nicht zu ventrikulärer Wahrnehmung kommen, vielmehr müsste zu möglichst 100 % stimuliert werden!

Es gibt in CRT-Aggregaten Algorithmen, die versuchen, die Resynchronisation auch bei übergeleitetem Vorhofflimmern zu erreichen, indem zeitgleich zu einer RV-Wahrnehmung im LV stimuliert wird – ähnlich dem VVT-Modus: Ventrikuläre Wahrnehmung triggert ventrikuläre Stimulation. Oftmals erfolgen diese Impulsabgaben jedoch im Sinne einer Pseudofusion. Das heisst, der Stimulus wird ohne Effekt in bereits vollständig erregtes Kammermyokard abgegeben. Was an dieser Stelle nicht nur keinen Effekt hat führt an anderer Stelle zum Irrtum: Der Zähler für Ventrikelstimulation wird hochgezählt, und in den gespeicherten Daten zum ventrikulären Stimulationsanteil stehen zu hohe Werte. Aus diesem Grund ist es bei Patienten mit übergeleitetem Vorhofflimmern ratsam, die Funktion zur LV-Stimulation bei RV-Wahrnehmung zu deaktivieren.

Verhindert die schnelle Überleitung von Vorhofflimmern auch bei optimaler medikamentöser Therapie und eingeschalteten Schrittmacheralgorithmen den CRT-Erfolg, empfehlen die aktuellen Leitlinien die Ablation der AV-Leitung.

Kammerarrhythmien

Dieser Zähler der Kammerarrhythmie sowie aufgezeichnete Episoden schneller Kammerrhythmen sind für die Entscheidung, ob ein CRT-Schrittmachersystem zum CRT-Defibrillator aufgerüstet werden sollte oder ob die antiarrhythmische Medikation zu optimieren ist, von großem Nutzen.

VES-Zähler

Einzelne ventrikuläre Extrasystolen beinträchtigen den Erfolg der Resynchronisationstherapie nicht. In Kombination mit einer speziellen Schrittmacherfunktion kann es jedoch durch VES ungewollt zum dauerhaften Verlust der biventrikulären Stimulation kommen.

Diese Schrittmacherfunktion ist die „VES-Reaktion" und ist uns vom DDD Schrittmacher bekannt. Der Algorithmus verlängert nach Wahrnehmung einer VES die PVARP, um mögliche retrograde Vorhoferregungen als Auslöser von PMT auszublenden. Zur Vermeidung von PMT ist diese Funktion von Nutzen, für CRT ist sie fatal:

Tritt nach einer VES innerhalb der verlängerten PVARP eine intrinsische P-Welle auf, wird diese vom Schrittmacher wie eine retrograde Vorhoferregung behandelt, es wird keine AV-Zeit gestartet, es wird nicht ventrikulär stimuliert.

Diese intrinsische Vorhoferregung wird beim CRT Patienten jedoch spontan übergeleitet, denn er hat keinen AV-Block wie der Patient mit dem DDD Schrittmacher. Die folgende Kammer-

wahrnehmung wird vom Schrittmacher nun als weitere VES gewertet (die P-Welle wurde nicht registriert, sie fiel ja in die verlängerte Refraktärzeit), die PVARP wird erneut verlängert, die nächste P-Welle fällt in die nächste PVARP, wird übergeleitet usw. usf.

Verschiedene CRT-Systeme speichern Episoden ventrikulärer Wahrnehmung ab, das beschriebene Verhalten kann ggf. im Speicher entdeckt werden.

Einige (neuere) Modelle besitzen eine Funktion, die Resynchronisation in dem geschilderten Szenario wiederherzustellen. Diese zu aktivieren, ist dringend empfohlen, nötigenfalls sollte die VES-Reaktion deaktiviert werden.

Aktivitätszähler

Verschiedene CRT-Modelle registrieren die körperliche Aktivität über den Frequenzsensor. Lässt die Aktivität über einen längeren Zeitraum nach, kann auf eine Verschlechterung der Herzinsuffizienz geschlossen werden.

Herzfrequenzvariabilität

Exakt wird die zeitliche Variabilität der Vorhoferregung gemessen. Im einfachsten Fall wird diese grafisch dargestellt und ermöglicht Rückschlüsse über den Verlauf der Erkrankung.

Transthorakale Impedanzmessung

Transthorakale Impedanzmessung heißt, dass zwischen der RV-Elektrodenspitze und dem Aggregatgehäuse der elektrische Widerstand, genauer die Impedanz, gemessen wird. Diese Impedanz wird beeinflusst vom Gewebewiderstand, dem zirkulierenden Blutvolumen und möglichen Flüssigkeitseinlagerungen in der Lunge.

Während Gewebewiderstand und der elektrische Widerstand des Bluts zeitlich nahezu konstant bleiben, verändert sich die transthorakale Impedanz bei beginnender kardialer Dekompensation durch die Einlagerung von Gewebsflüssigkeit in der Lunge. Die Impedanz sinkt, die Leitfähigkeit – als Kehrwert der Impedanz – steigt. Die Impedanzänderung bei beginnender Dekompensation ist bereits einige Tage vor dem Auftreten klinischer Symptome messbar, so dass mithilfe dieses „Frühwarnsystems" schwere kardiale Dekompensationen vermieden werden können, wenn rechtzeitig z. B. mit der Gabe von Diuretika gegengesteuert wird. Hierfür ist es sinnvoll, diese Messfunktion mit einer Alarmauslösung des Geräts (akustisch, Vibration) zu kombinieren. Da Schrittmacher, anders als ICD, nicht mit einer Alarmfunktion ausgestattet sind, sollte die Impedanzmessfunktion für die Übermittlung in einem Telemonitoringsystem (z. B. Home Monitoring oder Care Link) aufgenommen werden.

CRT-Geräte mehrerer Hersteller verfügen über die beschriebene Möglichkeit transthorakaler Impedanzmessung. Die Verfügbarkeit dieser Funktion ist generell zu begrüßen, jedoch differiert die technische Umsetzung zwischen den einzelnen Modellen z. T. erheblich, so dass auf die Herstellerinformationen einerseits, sowie auf aktuelle Publikationen zur Bewertung und zum Anwenden dieser Funktion hingewiesen werden muss.

5.1.2.7 Prosecco – Programmierung

Einstellung der technischen Parameter
Die Programmierung der Geräteparameter erfolgt, wie auch bei herkömmlichen Schrittmachersystemen, in Abhängigkeit von den Messwerten für Wahrnehmung und Stimulation. Zur Einstellung der Stimulationsenergie der LV-Sonde wird bei multipolaren Sonden ein geeigneter Stimulationsvektor ausgewählt, wie im Abschnitt zur Stimulation erläutert (Abschn. 4.7).

Für die Speicherfunktionen sind, je nach zu programmierendem Gerät, Frequenzgrenzen einzustellen, oberhalb derer die atriale bzw. ventrikuläre Arrhythmieaufzeichnung gestartet wird.

5.1.3 Die indikationsgerechte Programmierung

Stimulationsmodus
Zur Resynchronisationstherapie soll AV-sequentiell stimuliert werden, in der Regel besteht keine chronotrope Inkompetenz, Frequenzadaptation

wird nicht benötigt. Es wird auf Ventrikelebene multifokal stimuliert.

- Stimulationsmodus: DDD0V.

Frequenzen
- Grundfrequenz: 50/min bis 60/min,
- Maximalfrequenz: altersabhängig 140/min bis 150/min.

Die Maximalfrequenz des Schrittmachers ist höher einzustellen, als die maximal erreichbare Sinusfrequenz.

Zweck: Das Schrittmacher-Wenckebach-Verhalten (Abschn. 9.2.6) muss vermieden werden. Dieses tritt stets dann auf, wenn der Sinusrhythmus schneller ist, als die programmierte maximale Stimulationsfrequenz. Da auch bei schnellerem Sinusrhythmus die programmierte Maximalfrequenz berücksichtigt werden muss, laufen die P-Wellen durch, bis schließlich eine Vorhoferregung in die PVARP fällt und keine Kammerstimulation auslöst. Bei Patienten mit AV-Block entsteht das Bild der Wenckebach-Periodik. Patienten mit Resynchronisationstherapie haben dagegen eine eigene Überleitung. Die Vorhoferregung wird daher intrinsisch übergeleitet und die folgende Ventrikelwahrnehmung wird als VES gewertet (die P-Welle fiel ja in die Refraktärzeit des Schrittmachers und wurde nicht gesehen).

Die jetzt einsetzende VES-Reaktion, wenn programmiert, verlängert die PVARP und verhindert die nächste atriale Wahrnehmung. Dieser „Teufelskreis" mit VES, VES-Reaktion und PVARP ist im vorhergehenden Abschnitt zum VES-Zähler beschrieben.

Die Programmierung einer hohen Maximalfrequenz verhindert das Wenckebach-Verhalten des Schrittmachers und sichert damit die biventrikuläre Stimulation.

AV-Zeit
Werden auf Ventrikelebene intrinsisch übergeleitete Aktionen wahrgenommen, wird die Stimulation inhibiert, und eine Resynchronisation erfolgt demzufolge nicht. Daher ist die AV-

Zeit so kurz einzustellen, dass die Ventrikel-stimulation auf jeden Fall ausgelöst wird, bevor die eigene Überleitung die Ventrikel erreicht.

Spezielle Algorithmen zur Verringerung oder Vermeidung der Kammerstimulation (AV-Hysterese, Modusumschaltungen) wären für die Resynchronisationstherapie völlig kontraproduktiv und sind aus diesem Grund zu deaktivieren.

Weshalb sind dann solche Funktionen überhaupt programmierbar?

Es kann immer wieder vorkommen, dass ein CRT-System vorübergehend möglichst nicht ventrikulär stimulieren sollte. Denkbar wäre eine Situation, in der die LV-Elektrode disloziert ist und eine RV- Stimulation die Herzinsuffienz noch weiter verschlechtern würde. Bis zur Elektroden-revision der LV-Sonde ist dann eine Funktion zur Vermeidung der Kammer-stimulation äußerst nützlich!

Ebenso im (seltenen) Fall, dass -speziell bei Patienten, die einen CRT-Defibrillator bei einer ischämischen Kardio-myopathie erhalten haben- die LV-Stimulation als Trigger für eine kreisende Erregung im Ventrikelmyokard wirkt und somit permanente Ursache für eine Kammertachykardie nach der anderen werden kann: Ein „electrical storm", ausgelöst und aufrechterhalten durch LV-Stimulation! Bis zur VT Ablation kann nicht linksventrikulär stimuliert werden und die Funktion zur Vermeidung der Kammer-

stimulation hilft, auch im rechten Ventrikel nicht zu stimulieren.

Die Nominalwerte für die AV-Zeit sind bei allen Herstellern recht kurz, etwas längere Intervalle wären mit einiger Wahrscheinlichkeit hämodynamisch günstiger, dies jedoch um den Preis, häufigerer intrinsischer Überleitungen. Verschiedene Aggregate der unterschiedlichen Hersteller verfügen über automatische Algorithmen zur Anpassung der AV-Zeit. Hier werden regelmäßig eigene Überleitungen zugelassen, um anschließend mit einem etwas kürzeren Intervall als dem der eigenen Überleitung zu stimulieren (Tab. 5.2).

Für fest programmierte AV-Intervalle sollten folgende Werte eingestellt werden:

- AV-Zeit nach atrialer Wahrnehmung: 100–120 ms,
- AV-Zeit nach atrialer Stimulation: 130–150 ms,
- dynamische (frequenzadaptive) AV-Zeit: kann aktiviert werden, AV-Zeit-Verkürzung 10–20 ms

Die dynamische AV-Zeit wird im Kap. 8 ausführlich dargestellt. Mit zunehmender Herzfrequenz wird die AV-Zeit um einen programmierbaren Wert verringert. An dieser Stelle soll sie dazu beitragen, dass auch bei höheren Herzfrequenzen mit schnellerer eigener Überleitung die effektive Ventrikelstimulation gewährleistet bleibt.

Tab. 5.2 Automatikfunktionen zur Optimierung von AV- und VV-Intervallen

Automatikfunktionen zur Optimierung der CRT		Funktion
Abbott (SJM)	Sync AV	Anpassung AV-Intervall
Biotronik	CRT Auto Adapt	Anpassung von AV-Intervall und VV-Intervall
Boston Scientific	SmartDelay	Anpassung AV-Intervall
Medtronic	Adaptive CRT	Anpassung AV-Intervall und VV-Intervall
Microport	SonR (spezielle Elektrode mit Kontraktilitätssensor)	Anpassung AV-Intervall und VV-Intervall

Optimierung der AV-Zeit

Zeigt sich bei einer Nachkotrolle eine unzureichende Antwort auf die CRT-Stimulation, besteht eine Möglichkeit der Optimierung der Stimulation darin, das AV-Intervall entsprechend der Hämodynamik einzustellen. Mittel der Wahl ist die Echokardiographie. Die AV-Zeit sollte auf den kürzestmöglichen Wert (zur Erinnerung: es soll keine eigene Überleitung zugelassen werden) eingestellt werden, bei der der Vorhofbeitrag zur LV Füllung noch nicht beeinträchtigt wird.

Eine alternative Methode zur Optimierung der AV-Zeit nur anhand des EKG ist von Koglek (Koglek 2004) beschrieben: Vom Ende der P-Welle im Oberflächen EKG sollen bis zum Beginn der isovolumetrischen Kontraktionszeit 100 ms vergehen. Das entspricht dem elektromechanischen Kopplungsintervall des linken Vorhofs und liegt im EKG exakt zum Zeitpunkt der Spitze der R-Zacke. Kurz: Vom Ende der P-Welle bis zur Spitze der R-Zacke sollen 100 ms vergehen, das ist im EKG (50 mm Schreibgeschwindigkeit) leicht auszumessen. Ist die ausgemessene Zeit zu lang oder zu kurz, muss die programmierte AV-Zeit entsprechend verkürzt bzw. verlängert werden.

VV-Zeit

Nach Ablauf der AV-Zeit wird ventrikulär stimuliert. Zur patientenindividuell optimierten Einstellung kann es sinnvoll sein, den exakten Zeitpunkt der linksventrikulären und rechtsventrikulären Stimulation getrennt einzustellen. Hierdurch kann die Synchronität beider Ventrikel noch besser wiederhergestellt werden. Dieses Intervall zwischen LV- und RV-Stimulation heißt VV-Zeit.

Nominalparameter für die VV-Zeit ist bei allen Herstellern VV = 0 ms. Häufig ist diese Zeit für eine gute Response bereits ausreichend.

Aus der Überlegung heraus, dass im RV endokardial stimuliert wird, die LV-Stimulation dagegen von epikardial erfolgt und die Ausbreitungsgeschwindigkeiten unterschiedlich sind,

kann, um eine Fusion der Erregungsfronten von beiden Stimulationsorten zu erreichen, die VV-Zeit auf LV-Stimulation 40 ms vor RV Stimulation eingestellt werden.

Optimierung der VV-Zeit

Wie bereits im Abschnitt zur AV-Zeit geschrieben, Handlungsbedarf zur Optimierung der VV-Zeit besteht nur bei unzureichender Response auf die CRT-Therapie.

Ziel der Optimierung der VV-Zeit ist es, dass die verbleibende Dyssynchronie im ventrikulären Kontraktionsverlauf möglichst gering ist.

Auch hier wäre das Mittel der Wahl die Echokardiographie mit einer Gewebedoppler (TDI) und einer Strainanalyse bei unterschiedlich programmierten VV-Zeiten.

Eine Optimierung der VV-Zeit ist auch mit Hilfe des Oberflächen EKG (van Gelder 2005) möglich:

Zunächst wird eine VV-Zeit programmiert, die den RV maximal vor dem LV stimuliert: Im EKG ist ein ausgeprägter Linksschenkelblock zu sehen.

Nun wird schrittweise (10 ms Schritte) die VV-Zeit von RV vor LV bis zum maximalen LV vor RV umprogrammiert. (EKG: Rechtsschenkelblock!).

Zeitgleich wird dazu das Oberflächen EKG beobachtet: Die QRS Morphologie verändert sich vom LSB über biventrikuläre Stimulation zum Bild des RSB. Der Bereich in dem biventrikulär stimuliert wird, nennt sich „biventrikuläres Stimulationsfenster". Die VV-Zeit sollte zeitlich in der Mitte dieses biventrikulären Stimulationsfensters gewählt werden.

Spezielle Schrittmacheralgorithmen

- Mode Switch: Ein,
- Frequenzadaptation: Aus (es sein denn, für DDIR bei Mode Switch notwendig),
- PVARP: Nach Messung der VA-Leitung, automatisch oder 300 ms als Standardwert,
- PMT-Reaktion: Ein,
- VES-Reaktion: Ein, ggf. deaktivieren – Abschn. VES,
- Safety Pacing: Ein,

- Synchronisationsunterstützung bei übergeleitetem Vorhofflimmern: Ein (wenn vorhanden), ggf. deaktivieren – Abschn. Vorhofflimmern,
- Wiederherstellen der Resynchronisation (nach VES-Reaktion): Ein (wenn vorhanden).

Spezialalgorithmen zur automatischen Optimierung von AV- und VV-Intervallen
Alle Hersteller für CRT-Systeme bieten Algorithmen an (Tab. 5.2) mit dem Ziel, die zeitaufwendige Optimierung von AV-Intervallen – und bei einigen Funktionen auch von VV-Intervallen – zu automatisieren, teils täglich im Gerät, teils als Funktion des Programmiergeräts zur Nachsorge.

An diesen Algorithmen wird aktuell viel Entwicklungsarbeit geleistet. Die einzelnen Funktionen sind zum Teil bereits sehr intensiv in Studien untersucht worden, andere wenig oder nicht. Die Studienergebnisse zu einzelnen Algorithmen sind darüber hinaus inhomogen. Zum „tagesaktuellen" Vergleich empfiehlt es sich, regelmäßig aktuelle Studien zu den jeweiligen Funktionen zu recherchieren.

5.1.3.1 Dinner –Dokumentation

Die Dokumentation der Nachsorge von CRT-Geräten unterscheidet sich nicht von der Dokumentation einer herkömmlichen Schrittmachernachsorge. Zusätzliche Dokumentationspflichten bestehen nicht.

Weiterführende Literatur

Glikson M(2021) 2021 ESC guidelines on cardiac pacing and cardiac resynchronization therapy. Europ Heart J 42(35) 3427–3520. https://doi.org/10.1093/eurheartj/ehab364

Koglek W et al (2004) Eine einfache Methode zur Bestimmung des AV-Intervalls bei 2-Kammerschrittmachern. A simple method for determining the AV interval in dual chamber stimulation. Herzschrittmachertherapie und Elektrophysiologie 15(S1). https://doi.org/10.1007/s00399-004-1104-7

McDonagh Theresa A et al (2021) ESC guidelines for the diagnosis and treatment of acute and chronic heart failure. Europ Heart J 42(36) 3599–3726. https://doi.org/10.1093/eurheartj/ehab368

Mullens W et al (2009) Insights from a cardiac resynchronization optimization clinic as part of a heart failure disease management program. JACC 53:765–773

Van Gelder et al (2005) JACC 2005(46):2305–2310.

Stimulation des spezifischen Erregungsleitungssystems: His-Bündel Stimulation

6.1 Einleitung

Die Idee zur Stimulation des spezifischen Erregungsleitungssystems ist naheliegend und faszinierend: Bei direkter Stimulation des His-Purkinje-Systems wird die elektrische Erregung mit hoher Leitungsgeschwindigkeit und nahezu ohne zeitliche Verzögerung auch in jene Bereiche des Kammermyokards geleitet, die bei herkömmlicher RV-Stimulation erst deutlich später erregt werden würden. Der Erregungsablauf ist vollständig physiologisch wie bei normaler intrinsischer Erregungsleitung auch.

Die Morphologie der QRS-Komplexe und Erregungsablauf bei rechtsventrikulärer Stimulation kennen wir: Es ergibt sich ein breiter Komplex mit linksschenkelblockartigem Aussehen und mit entsprechend ventrikulärer Dyssynchronie. Klinische Komplikationen der RV-Stimulation sind nicht selten: Bei Patienten mit > 90 % rechtsventrikulärer Stimulation liegt die Inzidenz zur schrittmacherinduzierten Kardiomyopathie bei ca. 14 % im ersten postoperativen Jahr (Dust 2017). Dies ist der Grund, dass in den Leitlinien zur Schrittmachertherapie (Glikson et al. 2021) für Patienten, die unter RV-Stimulation eine Herzinsuffizienz (LVEF < 35%) entwickelt haben, die Aufrüstung zur Resynchronisationstherapie nahegelegt wird (Grad der Empfehlung: IIa).

Mit dem Ziel, die schrittmacherinduzierte Kardiomyopathie zu vermeiden, wurden in den vergangenen Jahren eine Reihe von Studien zu alternativen Elektrodenpositionen (hochseptal, im Ausflusstrakt) durchgeführt, jedoch ohne überzeugende Resultate. Und das spezifische Erregungsleitungssystem ist bei traditioneller Implantationstechnik nicht zu erreichen! Seit wenigen Jahren erst gibt es Implantationskatheter, mit denen das Gebiet um das His'sche Bündel herum sondiert und mit der Schrittmacherelektrode -wie mit einem EPU-Katheter- elektrisch abgetastet werden kann bis das His-Signal erfasst wird. Die Schraubsonde an dieser Stelle fixiert: Und jetzt haben wir Zugang zum His-Purkinje-System! Was sich hier so einfach liest, kann zur Nachsorge Schwierigkeiten mit sich bringen: Während bei einer „herkömmlichen" Schrittmacher-OP bei der Elektrodenimplantation so lange in Vorhof oder Ventrikel nach der idealen Position hinsichtlich Reizschwelle und Wahrnehmung gesucht werden kann, ist die Implantation am His'schen Bündel alternativlos: Nur die Position, an der das His-Potential erfasst wird, ist geeignet – und keine andere! Egal, wie ungünstig auch Reizschwelle und/oder die Wahrnehmung an dieser Stelle sind. Bei der Nachsorge müssen wir damit umgehen.

In diesem Kapitel soll es -wie in den bisherigen Abschnitten dieses Buches- nicht um Indikationsstellung und Implantationstechnik zur His-Bündel-Stimulation gehen, vielmehr steht die Nachsorge mit einer Reihe von spezifischen Einstellungen im Zentrum der folgenden Seiten.

Eine Vorbemerkung:

Zum Zeitpunkt, zu dem dieses Kapitel geschrieben wird, gibt es am Markt noch kein Aggregat, das explizit für den Einsatz bei CSP (conduction-system-pacing) zugelassen ist, das entsprechende Nominalwerte besitzt, und das sich bei der Abfrage sofort als His-Bündel-Stimulator zu erkennen gibt. Vielmehr werden „normale" Geräte verwendet, die bei His-Bündel-Stimulation irgendwie anders angeschlossen und programmiert sind, als man es in der Routinenachsorge erwarten würde („off-labeluse"). Daher ist es extrem wichtig, im Schrittmacherausweis auf diese Stimulationsform hinzuweisen: Vieles, was uns bei herkömmlichen Schrittmachern zur Gewissheit wurde, gilt hier nicht, und der nachsorgende Arzt muss darüber informiert sein! Als „off-label-use" wird die Anwendung eines Arzneimittels und in unserem Fall eines Medizinproduktes außerhalb des von den Zulassungsbehörden genehmigten Einsatzbereiches bezeichnet. Im Rahmen eines Heilversuches ist ein „off-label-use" jedoch grundsätzlich zulässig. Für die tägliche Arbeit ist jedoch zu beachten, dass ein „off-label-use" eine gesonderte Aufklärung und Einwilligungserklärung des Patienten bedarf.

Oft beginnt die Verwirrung bereits bei der postoperativen Röntgenkontrolle. Bei einem Röntgenbild wie in Abb. 6.1 mit einer sehr hoch liegenden Sonde direkt am His'schen Bündel würde wahrscheinlich jeder Radiologe eine Dislokation der Ventrikelsonde feststellen. Hoffentlich ist dann bei den behandelnden Stations- und Oberärzten bekannt, dass diese vermeintliche „Dislokation" eine korrekt liegende Elektrode am His'schen Bündel ist.

Aber lassen Sie sich jetzt nicht abschrecken, wir gehen die His-Bündel-Stimulation langsam und geordnet an.

6.2   Das His'sche Bündel

Wilhelm His, im Jahr 1890 Professor für Anatomie an der Universität Leipzig, untersuchte die Erregungsleitung an Säugetierherzen und entdeckte einen Abschnitt, der später nach ihm als

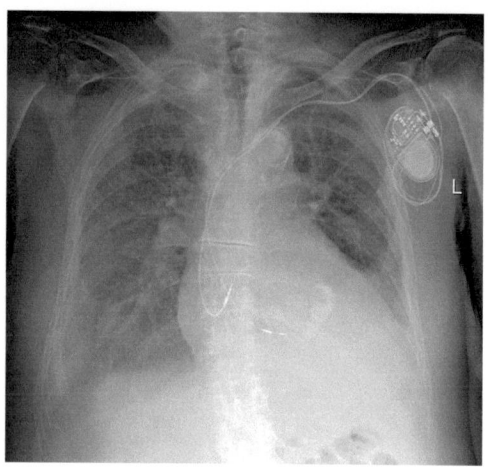

Abb. 6.1 Röntgen-Thorax (liegend); sehr hoch liegende His-Bündel-Sonde; gut erkennbar: eine stark verkalkte Mitralklappe. (Mit freundl. Genehmigung von Dr. Carsten Israel, Bielefeld 2022)

das His'sche Bündel (oder auch His-Bündel) benannt werden sollte. Es ist eine 0,5 mm bis 0,8 mm lange muskuläre Brücke zwischen Vorhöfen und Ventrikeln des Herzens, und stellt zwischen diesen die einzige elektrische Verbindung her. Das His'sche Bündel befindet sich distal des AV-Knotens und teilt sich anschließend in die Tawaraschenkel auf, die ihrerseits die Erregung auf die Ventrikel weiterleiten.

Eine Beschreibung der Anatomie, wie das His-Bündel in das interventrikuläre Septum eingebettet ist (Kawashima und Sasaki 2005), wird uns im nächsten Abschnitt helfen, unterschiedliche Reizantworten bei Stimulation dieser Region zu verstehen. Es gibt drei anatomische Varianten: In der mit rund 50 % am häufigsten auftretenden Variante (Typ I) befindet sich das His-Bündel am unteren Rand des membranösen Teils des Septums und ist mit einer dünnen Myokardschicht vom muskulösen Teil des Septums überzogen. Bei Typ II (rund 30 %) verläuft das His-Bündel vollständig innerhalb des interventrikulären Myokards, während sich bei Typ III (die restlichen 20 %) das His-Bündel unmittelbar unter dem Endokard befindet und am membranösen Teil des Septums verläuft. Diese anatomischen Variationen beeinflussen die Erreichbarkeit des His-Bündels für die Stimulation, entweder direkt oder mit einer Mitstimulation des Myokards, als selektive bzw. nichtselektive His-Bündel-Stimulation bezeichnet.

6.3 Selektive und nichtselektive Stimulation

Die Liste der Kriterien für selektive und nichtselektive His-Bündel-Stimulation folgt der Definition einer Expertengruppe zur His-Bündel-Stimulation (Vijayaraman et al. 2018b) und wird an dieser Stelle direkt übernommen:

6.3.1 Selektive His-Bündel-Stimulation

Die Aktivierung des Kammermyokards erfolgt ausschließlich über das His-Purkinje-System. Es gelten folgende Kriterien:

1. Das zeitliche Intervall Stimulus-QRS (S-QRS) ist identisch dem intrinsischen Intervall His-QRS (H-QRS). Bei Patienten mit verzögerter His-Purkinje Leitung kann das S-QRS-Intervall aufgrund von Mitstimulation der Tawaraschenkel kürzer als das H-QRS-Intervall sein.
2. Das lokale ventrikuläre Elektrogramm ist vom Stimulationsartefakt zeitlich getrennt.
3. Die QRS-Morphologie nach Stimulation ist der Morphologie bei komplett intrinsischer Leitung identisch. Bei Patienten mit verzögerter His-Purkinje Leitung kann der QRS-Komplex nach Stimulation schmaler sein, als bei intrinsischer Leitung.
4. In der Regel ist nur eine Reizschwelle (His-Reizschwelle) zu messen. Ausnahme: Bei Patienten mit (Links- oder Rechts-) Schenkelblock erfolgt bei Stimulation mit hoher Energie eine Korrektur des Schenkelblockes, bei verminderter Stimulationsenergie wird der blockierte Schenkel nicht mehr mitstimuliert, und es ergibt sich das Schenkelblockbild im EKG. In diesem Fall sind zwei Reizschwellen messbar- die erste bei Verlust der

Schenkelblockkorrektur, die zweite bei komplettem Stimulationsverlust (Abb. 6.2).

6.3.2 Nichtselektive His-Bündel-Stimulation

Es überlagern sich His-Bündel-Stimulation und Stimulation des Ventrikelmyokards. Es gelten folgende Kriterien:

1. Es gibt keine isoelektrische Linie zwischen Stimulus und QRS-Komplex, vielmehr ist eine sofortige Antwort auf den Stimulus als „Pseudo-Delta-Welle" aufgrund myokardialer Stimulation im EKG zu sehen.
2. Das lokale ventrikuläre Elektrogramm folgt dem Stimulus unmittelbar und ist nicht zeitlich separiert.
3. Die Dauer des stimulierten QRS-Komplexes ist länger als bei intrinsischer Überleitung. Die elektrische Achse des QRS-Komplexes ist bei nichtselektiver His-Bündel-Stimulation konkordant zur Achse bei intrinsischer Leitung. Bei Patienten mit verzögerter His-Purkinje-Leitung kann der stimulierte QRS-Komplex aufgrund der Korrektur eines Schenkelblockes schmaler sein.
4. In der Regel sind zwei Reizschwellen messbar: eine His-Bündel Reizschwelle und eine des rechten Kammermyokards. Die His-Reizschwelle kann sowohl höher als auch niedriger als die des Myokards sein (darauf wird im Abschnitt Reizschwelle genauer eingegangen). Bei Patienten mit verzögerter His-Purkinje-Leitung kann auch noch eine dritte Reizschwelle auftreten: wenn ein Schenkelblock zunächst durch die Stimulation korrigiert wurde, dann ein Schenkelblockbild auftritt, dann nichtselektive Stimulation, anschließend Myokardstimulation bis zu deren Reizschwelle (Abb. 6.3).

Ob das His-Bündel selektiv oder nichtselektiv stimuliert wird, ist von mehreren Faktoren abhängig: von der Anatomie und der Lage der Stimulationselektrode sowie von der Stimulationsenergie. Über Unterschiede von se-

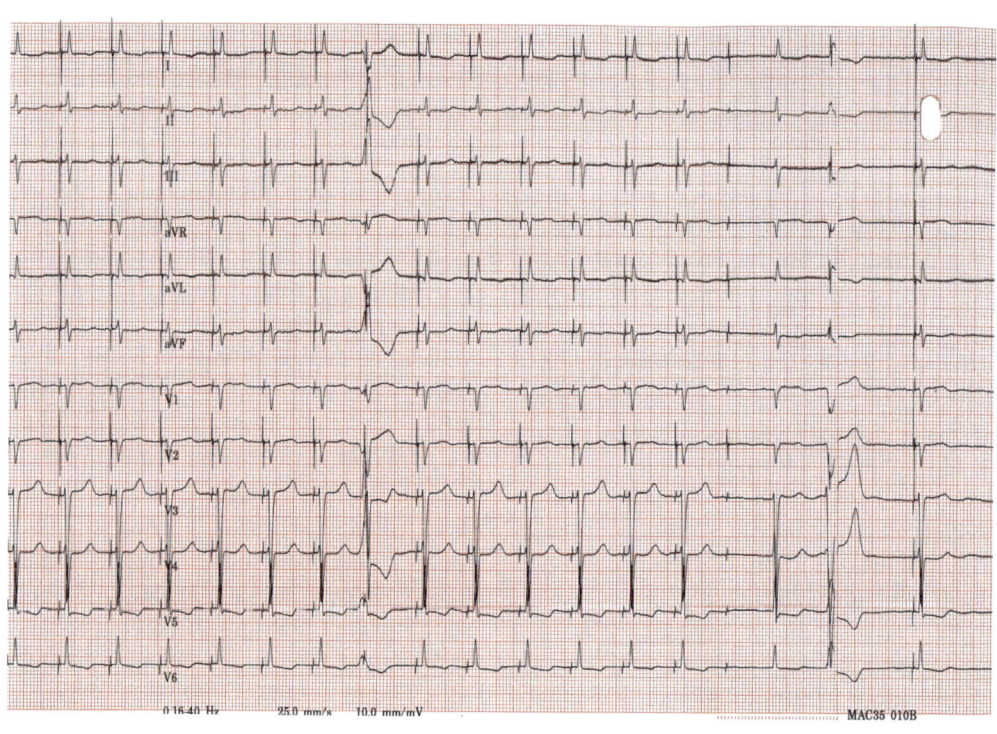

Abb. 6.2 Reizschwellenmessung bei selektiver His-Bündel-Stimulation. Gut zu erkennen: Die Morphologie des stimulierten QRS-Komplexes ist identisch zu komplett intrinsischer Erregungsleitung; Stimulationsartefakt und QRS Komplex sind zeitlich deutlich separiert. Bei zu niedriger Stimulationsamplitude fällt die Reizantwort aus. (Mit freundl. Genehmigung von Dr. Carsten Israel, Bielefeld 2022)

lektiver und nichtselektiver His-Bündel-Stimulation hinsichtlich Hämodynamik oder klinischer Endpunkte gibt es in den bislang publizierten Daten keine Hinweise (Vijayaraman et al. 2018a).

6.4   Indikationen

Ziel der His-Bündel-Stimulation ist es, schrittmacherinduzierte Kardiomyopathien als Nebenwirkung der rechtsventrikulären Stimulation zu vermeiden bzw. wieder zu beseitigen. Die gemeinsamen Leitlinien der amerikanischen kardiologischen Gesellschaften (Kusumoto et al. 2018) empfehlen mit einem Empfehlungsgrad IIa (sollte gemacht werden) die His-Bündel-Stimulation für Patienten mit einer moderat eingeschränkten LV-Funktion (LVEF 36–50 %) und einer zu erwartenden ventrikulären Stimulationshäufigkeit von > 40 % und

gehen damit weiter als die aktuelle europäische Leitlinie, die His-Bündel-Stimulation nur mit einem Empfehlungsgrad IIb (könnte erwogen werden) empfiehlt, dies aber für Patienten mit einer LVEF > 40 % und einem zu erwartenden Stimulationsanteil von > 20 %. Die ESC Leitlinie empfiehlt für Patienten, die unter RV-Stimulation eine schrittmacherinduzierte Kardiomyopathie entwickelt haben, das Aufrüsten auf CRT bzw. His-Bündel-Stimulation.

Welche Patienten sind das konkret? Es sind Patienten mit moderat eingeschränkter LVEF, bei denen zusätzlich eine der folgenden Schrittmacherindikationen hinzukommt (Tab. 6.1):

Eine weitere Anwendung des CSP ist bei Patienten mit einer CRT-Indikation gegeben, bei denen die Implantation einer LV-Sonde aus verschiedenen Gründen nicht möglich war und statt dessen eine His-Bündel-Stimulation zur Korrektur des Linksschenkelblockes oder eine direkte Stimulation des linken Tawara-Schenkels

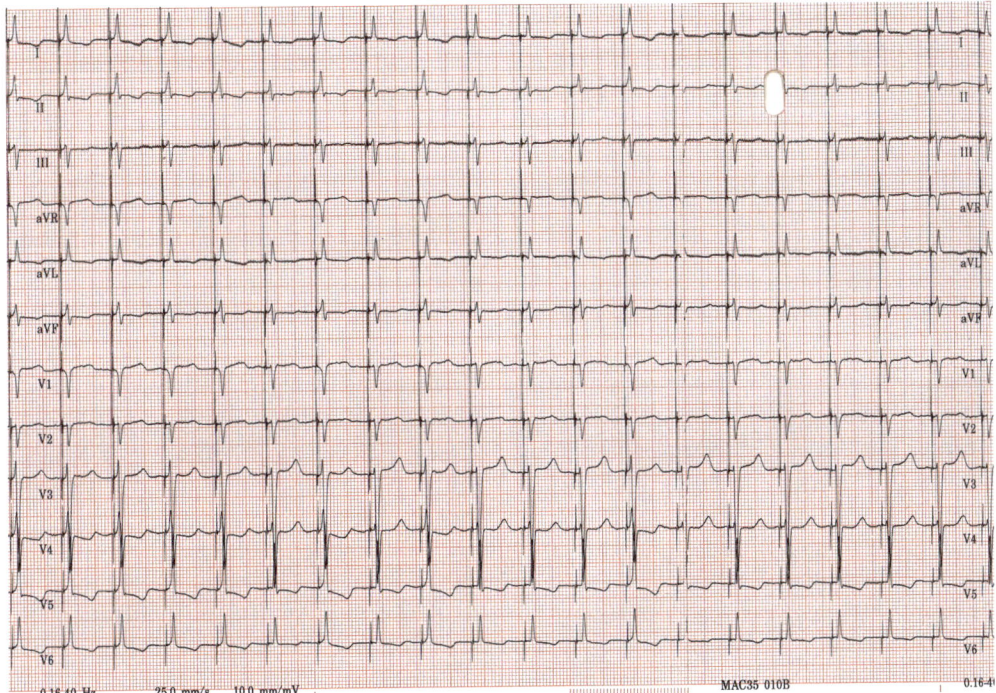

Abb. 6.3 Beginn der Reizschwellenmessung bei nichtselektiver His-Bündel-Stimulation. Gut zu erkennen: Der QRS-Komplex folgt mit einer „Pseudo-Delta-Welle" unmittelbar auf den Stimulationsimpuls. Bei niedriger werdender Stimulationsamplitude geht die nichtselektive Stimulation in selektive His-Bündel Stimulation über. (Mit freundl. Genehmigung von Dr. Carsten Israel, Bielefeld 2022)

Table 6.1 Indikationen zur His-Bündel-Stimulation

Permanenter AV-Block III
Häufig auftretender AV-Block II
Paroxysmale und höhergradige AV-Blockierungen
AV-Block I, wenn aus hämodynamischen Gründen eine Schrittmacherindikation gestellt wurde
Linksschenkelblock mit breitem QRS-Komplex
Häufiges Vorhofflimmern, bei dem die Schrittmachertherapie zur Absicherung antiarrhythmischer Medikation dient
Häufiges Vorhofflimmern und AV-Leitungsstörungen
Sinusknotensyndrom und zusätzlicher AV-Block I
Sowie Patienten mit Sinusknotensyndrom um die Routine für den Implanteur zu verbessern

vorgenommen wird. Nicht angewendet werden sollte die His-Bündel Stimulation dagegen bei progedienten Erkrankungen, bei denen speziell auch das Septum und das spezifische Erregungsleitungssystem geschädigt werden wie z. B. bei der Sarkoidose.

6.4.1 Welches Gerät für welche Indikation

Bevor wir die Aggregatauswahl diskutieren, müssen wir wissen, dass die Reizschwellen am His'schen Bündel oftmals deutlich höher sind,

als bei herkömmlicher atrialer oder ventrikulärer Stimulation. Im Abschnitt zu Stimulation
und Reizschwelle wird darauf ausführlich eingegangen. Bei der Auswahl des passenden Ag-
gregates kann das ein ausschlaggebendes Kriterium sein, das an einem Beispiel illustriert werden soll:

Stellen wir uns vor, ein Patient habe am
His'schen Bündel eine Reizschwelle von 3 V
bei 1,0 ms Impulsbreite. Um eine gute (100 %)
Sicherheitsmarge zu erreichen, müsste zur Stimulation eine Amplitude von 6 V eingestellt
werden, eine extrem kurze Batterielaufzeit wäre
die Folge. Wird eine niedrigere Amplitude gewählt, steigt das Risiko für einen Stimulationsverlust. Ist der Patient zusätzlich schrittmacherabhängig (z. B. AV-Block III ohne ausreichenden Ersatzrhythmus) kann die Lösung in
einer zusätzlichen RV-Elektrode als Backup liegen: Es würde ein Dreikammerschrittmacher
(CRT-P) verwendet werden, mit der atrialen
Sonde im Vorhof, der RV-Sonde im rechten Ventrikel und der His-Elektrode am Anschluss für
die LV-Elektrode. Die LV-Stimulation (also die
His-Stimulation) sollte nun zeitlich weit vor der
RV-Stimulation erfolgen (VV-Intervall: LV maximal vor RV). Nach His-Stimulation findet bei
dieser Programmierung eine normale ventrikuläre Erregungsausbreitung statt und nach Wahrnehmung an der RV-Sonde wird die Stimulation
inhibiert.

Wäre die His-Bündel-Stimulation ineffektiv,
würde ohne Erregungsausbreitung und ohne
Wahrnehmung nach Ablauf der AV-Zeit mit der
RV-Sonde stimuliert. Das funktioniert, wird in
der Fachliteratur diskutiert, ist jedoch zum aktuellen Zeitpunkt ein „off-label-use". Es entspricht
nicht der Zulassung von CRT-P Geräten. An dieser Stelle sehen Sie auch, dass bei einer solchen
„Zweckentfremdung" der nachsorgende Arzt
wissen muss, dass es sich nicht um eine normale
CRT-P Nachkontrolle handelt.

Aggregatauswahl und Elektrodenanschluss-
möglichkeiten im Einzelnen in der Reihenfolge
von einfach nach kompliziert:

**1a) Vorhofflimmern und AV Block (Bradyarr-
hythmie)**

- Zweikammerschrittmacher
- Atrialer Anschluss: His-Sonde (distal des Blockes)
- Ventrikulärer Anschluss: RV-Sonde (Backup)
- Programmierung: DDDR
- Entspricht „intended use"

**1b) Vorhofflimmern und AV Block (Bradyarr-
hythmie)**

- Einkammerschrittmacher
- Einziger Anschluss: His-Sonde
- Programmierung: VVI
- Entspricht „intended use"

**2a) nicht schrittmacherabhängig: AV Block I
oder Sinusknotensyndrom**

- Zweikammerschrittmacher
- Atrialer Anschluss: Vorhofsonde
- Ventrikulärer Anschluss: His-Sonde
- Programmierung: DDDR
- Entspricht „intended use"

**2b) nicht schrittmacherabhängig: Höher-
gradige AV Blockierungen mit Ersatzrhythmus**

- Zweikammerschrittmacher
- Atrialer Anschluss: Vorhofsonde
- Ventrikulärer Anschluss: His-Sonde
- Programmierung: DDD
- Entspricht „intended use"

**3) Höhergradige AV Blockierungen ohne aus-
reichenden Ersatzrhythmus**

- CRT-P
- Atrialer Anschluss: Vorhofsonde
- LV-Anschluss: His-Sonde
- RV-Anschluss: RV-Sonde (Backup)
- Programmierung: DDD
- VV-Intervall: LV-Stimulation (His) vor RV-Stimulation
- „off label use"

**4) His-Bündel-Stimulation anstelle von CRT-
Stimulation**

- CRT-P
- Atrialer Anschluss: Vorhofsonde
- LV-Anschluss: LV-Sonde
- RV-Anschluss: His-Sonde

- Programmierung: DDD
- VV-Intervall: RV-Stimulation (His) vor LV-Stimulation
- Entspricht „intended use" Diese Konfiguration wird „His-Optimized-CRT" oder kurz als „HOT-CRT" bezeichnet

6.4.2 Überlegungen zur Programmierung

Wie im letzten Abschnitt dargestellt, können unter der Bezeichnung „His-Bündel-Stimulation" völlig unterschiedliche Anschlusskonfigurationen auftreten, die entsprechend unterschiedlich programmiert werden müssen. Das betrifft die Einstellung gleich einer ganzen Reihe von Parametern: Wahrnehmung, Stimulation, Zeitsteuerung und Spezialfunktionen, z. B. der automatischen Reizschwellenbestimmung oder dem safety-window-pacing.

Konfiguration 1: Die His-Bündel Elektrode ist am atrialen Anschluss angeschlossen

Stimulationsmodus
Diese Konfiguration ist ausschließlich für Patienten mit permanentem Vorhofflimmern und höhergradigem AV-Block geeignet, Patienten, die leitliniengerecht eine VVIR-Stimulation erhalten würden. Mit der His Elektrode am atrialen Anschluss wird eine VVI-Funktionalität nachgebildet, wobei die RV- Elektrode zur Wahrnehmung und zur Backup-Stimulation dient. Geeignete Zweikammerbetriebsarten sind der DDDR, DDIR oder DVIR (soweit verfügbar) Modus.

AV-Zeit
Werte für die AV-Zeit, wie sie für herkömmliche Schrittmacherprogrammierung genommen werden, sind bei dieser Konfiguration der His-Bündel-Stimulation nicht anwendbar. Hier sollte die AV-Zeit (jetzt de facto die HV-Zeit!) nur etwas länger eingestellt werden, als die aus der Elektrophysiologie bekannte HV-Zeit, also der Zeit vom His Signal bis zur Ventrikelwahrnehmung. Dies sind rund 80 ms bis 100 ms,

lang genug, um eine rechtsventrikuläre Wahrnehmung zu erhalten, die die RV-Stimulation inhibiert. Diese Zeit können wir bei selektiver Stimulation auch am Oberflächen EKG oder am Programmiergerät messen, indem wir das Intervall vom His-Stimulus bis zum Beginn des QRS Komplexes messen.

Wichtig: Es soll ja nicht ventrikulär stimuliert werden, das würde dem Sinn des His-Bündel Stimulierens zuwiderlaufen! Nur im Falle ineffektiver His Stimulation käme -jetzt ohne die eigene Erregungsleitung in die Ventrikel- die RV-Stimulation als Backup zum Tragen.

Die bekannten Algorithmen zum Vermeiden der Kammerstimulation (R-Zacken Suchhysterese bzw. Modusumschaltungen) sollten nicht programmiert werden: Im Fall intermittierenden Stimulationsverlustes an der His-Elektrode könnte mit langer AV-Zeit (z. B. bei R-Zacken Suchhysterese) die nächste His-Stimulation in der T-Welle des vorausgegangenen Herzzyklus erfolgen.

Anmerkung: In den Betriebsarten DVI und DDI basiert die Zeitsteuerung auf (rechts-) ventrikulären Ereignissen. Das kann bei Standardschrittmachern mit atrialer Elektrode im Atrium und ventrikulärer Elektrode im RV bei eigener Überleitung zu Irritationen führen, die im Abschn. 9.2.4 ausführlich erläutert werden.

Dort besprechen wir als Beispiel einen Patienten mit Sinusknotensyndrom und gut erhaltener eigener Überleitung, der einen Zweikammerschrittmacher (keine His-Bündel-Stimulation) im DDI 60 Modus und einer (stimulierten) AV-Zeit von 180 ms erhalten hat. Es wird atrial stimuliert und die Zeit für die eigene Überleitung betrage 150 ms (also 30 ms kürzer als die programmierte AV-Zeit). Bei ventrikulär basierter Zeitsteuerung wird das VA-Intervall (Zeit bis zur nächsten atrialen Stimulation) auf diese RV-Wahrnehmung bezogen, die kürzere Zeit für die eigene Überleitung jedoch nicht beachtet. Das VA-Intervall beträgt (Grundintervall 1000 ms–PAV 180 ms) 820 ms. Somit ergibt sich ein Intervall zwischen den atrialen Stimulationsimpulsen (eigene Überleitungszeit 150 ms + VA-Intervall 820 ms) von 970 ms entsprechend einer Frequenz von rund 63/min statt programmierter 60/min.

Was in diesem Beispiel recht unspektakulär ist, kann sich bei His-Bündel-Stimulation im DVIR Modus ganz erheblich auswirken.

Stellen wir uns folgendes Szenario vor:

- Zweikammerschrittmacher, atriale Sonde an His-Bündel Position
- Modus: DVIR 60–120/min
- AV-Zeit nach Stimulation 150 ms (jetzt die HV-Zeit)

Der Schrittmacher stimuliert aktuell frequenzadaptiv bei einer Sensorfrequenz von 120/min. Die programmierte PAV-Zeit beträgt 150 ms. Die eigene Überleitung wird an der RV-Elektrode bereits nach 70 ms wahrgenommen, also 80 ms schneller als die programmierte PAV-Zeit. Die sich ergebende VA-Zeit bis zum nächsten atrialen Stimulus (jetzt His!) beträgt 350 ms (500 ms Sensorfrequenz – 150 ms PAV-Zeit; die schnellere Überleitung ja wird nicht berücksichtigt). Somit ergibt sich folgende Sequenz: His Stimulus → 70 ms eigene Überleitung → 350 ms VA Zeit → His Stimulus. Das Intervall zwischen den His-Stimuli beträgt demnach 420 ms entsprechend 142/min; 22/min schneller, als die programmierte Maximalfrequenz!

Wahrnehmung

Die Wahrnehmungsfunktion sichert die untere Grenzfrequenz ab: Ist bis zum Ende des Grundintervalls kein Wahrnehmungsereignis aufgetreten, wird ein Stimulus abgegeben. Bei His-Bündel-Stimulation mit dieser Konfiguration erfolgt die Wahrnehmung mit der RV- Elektrode, ein Sensing am His-Bündel ist hierfür nicht notwendig. Dagegen könnte die His-Sonde (im atrialen Anschluss) ein Oversensing von Vorhofflimmern aufweisen, was zu Inhibieren und Mode-Switch führen würde, und die His-Bündel Stimulation setzt aus.

Aus diesem Grund erfolgte auch die Überlegung, das Aggregat in den DVI-Modus, also ohne Wahrnehmung im atrialen Kanal zu programmieren. Steht dieser Modus nicht zur Verfügung, muss in der DDD- oder DDI-Betriebsart eine sehr geringe atriale Empfindlichkeit eingestellt werden, um ein Oversensing atrialer Signale zu vermeiden.

Ventrikuläre Sicherheitsstimulation (VSP)

Diese Funktion ist bereits in Abschn. 9.2.5 ausführlich beschrieben. In aller Kürze: im Falle von Crosstalk, der Wahrnehmung des atrialen Stimulationsimpulses an der Ventrikelsonde, würde die Kammerstimulation inhibiert. Um mögliche Asystolien zu vermeiden, wird mit der Funktion der ventrikulären Sicherheitsstimulation bei Kammerwahrnehmung unmittelbar nach atrialer Stimulation ein ventrikulärer Sicherheitsstimulus abgegeben. Bei His-Bündel-Stimulation ergibt sich mit dieser Funktion folgendes Bild: Die HV-Leitung ist oftmals derart schnell, dass die folgende RV-Wahrnehmung in das Zeitfenster für die Sicherheitsstimulation fällt. Ist die Funktion eingeschaltet, würde bei jeder Ventrikelwahrnehmung -statt zu inhibieren- der Sicherheitsstimulus im Ventrikel (Pseudofusion) abgegeben werden. Einen Effekt hätte er nicht, trägt jedoch zu höherem Stromverbrauch bei. Im ungünstigsten Fall könnte die Stimulation während der vulnerablen Phase der T-Welle erfolgen und Kammerflimmern induzieren. Daher wird empfohlen, diese Funktion zu deaktivieren. Bei verschieden Herzschrittmachermodellen ist die ventrikuläre Sicherheitsstimulation nicht programmierbar und immer aktiviert. Es ist zu überlegen, ob diese Geräte für His-Bündel-Stimulation eingesetzt werden sollten.

Wichtig: Verwenden Sie His-Bündel-Stimulation in dieser Konfiguration bei einem 2-Kammer ICD, müssen alle Zweikammer Diskriminationsalgorithmen deaktiviert sein: Mit der His-Bündel Elektrode würden Kammerarrhythmien als (vermeintlich) atriale Arrhythmien wahrgenommen und klassifiziert werden und der ICD gibt im Ergebnis keine (vermeintlich inadäquaten) Therapien ab!

Konfiguration 2: Die His-Bündel Elektrode ist am RV-Anschluss angeschlossen

Tritt auf in den Konfigurationen: 1b (SSIR), 2a, 2b (DDD bei SND und AVB)

Stimulationsmodus

In dieser Konfiguration ersetzt die His-Bündel-Stimulation die „normale" rechtsventrikuläre

Stimulation. Die Aggregate werden entsprechend ihrer Zulassung verwendet, es handelt sich also nicht um einen „off-label-use". Mit steigender Erfahrung bei der Implantation ist ein Trend zu beobachten, der diese Konfiguration mehr und mehr bevorzugt. Zu dieser Entwicklung tragen zunehmende Langzeiterfahrungen zu chronischen Reizschwellen bei His-Bündel-Stimulation ebenfalls bei, wobei die Reizschwellen auch von den verwendeten Stimulationselektroden abhängen. Sie sehen, die His-Bündel-Stimulation mit ihren verschiedenen Aspekten ist aktuell noch richtig in ihrer Entwicklungsphase.

Ist die His-Elektrode an den Anschluss der (rechts-) ventrikulären Elektrode angeschlossen, erfolgt die Programmierung der Geräte ähnlich der „herkömmlichen" Programmierung, mit Unterschieden in der Zeitsteuerung (AV-Zeiten), und einigen Spezialfunktionen. Die Stimulationsmodi werden indikationsabhängig leitlinengemäß ausgewählt: für Patienten mit permanentem Vorhofflimmern die VVIR Stimulation, Patienten mit AV-Block und chronotroper Kompetenz die DDD-Stimulation und Patienten mit Sinusknotensyndrom und ggf. auch mit Zweiknotenerkrankung eine DDDR-Stimulation mit zusätzlichem AV-Management (Abschn. 9.5.1). Der wichtigste Unterschied liegt in der Programmierung der AV-Zeit.

AV-Zeit
Die Kammererregung soll nach Abschluss des aktiven Vorhofbeitrages zur Ventrikelfüllung (im Echo zum Ende der A-Welle) beginnen. Bei einem konventionellen Zweikammerschrittmacher stellen wir AV-Zeiten um 130 ms bis 150 ms nach Vorhofwahrnehmung bzw. 170 ms bis 190 ms nach Vorhofstimulation ein (Abschn. 9.2.4).

Nun ist die Ventrikelelektrode am His'schen Bündel platziert, und nach Stimulation erfolgt ein großer Anteil der Erregungsleitung wieder über das His-Purkinje-System. Wir müssen für unsere His-Bündel-Stimulation mit der Einstellung der AV-Zeit (exakt: der AH-Zeit) also nur die Zeit vom Vorhof bis zum His-Bündel technisch ersetzen, die HV-Zeit ergibt sich

mit Werten zwischen 80 ms und 100 ms wieder von alleine. Diese Zeit können wir auch am Oberflächen-EKG oder am Programmiergerät messen, wie bereits für die Konfiguration 1 erwähnt, indem wir bei selektiver Stimulation das Intervall vom His-Stimulus bis zum Beginn der QRS-Komplexes messen. Die AH-Zeit nach Wahrnehmung im Vorhof stellen wir auf Werte um die 40 ms ein, zusammen mit der intrinsischen HV-Zeit ergibt sich ein gesamtes AV-Intervall von rund 130 ms bis 150 ms Die Verlängerung der AV-Zeit nach Vorhofstimulation sollte, wie bei herkömmlicher DDD-Stimulation auch, abhängig von der atrialen Sondenposition etwas 40 ms bis 70 ms betragen.

Wahrnehmung
Oversensing ist potentiell gefährlich: die Stimulation wird inhibiert, Asystolien wären möglich. Bei herkömmlicher Schrittmachertherapie ist die Wahrscheinlichkeit für ventrikuläres Oversensing durch nahezu ausschließliche Verwendung bipolarer Elektroden, relativ hohe elektrische Amplituden im Ventrikel mit entsprechend nicht ganz so empfindlich eingestellten Wahrnehmungsschwellen recht gering.

Bei His-Bündel-Stimulation ist die Situation vergleichsweise heikel: Die Amplituden sind geringer, die Empfindlichkeit muss höher programmiert werden - aber gleichzeitig befinden sich die Vorhöfe in unmittelbarer Nachbarschaft zur His-Sonde, die mitunter auch vorhofseitig am His'schen Bündel implantiert sein kann. Ist bereits intraoperativ zu erkennen, dass eine hohe Wahrscheinlichkeit für Oversensing an der His-Elektrode besteht (große atriale und gleichzeitig kleine His-Amplituden), wäre zu erwägen, statt eines Zweikammersystems einen Dreikammerschrittmacher mit dem Anschluss der His-Sonde an den LV-Anschluss zu verwenden.

Tritt das Worst-Case Szenario für das Oversensing nicht auf, werden die Werte für die Wahrnehmungsschwelle wie in der übrigen Schrittmachertherapie auch programmiert: bis zu 1/8 der gemessenen Amplituden. Funktionen zur automatischen Wahrnehmungsregelung können nach Überprüfung aktiviert werden.

Stimulation

Die Stimulationsparameter werden entsprechend den Ergebnissen der Reizschwellenmessung eingestellt (siehe Abschnitt Reizschwellenmessung bei His-Bündel-Stimulation). Zu beachten ist, dass automatische Funktionen zur Messung der Reizschwelle („Capture Management", „Autocapture", etc.) bei His-Bündel-Stimulation nicht richtig funktionieren: Die Algorithmen suchen unmittelbar nach Impulsabgabe nach einem evozierten Potential. Bei selektiver His-Stimulation folgt dem Stimulus für die Dauer der HV-Zeit im EKG eine Nulllinie. Es ist also unmittelbar nach dem Stimulus kein Potential messbar mit der Folge, dass die Automatikfunktion einen vermeintlich ineffektiven Impuls erkennt, anschließend die Stimulationsenergie auf Maximalwerte stellt, und wir, statt His-Bündel-Stimulation zu erreichen, eine normale Myokardstimulation erhalten, und das auch noch mit extrem hoher Stimulationsenergie! Bei nichtselektiver Stimulation stellen die Automatikfunktionen Werte ein, mit denen normale Ventrikelstimulation erfolgen würde.

Fazit: Deaktivieren von Capture-Management Funktionen, ggf. auf „überwachen" programmieren, keinesfalls auf automatische Umprogrammierungen.

Ventrikuläre Sicherheitsstimulation

Tritt Crosstalk auf, verkürzt die Funktion zur ventrikulären Sicherheitsstimulation (Abschn. 9.2.5) die AV-Zeit bei herkömmlicher Schrittmachertherapie von Werten um 180 ms (nach atrialer Stimulation) auf Werte um 100 ms. Bei His-Bündel-Stimulation stellen wir AV-Zeiten (AH-Zeiten) von ca. 80 ms nach atrialer Stimulation ein, im Falle von Crosstalk würde diese Zeit also verlängert. Tritt Crosstalk häufig auf, und ist die verspätete Stimulation hämodynamisch ungünstig, sollte die Funktion für ventrikuläre Sicherheitsstimulation deaktiviert werden, falls diese Option programmierbar ist. Im Zweifelsfall probieren Sie die Funktion während einer Nachkotrolle aus: Atriale Stimulationsenergie sehr hoch, ventrikuläre (His!) Wahrnehmungsschwelle sehr niedrig programmieren und suchen Sie am Programmiergerät im Markerkanal und im Oberflächen-EKG mögliche Episoden von Crosstalk.

Konfiguration 3: Die His-Bündel Elektrode ist am LV-Anschluss angeschlossen Tritt auf in den Konfigurationen: 3 (RV-backup-Stimulation) und 4 (HOT-CRT)

Stimulationsmodus

Auf den ersten Blick ist diese Konfiguration sinnvoll: Die atriale Elektrode ist im Vorhof platziert und am Anschluss für die Vorhofsonde angeschlossen. Es wird -je nach Vorhofrhythmus- wahrgenommen oder stimuliert. Im zeitlichen Ablauf schließen sich die jeweiligen AV-Zeiten an. Wichtig: Die AV-Zeit bei dieser Konfiguration der His-Bündel-Stimulation ersetzt die AH-Zeit, sie wird daher auf 80 ms nach Stimulation bzw. 40 ms nach Wahrnehmung programmiert. (Siehe Überlegungen zur AV-Zeit im vorangegangenen Abschnitt.)

Jetzt kommt ein spezifisches CRT-Zeitintervall zur Anwendung: das VV-Intervall, mit dem wir (siehe Abschn. 6.1.2) einstellen können, ob die LV-Elektrode früher, zeitgleich, oder später als die RV- Elektrode stimulieren soll.

Jetzt befindet sich am Anschluss für die LV-Elektrode jedoch die His-Elektrode. Nach (effektiver) Stimulation breitet sich die elektrische Erregung intrinsisch über das His-Purkinje-System aus. Genauso, wie bei der Elektrodenkonfiguration 1 (His-Elektrode am atrialen Anschluss, RV-Elektrode am RV-Anschluss) dient die RV-Elektrode als Backup. Was wir in Konfiguration 1 über die AV-Zeit erreichen wollen, eigene Erregungsausbreitung nach His-Stimulation und Inhibieren der RV-Stimulation, erzielen wir mit einem CRT-Gerät über die VV-Zeit: Die His-Stimulation soll zeitlich weit vor der RV-Stimulation erfolgen, auf dass sich die Erregung über die Ventrikel ausbreiten kann und folglich die RV-Stimulation inhibiert wird.

Die Verwendung eines CRT-Gerätes in dieser beschriebenen Konfiguration ist (zur Zeit noch) ein „off-label-use", die Geräte sind für diesen Einsatz ursprünglich nicht gedacht, und leider entsprechen die Spezifikationen einzelner Parameter nicht unbedingt den Anforderungen bei His-Bündel-Stimulation. Die VV-Zeit, auch als LV-Korrektur bezeichnet, ist ein solcher Parameter. Herstellerabhängig variiert die die maximal programmierbare VV-Zeit von 64 ms (Microport) über 80 ms (Medtronic) bis zu 100 ms (Biotronik, Boston). Zur vollständigen Ventrikelerregung (der intrinsischen HV-Zeit) vergehen 80 ms bis 100 ms, das ist oftmals länger, als es die maximalen VV-Zeiten der Geräte zulassen. In diesen Fällen erfolgt -ohne zu inhibieren- eine RV-Stimulation nach Ablauf der VV-Zeit. Eine Fusion mit der intrinsischen Überleitung ist die Folge, es ergibt sich ein Bild wie bei nichtselektiver His-Bündel-Stimulation.

Funktionen zur automatischen Optimierung von AV-und VV-Zeiten (Abschn. 6.1.2) sind für den Einsatz bei His-Bündel-Stimulation nicht konzipiert, und müssen für diesen Einsatz deaktiviert werden.

Wahrnehmung

Wie bereits in den vorhergehenden Abschnitten beschrieben, kann die Einstellung der Wahrnehmungsparameter bei His-Bündel-Stimulation schwierig werden: bei Oversensing atrialer Signale wird die Ventrikelstimulation inhibiert. Daraus resultiert auch die Programmierempfehlung, bei Zweikammerschrittmachern mit der His-Sonde am atrialen Anschluss den Modus DVI zu verwenden, hier ist die Wahrnehmungsfunktion am atrialen (His) Anschluss ausgeschaltet. Diese Funktionsweise soll auch beim Einsatz von Dreikammerschrittmachern genutzt werden, die Stimulationssicherheit ist durch die Wahrnehmung an der RV-Elektrode gegeben. Aktuelle CRT-Geräte der Hersteller Abbott, Medtronic und Microport haben im LV-Kanal keine Wahrnehmungsfunktion, es wird ausschließlich stimuliert (Abschn. 5.1.2.4). Es ist keine Umprogrammierung nötig.

Für CRT-Geräte der Hersteller Biotronik und Boston Scientific ist die LV-Wahrnehmung zu deaktivieren bzw. sollte auf extrem unempfindliche Werte programmiert werden. Die Programmierung der Wahrnehmungsparameter für die atriale und die RV-Elektrode erfolgt wie bei herkömmlichen Schrittmachersystemen auch.

Stimulation

In der Regel wird die Stimulationsenergie wie bei Standardschrittmachern mit 100%iger Sicherheitsmarge programmiert. Ist die His-Reizschwelle hoch und eine RV-Backup-elektrode implantiert, kann die Stimulationsenergie auch als Reizschwelle + 1 V programmiert werden.

6.4.3 Reizschwellen und Reizschwellenmessung bei His-Bündel-Stimulation

Der Ablauf der Reizschwellenmessung ist prinzipiell identisch zu jeder anderen Reizschwellenmessung (Abschn. 4.7). Die Messung beginnt mit überschwelliger Stimulation, anschließend wird sukzessive die Stimulationsenergie verringert. Vorzugsweise wird die Messung der Amplitudenreizschwelle durchgeführt, bei der bei konstanter Impulsdauer die Amplitude schrittweise verringert wird. Da Chronaxie und Rheobase bei His-Bündel-Stimulation von denen bei konventioneller Myokardstimulation abweichen, führen wir die Messung bei einer Impulsdauer von 1 ms durch, und beginnen mit einer Amplitude von 5V. Nun hilft uns die Kenntnis über die anatomischen Varianten, wie das His-Bündel im umgebenden Gewebe verläuft, zu verstehen, dass der Ablauf der Reizschwellenmessung von Patient zu Patient anders ablaufen kann.

Variante 1:
Während des Reizschwellentests treten keine Veränderungen in der QRS Morphologie auf. Gründe hierfür können sein:
- Ausschließlich selektive His-Bündel-Stimulation
- Die Sonde trifft nicht das spezifische Erregungsleitungssystem und es gibt ausschließlich Myokardstimulation (bei extrem hochseptaler Sondenposition kann der QRS Komplex ähnlich schmal sein)

Variante 2:
Es treten Morphologieänderungen im EKG auf Gründe hierfür können sein:
- Übergang von selektiver zu nicht selektiver Stimulation (pseudo-Delta-Welle tritt auf)

Table 6.2   Empfehlungen zur Programmierung der Standardparameter

Modus	DVIR, DDIR (Konfiguration 1)
	DDD(R) (Konfiguration 2)
	CRTP: DDD und LV vor RV
AV-Management	Aus (Konfiguration 1)
	Ein (Sinusknotensyndrom)
	Aus (Konfiguration 3)
Frequenzen	Wie Standard Schrittmacher
Mode Switch	Aus (Konfiguration 1)
	Ein (Konfiguration 2 + 3)
Frequenzadaptation	Wie Standard Schrittmacher
„atriale" Wahrnehmungsschwelle (His)	Cave: kein atr. Oversensing und kein ventr. Undersensing – ausprobieren: 0,5 mV bis 1,5 mV (Konfiguration 1)
Wahrnehmungspolarität	Bipolar
Automatische Empfindlichkeitsregelung	Aus (Konfiguration 1)
	Atrial Ein: ventrikulär: Aus (Konfiguration 2)
	Ein (Konfiguration 2 + 3)
Stimulationspolarität	Unipolar
Reizschwellenautomatik	Aus
Ventr. Sicherheitsstimulation	Aus (Konfiguration 1 + 3)
CRT Funktionen	Alle aus

- Übergang von nicht selektiver zu selektiver Stimulation (pseudo-Delta-Welle verschwindet)
- Übergang von nicht selektiver Stimulation zu Myokardstimulation

Bei Patienten mit zusätzlichem Schenkelblock ist beim Reizschwellentest zu beobachten, dass bei hoher Stimulationsenergie der Schenkelblock korrigiert ist, mit weniger Energie der Schenkelblock auftritt, dann die Stimulation des Erregungsleitungssystems endet und Myokardstimulation auftritt bis die Stimulation unterschwellig wird und der Test beendet ist. Der Übergang zur Schenkelblockmorphologie ist nur im 12-Kanal EKG zuverlässig beurteilbar.

6.5   Programmierempfehlungen

(Siehe Tab. 6.2)

Zur weiterführenden Lektüre empfohlen: Zeitschrift „Herzschrittmacher und Elektrophysiologie"

Ausgabe 2/2020: Schwerpunktheft zur His-Bündel-Stimulation

Literatur

Dust B (2017) Schrittmacher-induzierte Kardiomyopathie, Prävalenz, Inzidenz, Prädiktoren. Dissertation Charite, Berlin https://refubium.fu-berlin.de/handle/fub188/4341

Glikson M, Nielsen JC, Kronborg MB, Michowitz Y, Auricchio A, Barbash IM, Barrabés JA, Boriani G, Braunschweig F, Brignole M, Burri H, Coats AJS, Deharo J-C, Delgado V, Diller G-P, Israel CW, Keren A, Knops RE, Kotecha D, Leclercq C, Merkely B, Starck C, Thylén I, Tolosana JM (2021) 2021 ESC guidelines on cardiac pacing and cardiac resynchronization therapy. Eur Heart J 42(35): 3427–3520. https://doi.org/10.1093/eurheartj/ehab364

Kusumoto FM, Schoenfeld MH, Barrett C, Edgerton JR, Ellenbogen KA, Gold MR, Goldschlager NF, Hamilton RM, Joglar JA, Kim RJ, Lee R, Marine JE, McLeod CJ, Oken KR, Patton KK, Pellegrini CN, Selzman K, Thompson A, Varosy PD (2018) ACC/AHA/HRS guideline on the evaluation and management of patients with Bradycardia and cardiac conduction delay. J Am Coll Cardio 74(7):e51–e156. https://doi.org/10.1016/j.jacc.2018.10.044

Kawashima T, Sasaki H (2005) A macroscopic anatomical investigation of atrioventricular bundle locational variation relative to the membranous part of the ventricular septum in elderly human hearts. Surg Radiol Anat 27(3):206–213. https://doi.org/10.1007/s00276-004-0302-7

Vijayaraman P, Chung MK, Dandamudi G, Upadhyay GA, Krishnan K, Crossley G, Bova CK, Lee BK, Refaat MM, Saksena S, Fisher JD, Lakkireddy D (2018a) His bundle pacing. J Am Coll Cardio 72(8):927–947. https://doi.org/10.1016/j.jacc.2018.06.017

Vijayaraman P, Dandamudi G, Zanon F, Sharma PS, Tung R, Huang W, Koneru J, Tada H, Ellenbogen KA, Lustgarten DL (2018b) Permanent his bundle pacing: recommendations from a multicenter his bundle pacing collaborative working group for standardization of definitions implant measurements and follow-up. Heart Rhythm 15(3):460–468. https://doi.org/10.1016/j.hrthm.2017.10.039

Nachsorge von kabellosen Schrittmachern

7.1 Prinzipielles zur Nachsorge kabelloser Schrittmacher

Sie werden auch „Leadless Pacemaker" genannt, werden ab und zu als LP bezeichnet, und stellen den aktuellsten technologischen Entwicklungsschritt der Schrittmacher dar. Ein kabelloser Schrittmacher ist ein Impulsgeber, bestehend aus Batterie und elektronischer Schaltung in einer Kapsel von ca. 5 mm Durchmesser und 2 cm Länge, der mit einem Katheter direkt im rechten Ventrikel platziert wird, wo er sich mit einem Fixiermechanismus im Trabekelwerk verankert.

Selbst wenn in den letzten Jahren Schrittmacherelektroden im Vergleich zur Frühzeit der Schrittmachertherapie weitaus zuverlässiger und langzeitstabiler geworden sind, so stellen auch heute Elektrodenprobleme den häufigsten Grund für Fehlfunktionen und Revisionsoperationen dar.

Der kabellose Schrittmacher führt daher zu deutlich weniger Komplikationen – auch hinsichtlich von Problemen an der Schrittmachertasche, von Reizungen bis hin zu Tascheninfektionen.

Wie stellt sich die Nachkontrolle dar? Prinzipiell identisch zur Nachsorge eines herkömmlichen Schrittmacheraggregats. Wir überzeugen uns von der korrekten Funktionsweise, überprüfen, dass die Batterielaufzeit noch ausreichend lang ist, und justieren gegebenenfalls

Wahrnehmungs- und Stimulationsparameter. Die Vorgehensweise entspricht damit exakt der bisher beschriebenen Nachkontrolle.

Welche Besonderheiten gilt es zu beachten:

Batterie
Bei Batterieerschöpfung wird davon ausgegangen, dass das Aggregat im Herzen verbleibt und ein weiterer Schrittmacher implantiert wird. Damit es zu keinen Interferenzen in der Telemetrie kommen kann, ist es möglich, den Schrittmacher komplett auszuschalten, zu deaktivieren.

Stimulationsimpedanz
Die Stimulationsimpedanz beschreibt den Stimulationsstromkreis, nur jetzt ohne das Kabel. Änderungen der Impedanz infolge Isolationsdefekt oder Kabelbruch können nicht mehr auftreten, eine Impedanzerhöhung infolge unzureichender Fixierung und Dislokation jedoch nach wie vor.

Unipolar vs. bipolar
Stimulation und Wahrnehmung erfolgen beim kabellosen Schrittmacher zwischen der Kathode, die direkten Gewebekontakt hat, und dem Gehäuse, das die Anode darstellt.

Das ist eine Konstruktion, die bei einem herkömmlichen Schrittmacher der unipolaren Konfiguration entsprechend wäre. Dies jedoch mit dem Unterschied, dass der Abstand zwischen Kathode und Anode nur wenige Millimeter beträgt und der Stromweg innerhalb des rechten

© Springer-Verlag GmbH Deutschland, ein Teil von Springer Nature 2022
S. Gazarek und C. Restle, *Herzschrittmacher-Nachsorge für Einsteiger,*
https://doi.org/10.1007/978-3-662-65439-2_7

Ventrikels bleibt. Bei einem herkömmlichen Schrittmacher wäre das eindeutig bipolar. Der kabellose Schrittmacher verhält sich also de facto wie ein mit bipolarer Konfiguration eingestelltes Gerät, der Unterschied zwischen unipolar und bipolar besteht daher nicht.

Insbesondere auf die Stimulation sei hingewiesen: Da der Stromfluss nur wenige Millimeter Gewebeleitung beinhaltet, werden keine so großen Stimulationsartefakte erzeugt, die zu Interferenzen für externe Defibrillation wie bei AED, der Defibrillatorweste oder auch einen S-ICD zu führen können.

Betriebsart, Indikation
Inzwischen haben kabellose Schrittmacher ihren festen Platz in der Herzschrittmachertherapie gefunden. Sie kommen genau dann zur Anwendung, wenn herkömmliche transvenöse Systeme aus unterschiedlichen Gründen nicht eingesetzt werden können: unter anderem bei anatomischen Anomalien, fehlenden venösen Zugängen (auch Thrombosen in der v. subclavia), Dialysepatienten mit Shunt, rezidivierenden (Schrittmachertaschen-) Infektionen sowie auch bei Patienten, bei denen Schrittmacherelektroden nicht durch die Trikuspidalklappe gelegt werden können.

Kabellose Schrittmacher sind zum aktuellen Zeitpunkt als ventrikuläre Einkammerschritt-macher (VVI, VVIR) sowie als AV- sequentielle VDD Schrittmacher verfügbar. Entsprechend eingesetzt werden sie für Patienten, die einen ventrikulären, jedoch keinen atrialen Stimulationsbedarf haben: Patienten mit AV Block (VDD) oder mit Bradyarrhythmien (VVIR), sowie zur Verhinderung seltener Pausen als Synkopenschutz bei Patienten, die ansonsten so gut wie gar keinen Stimulationsbedarf haben (Abschn. 9.2.3).

Technisch faszinierend ist die Technologie des VDD Systems: Die Erkennung der Vorhofaktivität erfolgt nicht elektrisch, sondern ein Akzelerometer erkennt die Bewegung im Vorhof und die Kammerstimulation wird zur Vorhofkontraktion synchronisiert.

Programmierung
Die Darstellung von Funktionen und der Nachkontrolle von Herzschrittmachern sind in diesem Buch, von wenigen herstellerspezifischen Besonderheiten abgesehen, für alle Geräte aller Hersteller gültig. Bei kabellosen Schrittmachern ist das anders: Zum aktuellen Zeitpunkt werden sie nur von der Firma Medtronic als Micra VR bzw. als Micra AV angeboten. Daher wird zur Programmierung speziell des VDD Systems mit seiner mechanischen Wahrnehmungsfunktion auf das offizielle Handbuch verwiesen, das von der Website des Herstellers (Medtronic Manual Library) heruntergeladen werden kann.

Gerätedefekte, Probleme und Rückrufe

8

8.1 Failure is not an option

Wer hat es nicht schon einmal erlebt: Man schreibt einen langen und wichtigen Text, eine Doktorarbeit oder einen Forschungsbericht, und kurz vor Fertigstellung und Abgabetermin stürzt der Rechner ab, die Festplatte ist defekt und die Datei lässt sich nicht mehr öffnen. Das ist ärgerlich. Hat man keine regelmäßigen Datensicherungen erstellt, ist das sogar sehr ärgerlich.

Das Manuskript dieses Buches wurde z. B. an jedem Tag, an dem daran gearbeitet wurde, unter neuem Namen mit neuer Versionsnummer abgespeichert. Sie sehen, der Autor ist, was Datenverluste betrifft, ein gebranntes Kind. Jeder, dem es schon einmal ähnlich ergangen ist, wird genau so vorsichtig sein und regelmäßige Sicherheitskopien erstellen.

Wie anders ist dagegen die Situation mit einem Herzschrittmacher: Er ist oftmals ein lebensrettendes Gerät, Funktionsausfälle können nicht absehbare Komplikationen bis hin zum Tod zur Folge haben und eine wie auch immer geartete Sicherheitskopie gibt es nicht!

Der Satz, der mit dem US-Raumfahrtprogramm in Verbindung gebracht wird, gilt hier noch viel mehr: „Failure is not an option!" (Kranz 2011). Dennoch kommen Fehlfunktionen, Funktionsausfälle und Defekte vor.

Aufgrund der Brisanz und möglicher großer Konsequenzen von Produktfehlern für Patienten und Ärzte wie auch für die Hersteller werden Medizinprodukte sowohl von den Herstellern selbst, als auch von öffentlichen Institutionen über deren gesamten Lebenszyklus überwacht.

Herstellerseitig werden alle als defekt eingesandten Geräte, in unserem Fall Schrittmacher, sowie Elektroden analysiert. Die Ergebnisse werden der jeweiligen Klinik mitgeteilt und sie finden Eingang in jährliche Qualitätsberichte („Product Performance Reports"), die auf den jeweiligen Herstellerwebsites veröffentlicht werden.

Einige Hersteller führen darüber hinaus aktive Produktbeobachtungen durch, in der, ähnlich wie in einer Registerstudie, die technischen Parameter nicht nur der als defekt eingesandten Aggregate sondern aller Geräte innerhalb einer repräsentativen Stichprobe untersucht werden. Auf diese Art und Weise sind mögliche Funktionsstörungen genauer und frühzeitiger zu identifizieren. Treten konkrete Fehler gehäuft auf, werden korrektive Maßnahmen ergriffen. Diese reichen von einem Sicherheitshinweis bis zum Rückruf des betreffenden Produkts.

Gleichzeitig ist vom Medizinprodukterecht vorgesehen, dass eine unabhängige Behörde ein Überwachungssystem zur Zuverlässigkeit von Medizinprodukten führt. In Deutschland ist dies das Bundesinstitut für Arzneimittel und Medizinprodukte, kurz: das BfArM.

Anwender und Betreiber sind nach der Medizinprodukte-Anwendermelde- und Informationsverordnung – MPAMIV (2021) verpflichtet,

© Springer-Verlag GmbH Deutschland, ein Teil von Springer Nature 2022
S. Gazarek und C. Restle, *Herzschrittmacher-Nachsorge für Einsteiger*,
https://doi.org/10.1007/978-3-662-65439-2_8

schwerwiegende Vorkommnisse mit Medizinprodukten zu melden. Diese Meldungen werden online über die Internetseite des BfArM (www.bfarm.de) vorgenommen. Die MPAMIV ersetzt ab 2021 schrittweise die bisherige Medizinprodukte-Sicherheitsplanverordnung (MPSV).

8.1.1 Wenn Sie von einem Vorkommnis betroffen sind

Der Begriff „Vorkommnis" wird in der EU Verordnung (2017) über Medizinprodukte im Artikel 2 in den Abschnitten 64 und 65 folgendermaßen definiert:

> 64. „Vorkommnis" bezeichnet eine Fehlfunktion oder Verschlechterung der Eigenschaften oder Leistung eines bereits auf dem Markt bereitgestellten Produkts, einschließlich Anwendungsfehlern aufgrund ergonomischer Merkmale, sowie eine Unzulänglichkeit der vom Hersteller bereitgestellten Informationen oder eine unerwünschte Nebenwirkung.
> 65. „schwerwiegendes Vorkommnis" bezeichnet ein Vorkommnis, das direkt oder indirekt eine der nachstehenden Folgen hatte, hätte haben können oder haben könnte: a) den Tod eines Patienten, Anwenders oder einer anderen Person, b) die vorübergehende oder dauerhafte schwerwiegende Verschlechterung des Gesundheitszustands eines Patienten, Anwenders oder anderer Personen, c) eine schwerwiegende Gefahr für die öffentliche Gesundheit.

Vorkommnisse im Sinne dieser Definition können defekte Schrittmacheraggregate oder Elektroden sein, Funktionen, die nicht funktionieren wie beschrieben oder beabsichtigt. Mitunter ist das Erkennen und Zuordnen eines Vorkommnisses schwierig: Wenn eine Schrittmacherelektrode das Myokard perforiert hat, kann das am (Un)geschick des Implanteurs oder aber an einem ungünstigen Elektrodendesign liegen, das Perforationen begünstigt.

Wichtig ist, Vorkommnisse zu melden, auf jeden Fall dem Hersteller, dem ggf. das zu beanstandende Gerät zur Analyse übergeben wird, schwerwiegende zusätzlich dem BfArM – hier besteht eine Meldepflicht! Zur Meldefrist sagt die MPAMIV aus, dass die Meldung oder Mitteilung unverzüglich zu erfolgen habe. Eine Definition des Begriffes „unverzüglich" wird nicht

vorgenommen, er ist vielmehr ein unbestimmter Rechtsbegriff, der umgehendes Handeln erfordert. Ein Hinweis kann aus § 121 BGB gewonnen werden, in dem „unverzüglich" als „ohne schuldhaftes Zögern" definiert ist.

Tritt ein Vorkommnis systematisch auf, wird in der Regel der Hersteller eine „korrektive Maßnahme" einleiten, um möglichen weiteren Schaden abzuwenden. Kommt er jedoch seiner Verantwortung nicht oder in nicht ausreichendem Maß nach, kann das BfArM solche Maßnahmen anordnen, bis hin zum Widerruf der Marktzulassung des betroffenen Medizinprodukts.

8.1.2 Wenn Sie von einer Korrekturmaßnahme betroffen sind

Auch dieser Begriff ist der EU Verordnung über Medizinprodukte, Artikel aus den Abschnitten 67 und 68 entnommen. Eine Korrekturmaßnahme ist:

> 67. „Korrekturmaßnahme" bezeichnet eine Maßnahme zur Beseitigung der Ursache eines potenziellen oder vorhandenen Mangels an Konformität oder einer sonstigen unerwünschten Situation
> 68. „Sicherheitskorrekturmaßnahme im Feld" bezeichnet eine von einem Hersteller aus technischen oder medizinischen Gründen ergriffene Korrekturmaßnahme zur Verhinderung oder Verringerung des Risikos eines schwerwiegenden Vorkommnisses im Zusammenhang mit einem auf dem Markt bereitgestellten Produkt

Die amerikanische Zulassungsbehörde FDA (2020) klassifiziert diese Maßnahmen folgendermaßen; Begriffe, die sich in der EU Verodnung in dieser Form nicht wiederfinden, jedoch (umgangssprachlich) häufig verwendet werden.

- **Klasse I:** Eine Situation, in der eine hinreichende Wahrscheinlichkeit besteht, dass die Verwendung eines Produkts schwerwiegende gesundheitliche Folgen oder den Tod zur Folge hat.
- **Klasse II:** Eine Situation, in der der die Verwendung eines Produkts vorübergehende oder medizinisch reversible negative Gesundheitsfolgen verursachen kann oder bei der die Wahrscheinlichkeit schwerwiegender gesundheitlicher Folgen gering ist.

- **Klasse III:** Eine Situation, in der die Verwendung eines Produkts wahrscheinlich keine negativen gesundheitlichen Folgen hat.

Je nach Klassifikation eines Fehlerfalls kommen abgestufte Korrekturmaßnahmen zur Anwendung. Beachtet werden muss, dass der Begriff „Rückruf" in der EU Verordnung anders definiert wird als im allgemeinen Sprachgebrauch üblich:

> Ein Rückruf bezeichnet jede Maßnahme, die auf Erwirkung der Rückgabe eines dem Endverbraucher schon bereite stellten Produkts abzielt.

Bei Rückrufen entsprechend Klasse III der FDA werden Anwender informiert, die betroffenen Produkte nicht weiterhin anzuwenden, noch nicht verwendete Produkte werden eingezogen. Typische Fehler sind fehlerhafte Beschriftungen, falsche Verpackungen.

Bei Rückrufen nach Klasse II der FDA sind zusätzliche Aktionen seitens der Anwender nötig. Häufige Ursache sind Softwarefehler. Durch das Aufspielen eines Softwareupdates werden diese Fehler behoben. Bis zur Verfügbarkeit eines Updates sind ggf. bestimmte Programmierungen, die zu „Abstürzen" der Schrittmachersoftware führen können, nicht vorzunehmen. Anwender werden mit der Angabe der betroffenen Aggregate und Seriennummern informiert. Möglicherweise müssen Patienten zu zusätzlichen Nachkontrollen und Umprogrammierungen vorzeitig einbestellt werden.

Die größten Konsequenzen haben Rückrufe der Klasse I zur Folge: Für eine Gruppe von Patienten besteht die Wahrscheinlichkeit ernster gesundheitlicher Probleme bis hin zum Tod. Ursache können Hardwarefehler sein, z. B. sich lösende Kontakte auf dem Chip, fehlerhaft verarbeitete Komponenten, wie bei auftretenden Undichtigkeiten am Konnektor, aber auch Softwarefehler, die zum Funktionsverlust des Geräts führen, oder vorzeitige rapide Batterieentleerungen.

Im Rückruffall werden Kliniken mit der Angabe betroffener Modelle und Seriennummern durch Mitarbeiter der jeweiligen Firma persönlich vor Ort informiert.

Zur Information bei einem Klasse-I-Rückruf gehört die statistische Abschätzung des Fehlerfalls. Angegeben wird die Wahrscheinlichkeit, mit der z. B. ein Totalausfall auftreten kann. Die Bewertung dieser Wahrscheinlichkeit muss in Abhängigkeit der konkreten Gefährdung des Patienten einerseits und dem zusätzlichen Risiko einer Infektion bei einem erneuten Eingriffe andererseits erfolgen.

Ist ein Patient nicht schrittmacherabhängig, stellt sich das Risiko gänzlich anders dar als bei einem Patienten ohne jeglichen Ersatzrhythmus. So kann empfohlen werden, dass nicht schrittmacherabhängige Patienten so lange innerhalb des normalen Nachsorgeregimes verbleiben, bis mögliche Symptome wie Schwindel etc. auftreten, während bei schrittmacherabhängigen Patienten ein erneuter Eingriff mit Geräteaustausch zu erwägen ist.

Da gerade bei Klasse-I-Rückrufen „Gefahr im Verzug" ist, besteht für die Klinik die Notwendigkeit, anhand der Seriennummern die betroffen Patienten ausfindig zu machen und einzubestellen. Oftmals ist dies nicht oder nur mit großem Aufwand möglich, z. B. wenn ein Patient den Wohnort gewechselt hat.

Von Bedeutung ist im Rahmen von Rückrufen ein Urteil des Europäischen Gerichtshofs (EuGH) aus dem Jahr 2015, dass das Produkthaftungsrecht weit auslegt: Der EuGH interpretiert eine im Rahmen eines Rückrufs empfohlene Wechseloperation als Personenschaden, der die Haftung des Herstellers auslöst. Auch bei einem vorbeugenden Rückruf wird das Aggregat als bereits fehlerhaft betrachtet, und der Hersteller trägt alle Kosten, auch die des Eingriffs (Urteil vom 05.03.2015; C-503/13, C-504/1).

Literatur

Kranz G (2011) Failure is not an option: mission control from Mercury to Apollo 13 and beyond. Simon & Schuster, New York

Medizinprodukte-Anwendermelde- und Informationsverordnung vom 21. April 2021 (BGBl. I S. 833), die durchArtikel 2 der Verordnung vom 21. April 2021 (BGBl. I S. 833) geändert worden ist

U.S. Food & Drug (FDA) (2020). https://www.fda.
gov/MedicalDevices/DeviceRegulationandGuidance/
PostmarketRequirements/RecallsCorrectionsAn-
dRemovals. Zugegriffen: 4. Jan. 2022

Verordnung (EU) (2017) 2017/745 des Europäischen
Parlamentes und des Ratesvom 5. April 2017über
Medizinprodukte. Amtsblatt der Europäischen Union
05. Mai 2017

Wie ein Schrittmacher funktioniert

9.1 Worum geht es

Dieses Kapitel geht – im Unterschied zu Kap. 2 – näher auf die technischen Abläufe im Schrittmacher ein. Es enthält eine detaillierte Beschreibung der Schrittmacherfunktionen, die beim allerersten Kontakt mit der Thematik den Zugang unnötig kompliziert gestalten würden, weshalb diese technische Darstellung auch erst jetzt erfolgt.

9.2 Zeitintervalle

Wenn der Herzschrittmacher als elektrische Prothese für Reizbildung und Erregungsleitung am Herzen arbeitet, dann nimmt er entweder Herzeigenaktionen wahr oder er stimuliert. Mit jeder wahrgenommenen oder stimulierten Herzaktion wird ein Zeitintervall gestartet, innerhalb dessen der Schrittmacher wahrnimmt und dann nicht stimuliert, weil ja eine eigene Erregung vorhanden war, bzw. an dessen Ende er einen Impuls abgibt, weil es ja keine eigene Erregung gegeben hat.

Der Herzschrittmacher arbeitet mit Zeitintervallen. Auch wenn für die Schrittmacherprogrammierung Frequenzen in Schlägen pro Minute eingestellt werden, die interne Steuerung arbeitet mit Intervallen in Millisekunden. Für die Umrechnung von Intervallen (ms) und Frequenzen (/min) gilt die Formel

$$\text{Frequenz} = \frac{60.000}{\text{Intervall}}.$$

Um nicht ständig hin- und her rechnen zu müssen, sind einige Frequenzen und Intervalle in Tab. 9.1 aufgeführt.

Den Autoren dieser Zeilen ist einmal gesagt worden, dass man, wenn man die Funktionsweise des VVI-Schrittmachers verinnerlicht hätte, die gesamte Schrittmacherei verstehen würde. Aus diesem Grund geht es zunächst um genau diesen – den VVI-Schrittmacher.

9.2.1 Grundintervall – Erwartungsintervall im VVI-Schrittmacher

Für den VVI-Schrittmacher beginnt der Herzzyklus mit einer stimulierten oder wahrgenommenen R-Zacke. In genau diesem Moment startet der VVI-Schrittmacher sein Grundintervall. Häufig wird dieses Intervall auch Auslöseintervall oder Erwartungsintervall genannt. Es entspricht der programmierten Grundfrequenz.

Für einen Herzrhythmus von 60/min startet der Schrittmacher demnach ein Intervall von 1000 ms. Ist bis zum Ablauf dieses Zeitintervalls

© Springer-Verlag GmbH Deutschland, ein Teil von Springer Nature 2022
S. Gazarek und C. Restle, *Herzschrittmacher-Nachsorge für Einsteiger*,
https://doi.org/10.1007/978-3-662-65439-2_9

Tab. 9.1 Frequenzen und entsprechende Zeitintervalle. Hervorgehoben sind einige der häufig verwendeten Intervalle bzw. Frequenzen

Frequenz/min	Intervall in ms
30	**2000**
40	1500
50	1200
60	**1000**
70	875
80	750
90	667
100	**600**
120	**500**
130	462
140	429
150	400
160	375
180	333
190	316
200	**300**
210	286

keine eigene Erregung aufgetreten, gibt der Schrittmacher einen Stimulationsimpuls ab und startet den Intervallzähler erneut.

Nimmt der Schrittmacher jedoch innerhalb des Intervalls eine intrinsische R-Zacke wahr,

der eigene Herzrhythmus ist folglich schneller als die eingestellten 60/min, braucht kein Impuls abgegeben zu werden. Auch mit der Wahrnehmung einer eigenen R-Zacke wird ein neues Erwartungsintervall gestartet, an dessen Ende bei Bedarf stimuliert werden würde.

Mit dieser Funktion lässt der Herzschrittmacher kein R-R-Intervall zu, das länger ist als das Intervall der programmierten Grundfrequenz. Das Grundintervall, Inhibieren und Neustart des Grundintervallzählers sind in Abb. 9.1 dargestellt.

9.2.2 Wenn der Schrittmacher zu viel wahrnimmt: Die Refraktärzeit im VVI-Schrittmacher

Wie bereits beschrieben, besitzt der VVI-Schrittmacher eine Wahrnehmungsfunktion. „Sieht" der Schrittmacher eine intrinsische Ventrikelerregung, wird inhibiert, es wird nicht stimuliert und ein neues Erwartungsintervall gestartet (der zweite und dritte Buchstabe des Schrittmachercodes).

Bei einer Ventrikelerregung, egal ob intrinsisch oder stimuliert, herrscht bis zum Ende der T-Welle jedoch elektrische Aktivität im Ventrikelmyokard. Diese würde der Schrittmacher mit seiner Wahrnehmungsfunktion erkennen, und,

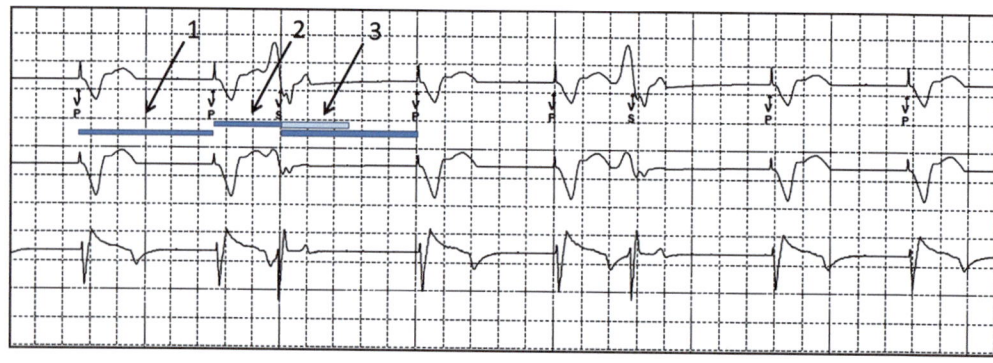

Abb. 9.1 VVI 60; *1* Erwartungsintervall 1000 ms *(blau)* – da keine Wahrnehmung innerhalb des Intervalls erfolgte, wird zum Ende stimuliert. *2* Das neue Erwartungsintervall wurde durch VES-Wahrnehmung abgebrochen *(Rest des Erwartungsintervalls hellblau)* und *3* ein neues Erwartungsintervall gestartet. Zeilen von oben nach unten: Abl. II mit Schrittmachermarkern (Abkürzungsverzeichnis); Abl. III; intraventrikuläres Elektrogramm. Schreibgeschwindigkeit 25 mm/s

solange sie andauert, stets den Intervallzähler zurücksetzen und neu beginnen zu zählen. So haben wir uns das eigentlich nicht gedacht!

Damit genau solch ein Verhalten nicht auftritt, darf der Schrittmacher die elektrische Erregung des aktuellen Herzzyklus nach Detektion oder Stimulation nicht weiter wahrnehmen: Die Wahrnehmungsfunktion wird für die Dauer der Kammererregung bis zum Ende der T-Welle ausgeschaltet. Dieses Zeitintervall wird in Analogie zur Refraktärzeit einer erregbaren Zelle während des Aktionspotentials technische Refraktärzeit genannt. Ein Beispiel für eine korrekt eingestellte technische Refraktärzeit zeigt Abb. 9.2: Es kommt bis zum Ende der T-Welle zu keiner Wahrnehmung der Ventrikelaktivität.

Hat ein Patient ein sehr langes QT-Intervall oder ist die Refraktärzeit am Schrittmacher zu kurz eingestellt, kommt es nach Ablauf der Refraktärzeit zur Wahrnehmung der T-Welle. Dieses T-Wellen-Oversensing führt zum Inhibieren und Neustarten des Erwartungsintervalls.

Wie im Abschn. 4.9 beschrieben führt Oversensing dazu, dass mit niedrigerer Frequenz stimuliert wird als programmiert. Ein Beispiel ist in Abb. 9.3 dargestellt.

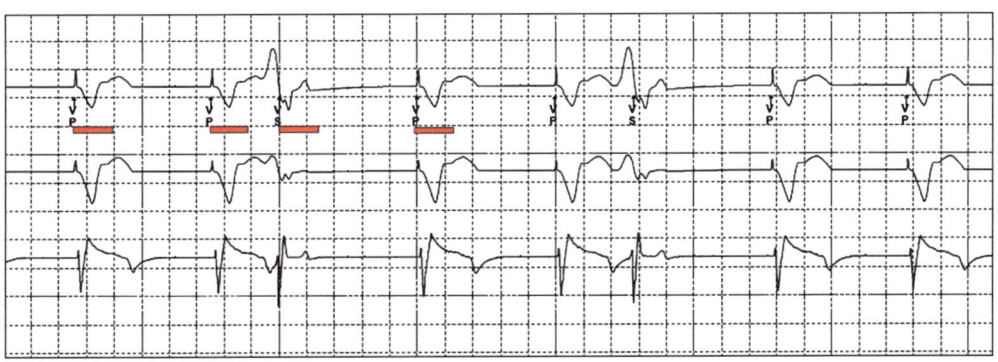

Abb. 9.2 VVI 60 mit ventrikulärer Refraktärzeit 200 ms *(rote Balken)* Oversensing tritt nicht auf. Zeilen von oben nach unten: Abl. II mit Schrittmachermarkern (Abkürzungsverzeichnis); Abl. III; intraventrikuläres Elektrogramm. Schreibgeschwindigkeit 25 mm/s

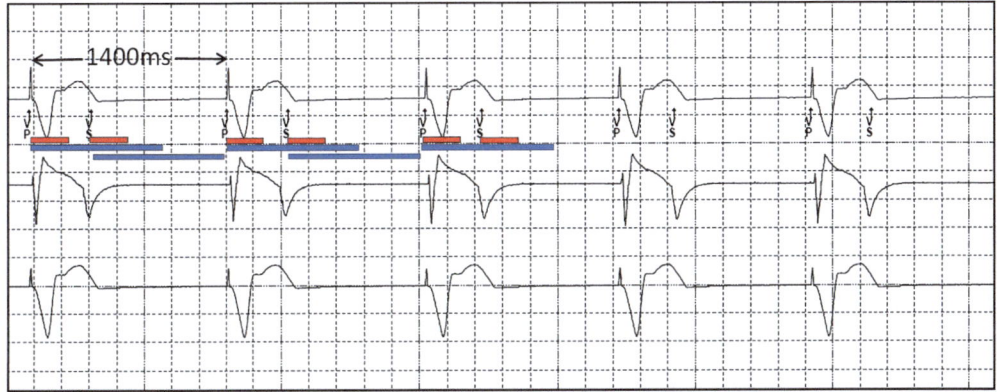

Abb. 9.3 VVI 60 mit Oversensing der T-Welle. Die ventrikuläre Refraktärzeit *(rote Balken)* ist mit 200 ms zu kurz programmiert. T-Wellen-Wahrnehmung findet nach 400 ms statt und startet ein neues Erwartungsintervall *(blau)*. Zeilen von oben nach unten: Abl. II mit Schrittmachermarkern (Abkürzungsverzeichnis); intraventrikuläres Elektrogramm; Abl. III; Schreibgeschwindigkeit 25 mm/s

Beispiel (Abb. 9.3) Ein VVI-Schrittmacher ist auf 60/min programmiert, die Refraktärzeit sei mit 200 ms etwas zu kurz eingestellt. Nach 400 ms tritt T-Wellen-Oversensing auf. Diese Wahrnehmung startet das Erwartungsintervall von 1000 ms erneut, so dass sich ein stimuliertes R-R-Intervall von insgesamt 1400 ms ergibt. Dies entspricht einer Pulsfrequenz von 42/min.

Der Fehler ist vergleichsweise leicht zu ermitteln: Im Markerkanal (nur am Programmiergerät verfügbar!) wird ein Marker für ventrikuläres Sensing „VS" innerhalb der T-Welle dargestellt. An dieser Stelle hat der Schrittmacher wahrgenommen und ein neues Erwartungsintervall gestartet.

Eine andere Methode – an jedem Oberflächen-EKG durchführbar – besteht darin, das Grundintervall z. B. mit 1000 ms zwischen die Spitzen eines Stechzirkels zu nehmen und von einem Ventrikelstimulus zurückzuzirkeln (ein EKG-Lineal könnte ebenfalls benutzt werden). Dort, wo das Intervall beginnt, muss der Schrittmacher etwas wahrgenommen haben, was den Zähler für das Grundintervall zurückgesetzt hat. Anders ist das Intervall von 1400 ms statt 1000 ms nicht zu erklären. In Beispielfall befindet sich 1000 ms vor dem Stimulus die T-Welle.

Zum Beheben dieser Fehlfunktion muss die ventrikuläre Refraktärzeit auf etwas mehr als 400 ms verlängert werden. Glücklicherweise tritt T-Wellen-Oversensing recht selten auf, man muss nur darauf kommen!

9.2.3 Frequenzhysterese

Als Frequenzhysterese bezeichnet man ein verzögertes Einsetzen der Stimulation. Ein Beispiel soll das verdeutlichen:

Ein VVI-Schrittmacher sei auf 70/min programmiert. Der Patient habe seltene Pausen (mit Synkopen), jedoch meist einen chronotrop kompetenten Spontanrhythmus. Jede Kammeraktion, die mit einer Frequenz schneller als 70/min einfällt, führt zum Inhibieren des Schrittmachers. Längere R-R-Intervalle werden durch den Schrittmacher nicht zugelassen. Unter der

Annahme, dass der intrinsische Rhythmus auch mit 55/min oder 60/min stabil vorhanden sei, wäre für diesen Moment die Stimulation mit 70/min nicht notwendig. Hier könnte man auf die Idee kommen, den Schrittmacher von vornherein als Synkopenschutz auf eine Frequenz von z. B. 40/min zu programmieren. Diese Grundfrequenz ist jedoch zu niedrig für den Fall, dass der intrinsische Rhythmus des Patienten aussetzt und der Schrittmacher einsetzen muss.

Die Lösung heißt Frequenzhysterese! Darunter versteht man eine Verlängerung des Erwartungsintervalls und sie tritt, wenn die Funktion aktiviert ist, nur nach Ventrikelwahrnehmung auf, nicht nach Stimulation.

Die Detektion einer Kammererregung startet, wie bereits beschrieben, ein neues Erwartungsintervall. Wird innerhalb dieses Intervalls keine neue R-Zacke wahrgenommen, wird nicht – wie bisher bekannt – mit Ablauf des Grundintervalls stimuliert, sondern es wird ein zusätzliches Zeitintervall, das Hystereseintervall, abgewartet, ob nicht doch noch eine R-Zacke auftritt.

Entweder es tritt innerhalb dieser zusätzlichen Wartezeit eine neue Kammeraktion auf, dann wird weiterhin inhibiert und ein neues Erwartungsintervall plus Hystereseintervall gestartet, oder es wird einmalig am Ende des verlängerten Intervalls ein Stimulationsimpuls abgegeben, um in der Folge nur mit dem Grundintervall und ohne Hysterese zu stimulieren.

Sobald der intrinsische Rhythmus erneut auftritt, tritt die die Intervallverlängerung wieder in Kraft.

Im einleitenden Beispiel würde die Programmierung des Schrittmachers wie folgt vorgenommen werden:

- Programmierung auf VVI 70 (entsprechend 875 ms).
- Aktivierung der Hysteresefunktion.
- Festlegen der unteren Frequenzgrenze auf 40/min,
- das entspricht einer Intervallverlängerung um 625 ms auf insgesamt 1500 ms.

Nun kann der Eigenrhythmus auch mit Frequenzen bis 40/min – also unterhalb der Grundfrequenz auftreten; muss jedoch stimuliert werden, dann mit der höheren Grundfrequenz von 70/min.

In Abb. 9.4 wird mit ventrikulärer Wahrnehmung das Grundintervall gestartet *(1, blau)*. Innerhalb des Grundintervalls wird keine Kammeraktion wahrgenommen und es folgt das Hystereseintervall *(2, orange)*. Innerhalb dieser Intervallverlängerung erfolgt eine Wahrnehmung, das Hystereseintervall wird abgebrochen *(3)* – *hellgelb* der „Rest" des Hystereseintervalls und es folgt ein Neustart von Grundintervall und anschließender Hysterese. Wird auch innerhalb des Hystereseintervalls keine Eigenaktivität detektiert, erfolgt die Stimulation zum Ende der Hysterese *(4, orange)* einmalig mit VVI 40, um in der Folge mit der Grundfrequenz ohne Hysterese zu stimulieren.

Die Frequenzhysterese wird selten aktiviert, bei einigen Herstellern ist sie nur im Einkammermodus einzustellen.

Die Programmierung kann wie im Beispiel mit einer unteren Hysteresefrequenz vorgenommen werden. Verschiedene Geräte bieten an, die Hysterese statt mit der fixen Hysteresefrequenz als prozentuale Verlängerung des Grundintervalls zu programmieren. In der Regel wird die Verlängerung des Grundintervalls um das Hystereseintervall nur einmal vorgenommen, um anschließend mit regulärem Grundintervall

zu stimulieren. Ein Hersteller ermöglicht die Suche nach Spontanrhythmus auch mehrmals in Folge (Biotronik: „Repetitive Hysterese").

Der Begriff „Hysterese" für ein Warteintervall, das intrinsische Aktivität so lange wie möglich zulassen soll, wird uns beim Zweikammerschrittmacher für die intrinsische AV-Überleitung als AV-Hysterese noch einmal begegnen.

9.2.4 Grundintervall im DDD-Schrittmacher: Die AV-Zeit und die VA-Zeit

Das Grund- oder Erwartungsintervall wurde im Abschn. 9.2.1 zum VVI-Schrittmacher vorgestellt. Kein RR-Abstand darf – vom Hystereseintervall abgesehen – größer werden, als das Intervall der programmierten Grundfrequenz.

Für den Einkammerschrittmacher ist das recht einfach: Aktionen der jeweils anderen Kammer werden nicht beachtet. Der Zweikammerschrittmacher soll jedoch genau dies tun – was die Ablaufsteuerung etwas komplexer macht.

Betrachten wir einen Herzzyklus am gesunden Herzen: Er beginnt im Sinusknoten, im rechten Vorhof. Die elektrische Erregung des Vorhofmyokards wird nach der PQ-Zeit auf die Ventrikel übergeleitet, anschließend folgen die nächste Vorhofaktion und die nächste Über-

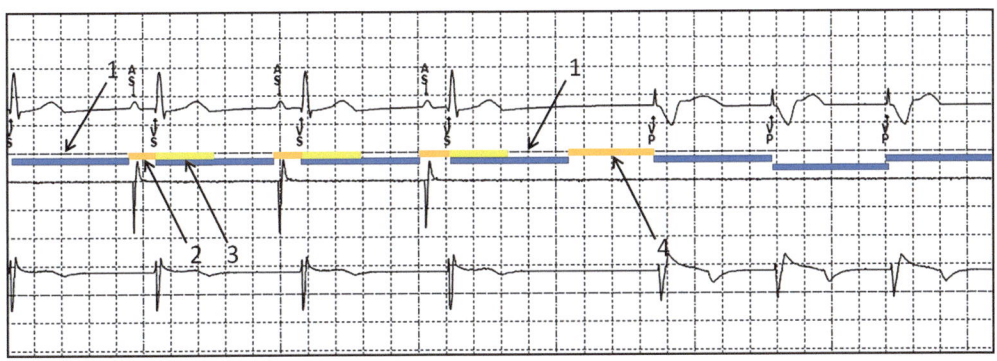

Abb. 9.4 VVI 70 mit Frequenzhysterese 40/min. Zunächst Spontanrhythmus um 55/min, dann Vorhofstillstand. Das Grundintervall *(blau)* von 875 ms wird um einen Warteintervall von 625 ms verlängert. Treten intrinsische Kammeraktionen auf, wird inhibiert und ein neues Grund- und Hystereseintervall *(orange)* gestartet. Erfolgt keine Ventrikelwahrnehmung, wird mit 70/min stimuliert. Genaue Beschreibung im Text. Zeilen von oben nach unten: Abl. II mit Schrittmachermarkern (Abkürzungsverzeichnis); intraatriales Elektrogramm; intraventrikuläres Elektrogramm; Schreibgeschwindigkeit 25 mm/s

leitung. Hieraus leiten sich die Zeitintervalle des Zweikammerschrittmachers ab: Zu der bereits bekannten Grundfrequenz mit ihrem entsprechenden RR-Intervall kommt die AV-Zeit als technische Entsprechung der PQ-Zeit hinzu.

Das Grundintervall zwischen zwei Herzzyklen wird in zwei Abschnitte aufgeteilt: Das Zeitintervall von einer P-Welle im Vorhof bis zur R-Zacke im Ventrikel („AV-Zeit") und das Intervall von der R-Zacke bis zur nächsten P-Welle. Diese sogenannte VA-Zeit wird nicht explizit programmiert, sie ergibt sich aus Grund- und AV-Intervall.

Beide Zeitintervalle sind Erwartungsintervalle, es wird zum Ablauf des jeweiligen Intervalls ein Stimulationsimpuls abgegeben, falls nicht vorher eine spontane Aktivität aufgetreten ist. Die ventrikuläre Wahrnehmung innerhalb des AV-Intervalls führt zum Abbruch des AV-Intervallzählers, es wird nicht stimuliert und es wird ein neues VA-Intervall gestartet. Wird innerhalb dieses VA-Intervalls im Vorhof wahrgenommen, bricht den Zähler des VA-Intervalls ab, es wird im Vorhof inhibiert und eine neue AV-Zeit gestartet.

Diese Funktion ermöglicht es, dass im DDD-Modus die Ventrikelstimulation einer schnelleren Vorhoffrequenz folgen kann.

9.2.5 Technisches Detail zur AV-Zeit

Der Unterschied in der AV-Zeit nach Stimulation und Wahrnehmung
Zum Zeitpunkt der Wahrnehmung einer Vorhoferregung besteht je nach Lage der Vorhofsonde im rechten Vorhof bereits seit etwa 30 ms eine elektrische Aktivität des Vorhofmyokards: Die Reizbildung hat im Sinusknoten stattgefunden, die Depolarisation hat sich über die Vorhöfe ausgebreitet, bis sie nach diesen ca. 30 ms die Elektrode erreicht hat und wahrgenommen wird.

Wird im Vorhof stimuliert, benötigt die elektrische Aktivierung des Vorhofmyokards vom Zeitpunkt der Impulsabgabe bis zur vollständigen Erregung der Vorhöfe eine vergleichbare Zeit. Würde in diesem Fall mit der identischen AV-Zeit wie nach Vorhofwahrnehmung im

Ventrikel stimuliert werden, dann wäre die ventrikuläre Füllungszeit verkürzt. Mitral- und Trikuspidalklappe schließen, bevor der aktive Einstrom in die Ventrikel abgeschlossen wäre. Zum Kompensieren dieses Zeitbedarfs zwischen Stimulus und Vorhofkontraktion werden für eine ausgeglichene Hämodynamik zwei verschiedene AV-Intervalle am Schrittmacher programmiert: Eine AV-Zeit nach Wahrnehmung und eine um etwa 30 ms längere AV-Zeit nach Stimulation.

Ein Beispiel (Abb. 9.5) soll das Zusammenspiel der Zeitintervalle verdeutlichen:

- AV-Block III, Grundfrequenz: 60/min (Grundintervall 1000 ms), AV-Intervall: 150 ms (nach atrialer Wahrnehmung); 180 ms (nach atrialer Stimulation).

Fangen wir mit der Beschreibung an der ersten P-Welle an: Die atriale Wahrnehmung startet eine AV-Zeit (genau genommen die AV-Zeit nach Wahrnehmung), an deren Ende im Ventrikel stimuliert wird, da keine eigene Überleitung aufgetreten ist. Die Kammerstimulation startet ein neues VA-Intervall. Da die AV-Zeit nach Wahrnehmung 150 ms beträgt, ergibt sich eine VA-Zeit von 850 ms. Der aktuelle Sinusrhythmus hat eine Frequenz von 80/min, entsprechend einem PP-Intervall von 750 ms.

Die neue P-Welle des nächsten Zyklus wird wahrgenommen bevor das VA-Intervall abgelaufen ist. Im Vorhofkanal wird inhibiert und es wird eine neue AV-Zeit gestartet, an deren Ende wiederum im Ventrikel stimuliert wird.

Nach der vierten P-Welle folgt ein Sinusarrest. Innerhalb der nächsten VA-Zeit tritt keine intrinsische P-Welle auf. Es wird im Vorhof stimuliert und anschließend die AV-Zeit nach Stimulation von 180 ms gestartet.

Da nun keine spontanen Vorhofaktionen auftreten und auch keine eigene Überleitung stattfindet, wird mit der programmierten Grundfrequenz stimuliert.

Ventrikuläre vs. atriale Steuerung
Das Beispiel aus Abb. 9.5 macht es uns einfach: Es wird im Ventrikel stimuliert und eine VA-Zeit gestartet. Es tritt keine spontane P-Welle auf,

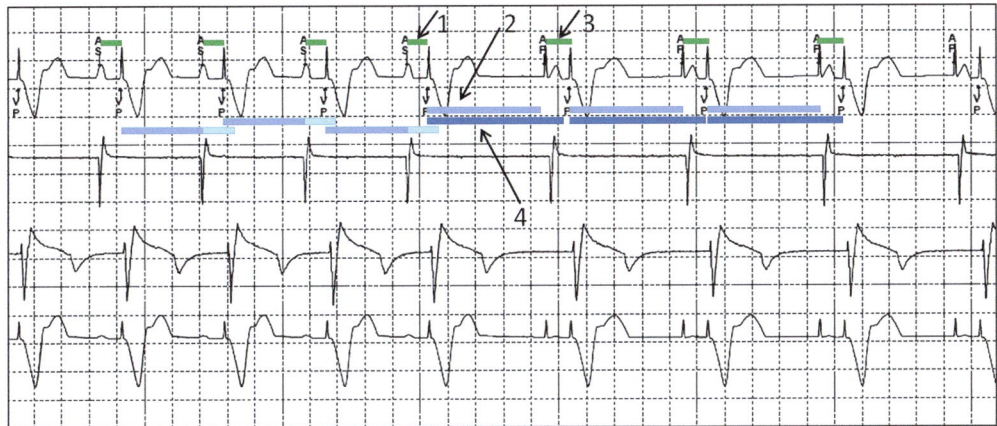

Abb. 9.5 DDD 60 Grundintervall und AV-Intervall; *1* AV-Zeit *(grün)* nach atrialer Wahrnehmung; *2* VA-Zeit (Grund-intervall – AV-Zeit; *blau*) wird im Vorhof wahrgenommen, wird der AV-Zähler abgebrochen, das Restintervall wird hier *hellblau* dargestellt. *3* AV-Zeit nach atrialer Stimulation, *4* Grundintervall *(dunkelblau);* Zeilen von oben nach unten: Abl. II mit Schrittmachermarkern (Abkürzungsverzeichnis); intraatriales Elektrogramm; intraventrikuläres Elektrogramm; Abl. III; Schreibgeschwindigkeit 25 mm/s

daher erfolgt die Vorhofstimulation nach Ablauf der VA-Zeit. Da auch keine eigene Überleitung stattfindet, wird am Ende der AV-Zeit im Ventrikel stimuliert.

Die programmierte AV-Zeit nach atrialer Stimulation beträgt 180 ms, die VA-Zeit entsprechend 820 ms. Es wird atrial wie ventrikulär mit der Grundfrequenz von 60/min stimuliert.

Stellen wir uns jedoch vor, eine eigene Überleitung würde 130 ms nach der stimulierten P-Welle stattfinden. Dies wäre 50 ms kürzer als die programmierte AV-Zeit nach Stimulation.

Wie beschrieben wird am Ende der VA-Zeit von 820 ms im Vorhof ein Impuls abgegeben, die anschließende eigene Überleitungszeit beträgt 130 ms. Es ergibt sich jetzt eine atrial stimulierte Frequenz von 63/min – und das, obwohl 60/min als Grundfrequenz programmiert worden ist! Die Erklärung liegt darin, dass sich bei diesem Gedankenspiel die zeitliche Basis für die Intervallberechnung auf die R-Zacke bezieht. Diese Methode der Berechnung wird als „Ventrikelsteuerung" bezeichnet, bei der mögliche eigene (und kürzere) AV-Überleitungszeiten nicht beachtet werden.

Die für DDD-Schrittmacher exaktere Zeitsteuerung besteht darin, die mögliche schnellere eigene Überleitung bei der Berechnung des nächsten VA-Intervalls zu berücksichtigen. Tritt z. B. die eigene Überleitung 50 ms schneller als die programmierte AV-Zeit auf, dann werden diese 50 ms bei der Berechnung für die nächste VA-Zeit hinzugerechnet, das Grundintervall bleibt konstant. Diese Berechnung der Intervalle wird als „atriale Steuerung" bezeichnet.

Ventrikuläre Steuerung ist damit nicht vollständig überholt: Im DDI-Modus während des Mode Switches (Abschn. 9.4) ist sie nach wie vor anzutreffen.

R-Zacken-Suchhysterese

Am Anfang dieses Buches steht im Kap. 2 ein Verweis auf die aktuellen Leitlinien von ESC und DGK zu Schrittmacherindikationen und Aggregatauswahl. Für die Therapie des Sinusknotensyndroms ist ein DDDR-Schrittmacher mit AVM (AV-Management) das Aggregat erster Wahl. Das AV-Management hat zum Ziel, bei Patienten mit Sinusknotensyndrom und erhaltener eigener Überleitung diese so lange wie möglich aufrechtzuerhalten (Abschn. 9.5.1). Die R-Zacken-Suchhysterese ist solch eine Funktion zum AV-Management.

Die einfachste Möglichkeit, intrinsischer AV-Leitung „Vorfahrt zu gewähren" besteht darin, sehr lange AV-Zeiten zu programmieren: Eigene Überleitung tritt auf, bevor die programmierte AV-Zeit abgelaufen ist, und der Schrittmacher inhibiert im Ventrikel.

Muss im Fall eines paroxysmalen AV-Blocks jedoch stimuliert werden, sind lange AV-Zeiten alles andere als günstig (Abschn. 9.2.7.2), die AV-Zeit sollte viel kürzer sein. Die Lösung des Problems ist die R-Zacken-Suchhysterese. Mit ähnlichen Worten wurde der Abschnitt zur Frequenzhysterese eingeleitet: Hysterese als das zeitlich verzögerte Einsetzen der Stimulation, um dem Eigenrhythmus Vorrang einzuräumen, und nun als R-Zacken-Suchhysterese, um die spontane AV-Überleitung zu fördern.

Zum Programmieren der Suchhysterese wird ein hämodynamisch sinnvoll kurzes AV-Intervall sowie eine Intervallverlängerung – das Hystereseintervall – eingestellt, innerhalb derer die intrinsisch übergeleitete Ventrikelaktion noch auftreten darf, ohne dass Kammerstimulation einsetzt.

Bei paroxysmalem AV-Block wird mit dem kürzeren AV-Intervall ohne Hysterese stimuliert; regelmäßig wird das Hystereseintervall („Suchhysterese") geschaltet: tritt intrinsische Überleitung auf, wird wieder mit dem um die Hysterese verlängerten AV-Intervall gearbeitet, andernfalls verbleibt der Schrittmacher bei der Stimulation mit kurzer AV-Zeit.

Ein Beispiel soll die Funktion erklären (Abb. 9.6): Patient mit Sinusbradykardie und paroxysmalem höhergradigem AV-Block. Intrinsische AV-Überleitungszeit 200 ms. Schrittmacher DDDR 60, AV-Zeit nach Wahrnehmung bzw. Stimulation 150 ms bzw. 180 ms. Suchhysterese: ein, Hystereseintervall 200 ms (gesamtes Erwartungsintervall: stimulierte AV-Zeit plus Hystereseintervall = 380 ms).

In Abb. 9.6 wird zunächst AV-sequentiell stimuliert, da im Vorhof stimuliert wird, kommt die AV-Zeit nach Stimulation *(1)* zur Anwendung. Nach dem vierten Herzzyklus wird das Hystereseintervall zur Suche nach möglicher spontaner Überleitung geschaltet. Diese tritt in der verlängerten AV-Zeit auf, es wird inhibiert und der Schrittmacher arbeitet nun so lange mit AV-Zeit plus Hystereseintervall, bis die eigene Überleitung ausfällt oder nicht in mehr in das Suchfenster fällt.

Wäre die Suche nach dem vierten Zyklus erfolglos geblieben, hätte der Schrittmacher einmal nach Ablauf des verlängerten Intervalls stimuliert, um anschließend zur kurzen AV-Zeit zurückzukehren.

Für Patienten mit häufigen 2:1-Blockierungen ist die R-Zacken-Suchhysterese sinnvoll einsetzbar, im Unterschied zur AAI/DDD-Umschaltung fällt bei paroxysmalen Blockierungen mit der Hysteresefunktion kein Kammerkomplex aus (Abschn. 9.5.1).

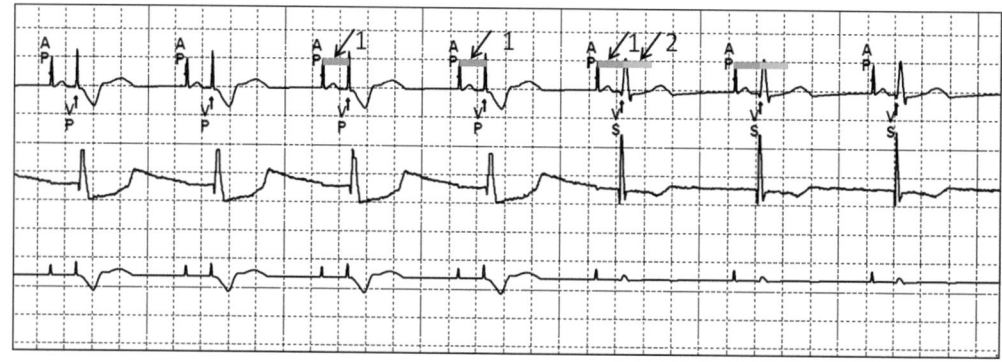

Abb. 9.6 DDDR 60 mit R-Zacken-Suchhysterese. *1* Stimulierte AV-Zeit 180 ms – Ventrikelstimulation *(dunkelgrün)* *2* Hystereseintervall mit Spontanüberleitung *(hellgrün)*. Zeilen von oben nach unten: Abl. II mit Schrittmachermarkern (Abkürzungsverzeichnis); intraventrikuläres Elektrogramm; Abl. III; Schreibgeschwindigkeit 25 mm/s

Tab. 9.2 AV-Suchhysterese bei verschiedenen Herstellern

Hersteller	Funktion
Abbott	VIP (Ventricular Intrinsic Preference)
Biotronik	IRS plus (Intrinsic Rhythm Support)
Boston Scientific	AV Search+
Medtronic	Search AV+
Microport	Dplus

Die konkrete technische Ausgestaltung sowie die Bezeichnungen der Suchhysteresefunktionen differiert zwischen den Herstellern (Tab. 9.2). Die Darstellung in diesem Abschnitt erläutert die prinzipielle Arbeitsweise, auf der jede Suchhysterese beruht.

Dynamische AV-Zeit

Die Natur macht es uns vor: Bei zunehmender Herzfrequenz verkürzt sich die PQ-Zeit zwischen Ruhe und Belastung um ca. 10 ms. Diese Verkürzung kann mit der „dynamischen AV-Zeit" nachgebildet werden. Oft wird die AV-Intervallverkürzung weitaus stärker programmiert, um atriale Wahrnehmungsprobleme (2:1-Block) zu vermeiden (Abschn. 9.2.7.2).

Die prinzipielle Funktion der dynamischen AV-Zeit ist in Abb. 9.7 dargestellt. Hier wird die wahrgenommene AV-Zeit sogar um 70 ms verkürzt; eine typische Programmierung, um

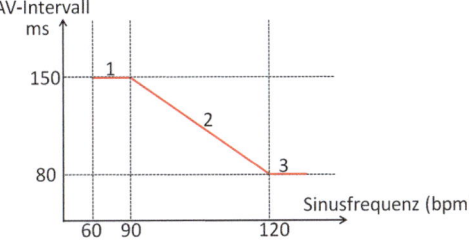

Abb. 9.7 Dynamische (frequenzabhängige) AV-Zeit. *1* Lange AV-Zeit in Ruhe, *2* Verkürzung des AV-Intervalls bei zunehmender Sinusfrequenz, *3* kurzes AV-Intervall bei schneller Sinusfrequenz. *bpm* „beats per minute" (Schläge/Minute)

die 2:1-Block-Problematik bei atrialer Wahrnehmung zu lösen.

Bei niedriger Sinusfrequenz wird zwischen Grundfrequenz (im Beispiel 60/min) und einer beschleunigten Frequenz (90/min) mit einem vergleichsweise langen AV-Intervall von 150 ms gearbeitet. Ab dieser sogenannten Startfrequenz wird die AV-Zeit bis zu einer bestimmten Sinusfrequenz (120/min) sukzessive verkürzt, um ab dieser Stoppfrequenz mit einem sehr kurzen AV-Intervall (70 ms) zu arbeiten. Die Werte 90/min für die Start- und die 120/min für die Stoppfrequenz wurden für dieses Beispiel willkürlich gewählt.

Die frequenzabhängige Verkürzung der AV-Zeit ist bei Patienten mit Sinusknotensyndrom und stabiler eigener Überleitung mit Vorsicht zu programmieren: Verkürzt sich die technische AV-Zeit mit zunehmender Sinusfrequenz stärker als die eigene Überleitungszeit, kommt es zu nicht notwendiger Ventrikelstimulation unter Belastung, da die Kammerstimulation der eigenen Überleitung zuvor kommt. In diesem Fall sollte die dynamische AV-Zeit nicht aktiviert werden.

Hämodynamik bei kurzem bzw. langem AV-Intervall

Betrachten wir für diesen Abschnitt zunächst die Hämodynamik am gesunden Herzen.

Nach einer P-Welle ist das Vorhofgewebe erregt und kontrahiert: in der aktiven ventrikulären Füllungsphase wird Blut durch die Vorhofkontraktion in die Ventrikel gepumpt, im echokardiografischen Flussbild der Mitralklappe durch die A-Welle repräsentiert.

Ist im EKG die PQ-Zeit abgelaufen, wird die elektrische Erregung über das spezifische Erregungsleitungssystem in die Ventrikel geleitet, es folgen der Klappenschluss mit der anschließenden isovolumetrischen Kontraktionsphase, der Aortenfluss und – nach der T-Welle – die isovolumetrische Relaxationsphase. In der diastolischen Phase des Herzzyklus erfolgt der schnelle passive Einstrom in die Ventrikel, im Echokardiogramm als E-Welle abgebildet, die im zeitgleich aufgezeichneten EKG bis an die nächste P-Welle reicht. Idealerweise erfolgt der nächste aktive Einstrom aufgrund der Vorhofkontraktion in unmittelbarem Anschluss an den passiven Einstrom, im Echo setzen bei normalem Erregungsablauf und normaler diastolischer Funktion E-Welle und A-Welle aneinander an.

Bei Patienten mit höhergradigem AV-Block ist diese funktionelle Verbindung von Vorhof- und Ventrikelfunktion aufgehoben.

Auf Vorhofebene gibt es einen stabilen Sinusrhythmus bzw. regelmäßige Vorhofstimulation. Jeder P-Welle folgt eine Vorhofkontraktion und, offene Klappen vorausgesetzt, ein aktiver Einstrom in die Ventrikel.

Die Ventrikelaktion beginnt mit dem ventrikulären Stimulus, der Klappenschluss wird erzwungen, es folgen Systole und anschließende diastolische passive Einstromphase. Das korrekte zeitliche Zusammenspiel von Vorhof- und Kammeraktion ist abhängig vom Zeitpunkt der Ventrikelstimulation, also vom AV-Intervall. Bei kurzem Intervall wird der gesamte Kammerkomplex nah an die Vorhofaktion herangezogen, bei langem Intervall ist er zeitlich entfernt.

Szenario 1: Die AV-Zeit ist zu lang programmiert (entspricht einem stimulierten AV-Block I) In diesem Fall treten gleich zwei unerwünschte Effekte auf. Nach einer P-Welle vergeht ein gewisser Zeitraum, in dem der aktive Füllungsbeitrag der Vorhöfe, im Echo die A-Welle, bereits abgeschlossen ist, danach jedoch noch kein Ventrikelstimulus erfolgte. Das bedeutet, dass die Kammeraktion noch nicht einsetzt und es zu einer präsystolischen Mitralregurgitation kommt.

Nach Ventrikelstimulation mit langem AV-Intervall erfolgt die Kammeraktion dementsprechend spät und es wird somit auch die diastolische Phase mit ihrem passiven Einstrom zeitlich nach hinten verschoben. Inzwischen setzt bereits die nächste Vorhofaktion ein, der neue aktive Einstrom fusioniert mit dem passiven Einstrom der letzten Ventrikelaktion. Im Echo fällt die A-Welle in die E-Welle.

Szenario 2: Die AV-Zeit ist zu kurz programmiert In diesem Fall wird die Kammeraktion (zu) nah an die Vorhofaktion herangezogen. Durch die frühzeitige Ventrikelstimulation er-

folgt ein erzwungenes Schließen der Klappen, was zu einem vorzeitigen Beenden des aktiven Einstromes führt, im Echo als ein „Abschneiden" der A-Welle zu erkennen.

Durch das nahe Heranziehen der Kammeraktion an die „alte" P-Welle vergrößert sich der zeitliche Abstand zur neuen Vorhofaktion. Das bedeutet, die passive diastolische Füllungsphase ist bereits abgeschlossen, bevor der nächste aktive Einstrom der Vorhofaktion erfolgt. Im Echo fallen E-Welle und A-Welle auseinander, in dieser Zeit ist wiederum Mitralregurgitation möglich.

Zwischenfazit: Bei zu langer AV-Zeit „verpufft" ein Teil des aktiven Einstromes in der passiven Füllungsphase, ist sie zu kurz, wird ein Teil des aktiven Einstromes verhindert. In beiden Fällen tritt Mitralregurgitation auf; die Ventrikelfüllung ist nicht optimal.

Szenario 3: Die AV-Zeit ist korrekt Ziel ist es, den physiologischen Ablauf mit einer entsprechenden Programmierung der AV-Zeit nachzubilden. In den vergangenen Jahren ist viel Forschungsarbeit zur möglichst optimalen Einstellung der AV-Zeit geleistet worden.

Einen gewissen Bekanntheitsgrad hat die „Ritter-Formel" (Ritter et al. 1995) gefunden, für deren Anwendung verschiedene Echomessungen bei verschiedenen AV-Intervallen durchgeführt werden müssen. Mit dem verbundenen Aufwand hat sich diese Methode der Optimierung der Hämodynamik als nicht routinetauglich erwiesen.

Eine schnellere und einfachere Methode zur AV-Zeit-Optimierung ist die „Koglek-Methode" (Koglek et al. 2004), bei der die zeitlichen Zusammenhänge von Oberflächen-EKG und mechanischer Herzfunktion genutzt werden, ohne bei jeder Messung die Hämodynamik direkt bestimmen zu müssen. Diese Methode in einen kurzen Satz gebracht heißt: Vom Ende der P-Welle bis zur Spitze der R-Zacke sollten möglichst exakt 100 ms vergehen.

Ist der Abstand zu lang, muss diese Zeit vom AV-Intervall abgezogen werden, ist er zu kurz, muss die Differenz zu den 100 ms zum AV-Intervall hinzugerechnet werden. Diese EKGgestützte Optimierung der AV-Zeit ist mit einem EKG-Lineal schnell und mit geringem Aufwand durchführbar. Einziges Manko: Stimulierte P-Wellen sind oftmals nicht zu erkennen, häufig sogar noch nicht einmal richtig in den Brustwandableitungen.

Größere Bedeutung hatte die Optimierung der Hämodynamik speziell bei Patienten mit einer Schrittmacherindikation und beeinträchtigter LV-Funktion, jenen Patienten, die heute von kardialer Resynchronisationstherapie profitieren. Daher spielt die Optimierung der AV-Zeit in der Schrittmachertherapie aktuell nur noch eine untergeordnete Rolle, in der kardialen Resynchronisationstherapie ist sie häufig von großem Nutzen.

9.2.6 Wenn der Schrittmacher zu viel wahrnimmt: Refraktärzeiten im DDD-Schrittmacher

Die technische Refraktärzeit haben wir bereits beim VVI-Schrittmacher kennengelernt: Die Wahrnehmungsfunktion wird für einen bestimmten Zeitraum, in dem Störpotentiale absehbar auftreten können, deaktiviert. Die Funktion wurde am Beispiel des VVI-Schrittmachers und möglichem T-Wellen-Oversensing geschildert: bei ausreichend lang programmierter ventrikulärer Refraktärperiode wird es vermieden.

Für den Zweikammerschrittmacher kommen gleich mehrere neue Refraktärperioden hinzu.

9.2.6.1 Die postventrikuläre atriale Refraktärperiode (PVARP)

Ohne diese Refraktärperiode würde es wahrscheinlich gar keine DDD-Schrittmacher geben – und dieses Kapitel wäre nie geschrieben worden.

Die Geschichte dazu ist Folgende: Der Zweikammerschrittmacher wurde erfunden, um atriale und ventrikuläre Aktivität bei Patienten mit AV-Block III wieder aufeinander zu synchronisieren, die entsprechende Funktion ist die vorhofgetriggerte Ventrikelstimulation. Das Schrittmachersyndrom des VVI-Schrittmachers wird

vermieden, die Ventrikelfrequenz folgt dem Sinusrhythmus.

Wie groß muss das Entsetzen gewesen sein, als dieser Schrittmacher plötzlich und ohne zunächst ersichtlichen Grund mit Frequenzen um 130/min stimulierte – und das mit vorhofgetriggerter Kammerstimulation. Was war das für eine vorher unbekannte Vorhoftachykardie, der der Schrittmacher nun folgte?

Die Erklärung liegt in der Fähigkeit des AV-Knotens, elektrische Erregungen auch vom Ventrikel ins Vorhofmyokard leiten zu können, der retrograden Leitung. Etwa 30 % der Patienten mit antegradem AV-Block III haben eine gut funktionierende VA-Leitung. Sehr selten ist auch eine retrograde Leitung mit Wenckebach-Verhalten zu beobachten.

Tritt retrograde Leitung auf und trifft diese Erregung auf bereits wieder erregbares Vorhofgewebe, dann wird das Vorhofmyokard depolarisiert und es entsteht eine retrograde P-Welle.

Nimmt der DDD-Schrittmacher diese retrograde Vorhoferregung wahr, wird eine AV-Zeit gestartet, an deren Ende im Ventrikel stimuliert wird. Es folgen die nächste retrograde Leitung, die nächste retrograde P-Welle, die nächste AV-Zeit mit folgender Kammerstimulation, dann wieder eine retrograde Leitung usw.

Dieses Phänomen ist eine richtige AV-Reentry-Tachykardie, jedoch unter Beteiligung des Schrittmachers als zusätzlicher Leitungsbahn und wird als Schrittmachertachykardie oder PMT („pacemaker mediated tachycardia") bezeichnet. Die Frequenz der Tachykardie ist abhängig von der retrograden (VA-)Leitungszeit sowie der programmierten AV-Zeit.

Die Idee, bei einem Patienten mit AV-Block III eine zusätzliche AV-Knoten-Ablation zum Beseitigen der retrograden Leitung vorzunehmen, um die problemlose DDD-Stimulation zu ermöglichen, hat keine Anhänger gefunden. Die Lösung besteht nun darin, dass der Schrittmacher auf eine retrograde P-Welle, wenn sie denn auftritt, nicht reagiert. Das bereits bekannte Mittel, störende Wahrnehmungsereignisse auszublenden, ist die technische Refraktärzeit! Die Wahrnehmung einer retrograden Vorhoferregung soll innerhalb einer Refraktärzeit verhindert werden.

Nun wird die Bedeutung des Akronyms „PVARP" für **p**ostventrikuläre **a**triale **R**efraktär**p**eriode deutlich: Eine Refraktärzeit für die atriale Wahrnehmung nach einem ventrikulären Ereignis. Wie wir es bereits bei der ventrikulären Refraktärzeit zum Vermeiden des T-Wellen-Oversensing (Abschn. 9.2.2) kennengelernt haben: Die Refraktärzeit muss lang genug programmiert sein, damit eine retrograde P-Welle zuverlässig ausgeblendet wird.

Aber Vorsicht! Sehr lang eingestellte Werte für die PVARP führen zu einem neuen Problem: Dem Ausblenden physiologisch schneller P-Wellen unter Belastung. Wie es zu einem

2:1-Block-Verhalten in der Wahrnehmung kommt, wird in Abschn. 9.2.7.2 geschildert.

Hat ein Patient mit AV-Block III eine retrograde Leitung und ist die PVARP korrekt eingestellt, ist das Problem der Schrittmachertachykardie, der PMT, gelöst. Auf retrograde P-Wellen wird nicht reagiert und der DDD-Schrittmacher synchronisiert die Kammeraktivität auf wahrgenommene oder stimulierte Vorhofaktionen.

Einige – leider nicht alle – Zweikammerschrittmacher verfügen über eine spezielle Messfunktion zum Ausmessen der retrograden VA-Leitungszeit. Eine andere Möglichkeit, die Zeit bis zum Auftreten einer retrograden P-Welle zu bestimmen, besteht im Ausmessen des Intervalls zwischen Kammerstimulation und

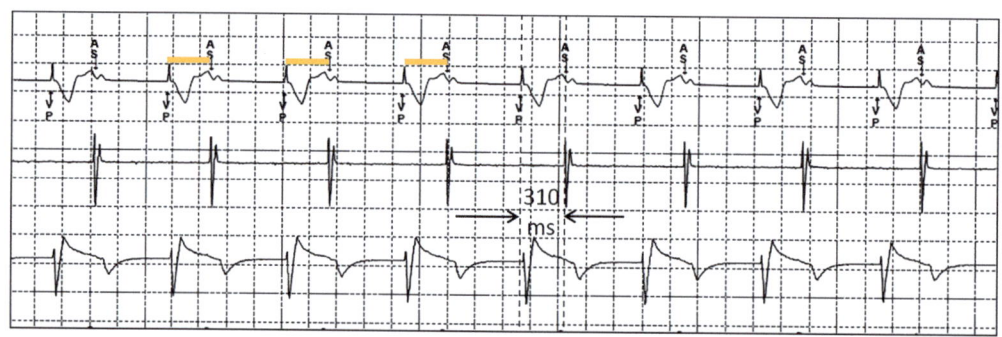

Abb. 9.8 VVI 70 mit retrograder Leitung. VA-Leitung *(gelb)* gemessen vom ventrikulären Stimulus bis zur P-Welle im intraatrialen Elektrogramm. Zeilen von oben nach unten: Abl. II mit Schrittmachermarkern (Abkürzungsverzeichnis); intraatriales Elektrogramm; intraventrikuläres Elektrogramm; Schreibgeschwindigkeit 25 mm/s

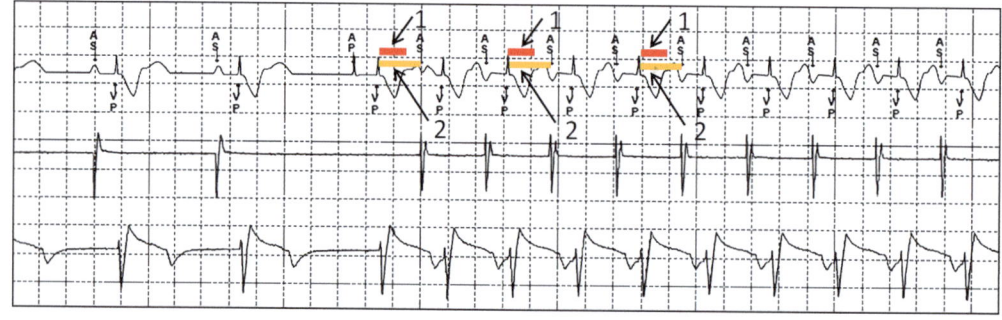

Abb. 9.9 DDD 60: Schrittmachertachykardie. Die PVARP *(1, rot)* ist mit 200 ms deutlich zu kurz. Die retrograde VA-Leitungszeit *(2, gelb)* beträgt ca. 310 ms. Zeilen von oben nach unten: Abl. II mit Schrittmachermarkern (Abkürzungsverzeichnis); intraatriales Elektrogramm; intraventrikuläres Elektrogramm; Schreibgeschwindigkeit 25 mm/s

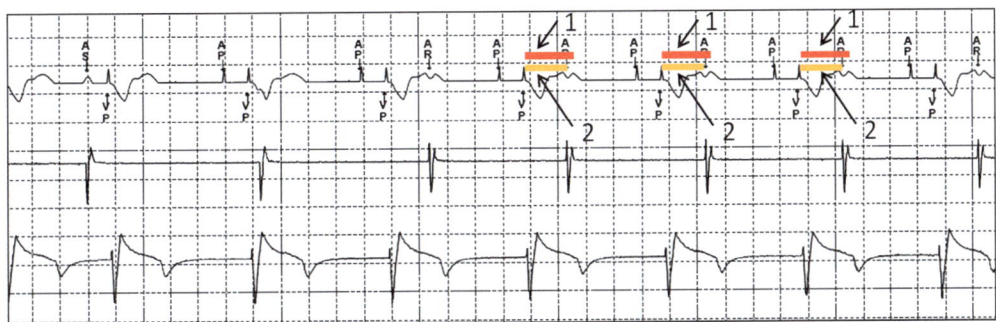

Abb. 9.10 DDD 60, keine Schrittmachertachykardie. Die PVARP *(1, rot)* ist mit 350 ms länger als die retrograde Leitungszeit *(2, gelb)*. Die Ursache der retrograden P-Wellen, die ineffektive atriale Stimulation, ist nicht beseitigt. Zeilen von oben nach unten: Abl. II mit Schrittmachermarkern (Abkürzungsverzeichnis); intraatriales Elektrogramm; intraventrikuläres Elektrogramm; Schreibgeschwindigkeit 25 mm/s

(retrograder) Vorhoferregung im intrakardialen Elektrogramm von Vorhof und Ventrikel.

Die PVARP wird entsprechend dieser Messung ca. 10–30 ms länger als die VA-Leitungszeit programmiert.

Die Abbildungen Abb. 9.8, 9.9 und 9.10 illustrieren die Funktionsweise der PVARP bei einem Patienten mit AV-Block III und retrograder Leitung. In Abb. 9.8 wird die VA-Leitungszeit bestimmt. Der hier verwendete Schrittmacher verfügt über keine Messfunktion für die VA-Leitung; es ist jedoch möglich, die Leitungszeit im intrakardialen Elektrogramm auszumessen.

Die Messung wurde in der VVI-70-Betriebsart vorgenommen: Es erfolgt keine atriale Stimulation, die Stimulationsfrequenz sollte schneller sein als ein evtl. vorhandener Sinusrhythmus (70/min im Beispiel ist ausreichend schnell), so dass retrograde Leitungen recht sicher retrograde P-Wellen auslösen.

Abb. 9.9 zeigt den Beginn einer Schrittmachertachykardie. Zunächst ist das Vorhofmyokard durch zwei intrinsische P-Wellen depolarisiert. Zum Zeitpunkt der retrograden Leitung ist das Vorhofgewebe noch nicht wieder erregbar, es entstehen keine retrograden P-Wellen. Die dritte P-Welle fällt aus, der Schrittmacher stimuliert am Ende des atrialen Erwartungsintervalls, jedoch ist der Stimulus ineffektiv (Reizschwellenerhöhung, zu wenig Energie). Das Vorhofmyokard wird nicht depolarisiert und nach dem dritten Herzzyklus löst die retrograde Leitung eine retro-

grade P-Welle aus. Die PVARP ist mit 250 ms kürzer als die VA-Leitungszeit, so dass das retrograde P nicht ausgeblendet wird. Der Schrittmacher nimmt diese P-Welle wahr, startet eine AV-Zeit und die PMT läuft.

Abb. 9.10 zeigt den identischen Auslösemechanismus der PMT wie Abb. 9.9, jedoch ist die PVARP ausreichend lang eingestellt, so dass das retrograde P-Welle nicht wahrgenommen wird, eine PMT wird verhindert.

Die Ursache, dass retrograde P-Wellen entstehen können, ist in diesem Beispiel die ineffektive atriale Stimulation. De facto wird der Patient in diesem Moment VVI stimuliert, da keine Vorhofaktionen ausgelöst werden. Die Wahrscheinlichkeit, dass der Patient durch die retrograden P-Wellen die Symptome eines Schrittmachersyndroms entwickelt, ist hoch. Abhilfe bringt die korrekte Einstellung der atrialen Stimulationsparameter.

9.2.6.2 Die Auslösung von PMT

Zum Auslösen von PMT müssen mehrere Bedingungen zusammentreffen.

Voraussetzungen sind:

- Patient mit antegradem AV-Block III,
- retrograde VA-Leitung,
- zu kurz eingestellt PVARP.

Wenn zu diesen Voraussetzungen eine retrograd geleitete Erregung auf erregbares Vorhofgewebe trifft, entsteht eine PMT. Dies kann in folgenden Szenarien auftreten:

- Ineffektive Vorhofstimulation: Zu geringe Stimulationsenergie.
- Ineffektive Vorhofstimulation nach atrialem Undersensing: Der Stimulus wird in die Refraktärzeit des Vorhofgewebes abgegeben. Die Zeit, bis die retrograde VA-Leitung das Vorhofgewebe erreicht, ist ausreichend lang zur Repolarisation des atrialen Gewebes.
- Bei atrialem Oversensing: Artefakte werden für Vorhoferregungen gehalten und es wird nicht stimuliert.
- Zu lang eingestellte AV-Zeit.
- Nach VES.

Viele der aufgeführten Auslösemechanismen für PMT sind mit aktuellen Schrittmachermodellen Raritäten: Automatische Wahrnehmungs- und Reizschwellenbestimmungen mit adaptiver Anpassung von Sensing- und Stimulationsparametern helfen, die häufigsten PMT-Ursachen zu vermeiden. Permanent lang programmierte AV-Zeiten zum Fördern eigener Überleitung sind mit Funktionen zum AV-Management nicht notwendig und retrograde P-Wellen nach VES werden durch eine automatische PVARP-Verlängerung nach VES-Wahrnehmung ausgeblendet. Darüber hinaus verfügen verschiedene Zweikammerschrittmacher über eine frequenzabhängig variable PVARP, die sich bei hohen Frequenzen automatisch verkürzt, um einerseits die atriale Wahrnehmung nicht einzuschränken und dennoch Schutz vor PMT zu bieten.

9.2.6.3 Das postventrikuläre atriale Blanking (PVAB)

Im vorherigen Abschnitt (Abschn. 9.2.6.2) haben wir die PVARP als technische Refraktärzeit kennengelernt, um retrograde P-Wellen als Auslöser von Schrittmachertachykardien auszublenden. Während dieses Ziel zuverlässig erreicht wird, kollidiert die PVARP mit einer weiteren Funktion des DDD-Schrittmachers: der Erkennung von Vorhofarrhythmien für die automatische Modusumschaltung bei Vorhofflimmern, dem „Mode Switch".

In Abschn. 9.2.7.2 wird beschrieben, dass DDD-Schrittmacher eine obere Frequenzgrenze für die atriale Wahrnehmung besitzen, die sich aus AV-Zeit und PVARP ergibt: Während des AV-Intervalls und der sich anschließenden PVARP nimmt der Schrittmacher keine atrialen Aktionen wahr. Je nach Programmierung liegt die Frequenzgrenze zwischen 120 und 200/min. Diese im Vergleich zu Vorhofflimmern niedrigen Frequenzen führen dazu, dass atriale Arrhythmien nicht wahrgenommen werden, die Mode-Switch-Funktion nicht aktiv wird und der Schrittmacher schnell im Ventrikel stimuliert (Kap. 2, Abb. 2.10).

Im nächsten Schritt der technischen Entwicklung wurde die PVARP für die Vorhofflimmererkennung „durchlässig", schnelle P-Wellen werden registriert, jedoch werden Vorhofaktionen, die während der PVARP einfallen, weiterhin nicht auf die Ventrikel übertragen. Das Problem der Flimmererkennung schien gelöst, wenn denn nicht ein weiterer Beleg des bereits zitierten Murphy-Gesetzes zum Tragen kommen würde, dass die Lösung eines Problems die Ursache für ein neues Problem darstellt!

Dieses neue Problem heißt Fernfeldwahrnehmung und es bedeutet, dass die großen Amplituden der R-Zacke bei Depolarisation der Ventrikel im Vorhofkanal wahrgenommen werden. Häufig wird dieses Phänomen als FFRW (Far-Field R-Wave)-Sensing bezeichnet. Es führt dazu, dass diese Fernfeldwahrnehmung als schnelle Vorhofaktion erfasst wird (Abb. 9.11) und ein falsch-positiver Mode Switch erfolgen kann.

Auch in diesen Fall bringt eine Refraktärzeit die Lösung des Problems! Eine technische Ausblendzeit verhindert die Wahrnehmung der Fernfeld-R-Zacke. Diese Refraktärzeit ist eine ganz nahe Verwandte der PVARP, bevor diese für die Flimmerdetektion durchlässig wurde und heißt PVAB: postventrikuläres atriales Blanking.

Die Fernfeldwahrnehmung der R-Zacken tritt typisch etwa 50–120 ms nach Ventrikelstimulation auf. Die PVAB muss daher länger als diese Zeit eingestellt werden, oft auf 150 ms.

Die Wahrscheinlichkeit für FFRW ist vor allem abhängig von der Position der atrialen Elek-

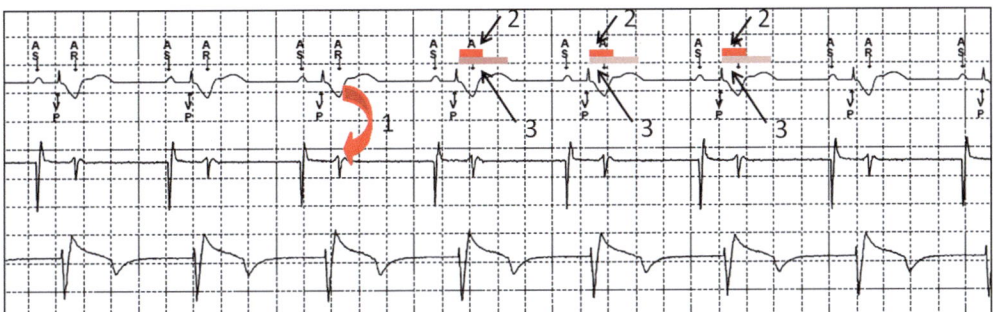

Abb. 9.11 Fernfeld-R-Zacken-Wahrnehmung die Ventrikelerregung erscheint im intraatrialen Elektrogramm *(1, Pfeil)*. Das FFRW-Sensing wird durch die PVAB *(2, rot)* verhindert, während die PVARP *(3, blassrot)* für die Wahrnehmung durchlässig ist. Zeilen von oben nach unten: Abl. II mit Schrittmachermarkern (Abkürzungsverzeichnis); intraatriales Elektrogramm; intraventrikuläres Elektrogramm; Schreibgeschwindigkeit 25 mm/s

trode, im rechten Herzohr ist sie größer als bei einer Elektrodenposition an der lateralen Wand.

9.2.6.4 Das ventrikuläre Blanking

Im Abschnitt zur Fernfeldwahrnehmung der R-Zacke im atrialen Kanal ist uns das Phänomen bereits begegnet: Signale aus dem Ventrikel werden im Atrium wahrgenommen. In entgegengesetzter Richtung ist die Wahrnehmung von P-Wellen im Ventrikel nahezu ausgeschlossen, ihre Amplituden sind dafür zu klein. Groß genug jedoch, um im Ventrikelkanal wahrgenommen zu werden ist der atriale Stimulationsimpuls!

Während die Detektion der (physiologischen) Kammererregung im Vorhof als Fernfeld-

wahrnehmung bezeichnet wird, heißt die Wahrnehmung des (technischen) atrialen Stimulationsartefaktes im Ventrikelkanal „Crosstalk" („Übersprechen").

Die Konsequenz des Crosstalk ist fatal: der Vorhofstimulation folgt eine ventrikuläre Wahrnehmung, die den Kammerkanal inhibiert. Es wird nicht stimuliert, der Intervallzähler neu gestartet. Bei Patienten mit AV-Block III ohne ausreichenden Ersatzrhythmus führt Crosstalk zur Asystolie (Abb. 9.12).

Folgende Faktoren können Crosstalk begünstigen:

- Große Stimulationsamplitude im Vorhof,

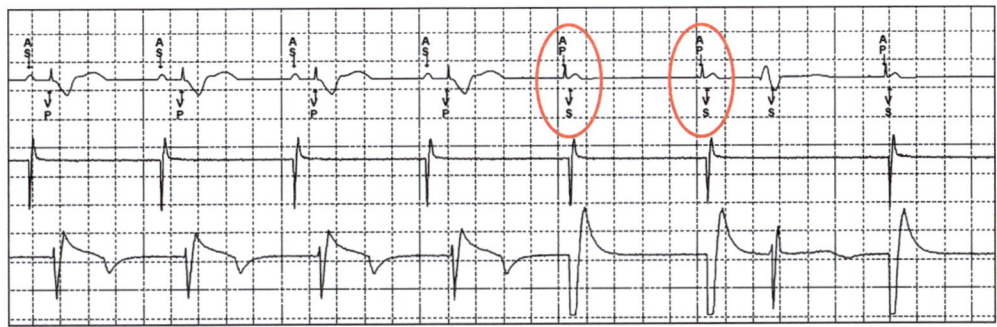

Abb. 9.12 Crosstalk, der atriale Stimulationsartefakt wird im Ventrikelkanal wahrgenommen *(rote Markierung)*, das ventrikuläre Blanking (PAVB) ist zu kurz eingestellt. Die ventrikuläre Wahrnehmung führt zum Inhibieren und bei diesem Patienten zu extremer Bradykardie. Deutlich erkennbar der große Artefakt im ventrikulären Elektrogramm. Zeilen von oben nach unten: Abl. II mit Schrittmachermarkern (Abkürzungsverzeichnis); intraatriales Elektrogramm; intraventrikuläres Elektrogramm; Schreibgeschwindigkeit 25 mm/s

- große Impulsbreite im Vorhof,
- sehr hohe ventrikuläre Empfindlichkeit,
- unipolare Wahrnehmung.

Zum Ausblenden des Crosstalk-Artefakts wird im Ventrikel zu einem bekannten Mittel gegriffen: es wird eine Refraktärzeit geschaltet. Das postatriale ventrikuläre Blanking (PAVB) ist eine ventrikuläre Refraktärzeit nach atrialem Stimulus. Da diese Refraktärzeit für die Sicherheit der Stimulation essentiell ist, kann sie oftmals nicht programmiert werden, sie ist jedoch vorhanden.

9.2.6.5 Ventrikuläre Sicherheitsstimulation (VSP; „ventricular safety pacing")

Es kommt durchaus vor, dass das postatriale ventrikuläre Blanking aus dem vorhergehenden Abschnitt nicht lang genug eingestellt ist, Crosstalk-Signale treten auf und werden wahrgenommen. Die Konsequenz aus dem Phänomen Crosstalk heißt: Tritt unmittelbar zum Zeitpunkt eines atriales Stimulationsimpulses eine ventrikuläre Wahrnehmung auf, dann ist die Wahrscheinlichkeit eines Crosstalk-Oversensings sehr hoch und zum Vermeiden einer Asystolie muss auf jeden Fall ventrikulär stimuliert werden. Das wäre Szenario 1.

Denkbar ist aber auch Szenario 2 (Abb. 9.14): Patient mit Sinusrhythmus und eigener Überleitung. Tritt atriales Undersensing auf, wird im Vorhof stimuliert. Fällt solch ein atrialer Stimulus mit dem Ende der intrinsischen PQ Zeit zusammen, erfolgt zum Zeitpunkt atrialer Stimulation die ventrikuläre Wahrnehmung der intrinsisch übergeleiteten R-Zacke – eine Wahrnehmung wie bei Crosstalk. Nur besteht der Unterschied, dass in diesem Fall kein Artefakt, sondern eine Kammererregung wahrgenommen wurde und der Schrittmacher inhibieren soll.

Beide Szenarien sind für den Schrittmacher nicht auseinanderzuhalten: Unmittelbar nach atrialer Impulsabgabe erfolgt eine ventrikuläre Wahrnehmung. In einem Fall muss der Schrittmacher stimulieren, im anderen Fall darf er es nicht.

Der Ausweg aus diesem Widerspruch heißt „Ventrikuläre Sicherheitsstimulation". Erfolgt zum Zeitpunkt der Vorhofstimulation eine ventrikuläre Wahrnehmung, wird ein ventrikulärer Sicherheitsimpuls mit stark verkürzter AV-Zeit abgegeben (Abb. 9.13 und 9.14): dem „VS" folgt unmittelbar ein „VP".

Sicherheitsimpuls heißt:

- Bei Crosstalk wird die Asystolie vermieden.
- Die Stimulation erfolgt mit sehr kurzer AV-Zeit. Bei atrialem Undersensing und eigener Überleitung fällt der Impuls in die Ventrikelerregung (Pseudofusion). Würde der ventrikuläre Impuls mit normal langer AV-Zeit abgegeben, bestünde die Gefahr, dass der Sti-

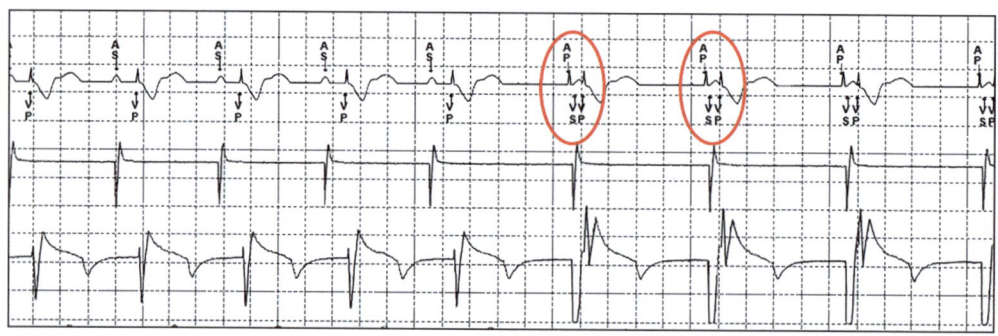

Abb. 9.13 Safety Pacing bei AV-Block: Der Stimulus verhindert die Asystolie bei Crosstalk (*rote Markierung*, VS nach atrialer Stimulation). Zeilen von oben nach unten: Abl. II mit Schrittmachermarkern (Abkürzungsverzeichnis); intraatriales Elektrogramm; intraventrikuläres Elektrogramm; Schreibgeschwindigkeit 25 mm/s

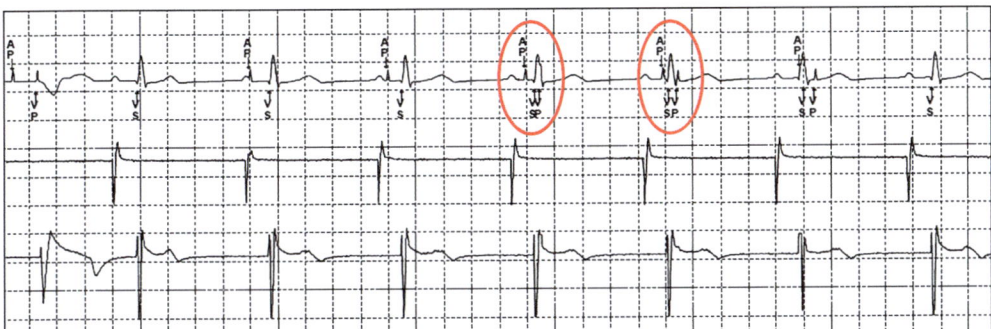

Abb. 9.14 Safety Pacing bei Sinusrhythmus, eigener Überleitung (VS) und atrialem Undersensing: Der ventrikuläre Stimulus mit kurzer AV-Zeit verhindert mögliche T-Wellen-Stimulation *(rote Markierung)*. Zeilen von oben nach unten: Abl. II mit Schrittmachermarkern (Abkürzungsverzeichnis); intraatriales Elektrogramm; intraventrikuläres Elektrogramm; Schreibgeschwindigkeit 25 mm/s

mulus in die T-Welle fällt. Die sehr kurze AV-Zeit verhindert dieses Risiko.

Die kurze AV-Zeit bei Sicherheitsstimulation variiert zwischen den Herstellern, sie liegt um 100–120 ms, es sei denn, sie ist bereits kürzer programmiert.

Einige Schrittmachermodelle verfügen über einen Zähler, wie häufig Safety Pacing im letzten Nachkontrollzeitraum eingesetzt hat. Treten hier sehr hohe Werte auf, kann dies ein Hinweis auf atriales Undersensing sein.

9.2.7 Wenn Zeitintervalle Probleme bereiten

9.2.7.1 Maximalfrequenz

Im Abschn. 4.9.2 zur patientenindividuellen Programmierung wurde sie bereits vorgestellt, die Maximalfrequenz. Für sie gibt es eine Reihe synonymer Bezeichnungen: Maximale Synchronfrequenz, Maximale Trackingfrequenz, obere Grenzfrequenz, Upper Tracking Limit.

Die Programmierung erfolgt bei der Ersteinstellung altersgerecht: (220 – Lebensalter) in/min, es sei denn, dass zu diesem Zeitpunkt bereits bekannt ist, dass der Sinusrhythmus schneller werden kann, oder aber andere Gründe dagegen sprechen, eine entsprechend hohe Frequenz zu programmieren.

Bis zu dieser Frequenz wird der DDD-Schrittmacher alle P-Wellen, die außerhalb einer Refraktärzeit wahrgenommen werden, 1:1 auf die Ventrikel übertragen.

9.2.7.2 Totale atriale Refraktärzeit (TARP) und 2:1-Block

Der letzte Satz im vorangehenden Abschnitt hat es in sich: Alle Vorhofaktionen, die *außerhalb einer Refraktärzeit* liegen, werden 1:1 auf die Ventrikel übertragen. Nun können aber auch physiologische Vorhoferregungen, wenn sie nur schnell genug auftreten, in die Refraktärzeit PVARP fallen und das ist gar nicht so unwahrscheinlich.

Hier folgt die technische Beschreibung: Nach atrialer Wahrnehmung wird die AV-Zeit gestartet. Innerhalb dieser AV-Zeit ist der Vorhofkanal refraktär, denn unmittelbar nach einer P-Welle können keine physiologischen Vorhofsignale auftreten und mögliche Artefakte könnten die Ablaufsteuerung stören. Nach der Ventrikelstimulation ist der Vorhofkanal für die Dauer der PVARP wiederum refraktär, retrograde Vorhoferregungen sollen ausgeblendet werden.

Mit anderen Worten: Von der Detektion einer Vorhofaktion bis zum Ende der PVARP ist die Vorhofwahrnehmung deaktiviert. Diese Zeitdauer wird „totale atriale Refraktärzeit" – TARP genannt; P-Wellen, die in die TARP fallen, wer-

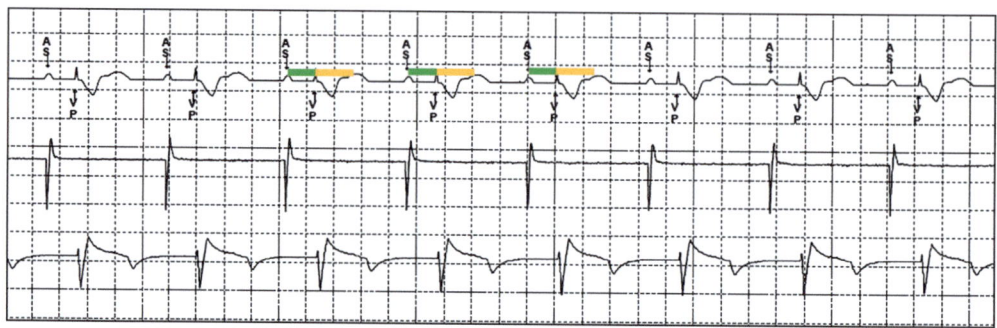

Abb. 9.15 Die TARP: AV-Zeit *(grün)* + PVARP *(gelb)* bei langsamem Sinusrhythmus. Zeilen von oben nach unten: Abl. II mit Schrittmachermarkern (Abkürzungsverzeichnis); intraatriales Elektrogramm; intraventrikuläres Elektrogramm; Schreibgeschwindigkeit 25 mm/s

den wie retrograde P-Wellen behandelt und nicht auf die Ventrikel übertragen.

Tritt Sinusrhythmus mit kürzerem PP-Intervall auf als das Intervall der TARP, fällt jede zweite Vorhoferregung in die TARP (genauer: das Ende der PVARP) und es ergibt sich ein 2:1-Block in Wahrnehmung und Stimulation. Die Frequenz, die dem TARP-Intervall entspricht, wird als 2:1-Frequenz bezeichnet.

In Ruhe und bei niedriger Sinusfrequenz treten durch die TARP keine Probleme auf (Abb. 9.15). Steigt die Sinusfrequenz an, wird bis zum Erreichen der TARP 1:1-übergeleitet, bei weiterer Frequenzsteigerung folgt der 2:1-Block. In Abb. 9.16 wird zunächst noch jede P-Welle kurz vor dem Erreichen der 2:1-Frequenz wahrgenommen, dann folgt der 2:1-Block: jede zweite Vorhoferregung fällt in die PVARP.

Es braucht wenig Fantasie sich vorzustellen, dass diese Frequenzhalbierung unter Belastung von Patienten als schwere Einschränkung empfunden wird. Abhilfe ist durch sorgfältige Einstellung von AV-Zeit und PVARP zu erreichen, wobei die einzelnen Schritte davon abhängig sind, wie komfortabel das jeweilige Aggregat zu programmieren ist.

Eine elegante Lösung bieten frequenzabhängig programmierbare AV-Zeit (Abb. 9.7) und dynamische PVARP. Bei niedrigen Frequenzen wird mit langer AV-Zeit und PVARP gearbeitet. Mit steigender Frequenz werden beide Intervalle gekürzt.

Da sich mit zunehmender Sinusfrequenz der Anteil des Vorhofbeitrags zur Ventrikelfüllung im Verhältnis zum passiven Einstrom vermindert, ist es durchaus zulässig, bei hohen

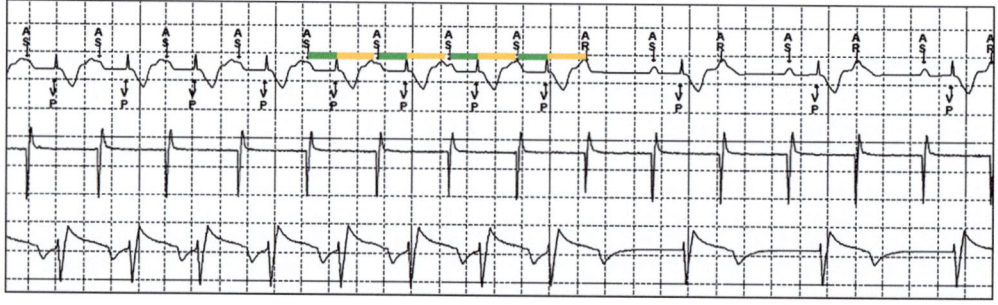

Abb. 9.16 Die TARP bei hoher Sinusfrequenz, links noch 1:1-Triggerung, rechts mit 2:1-Block. AV-Zeit *(grün)*, PVARP *(gelb)*; *AS* atriales Sensing; *AR* atrial, in der Refraktärzeit; Zeilen von oben nach unten: Abl. II mit Schrittmachermarkern (Abkürzungsverzeichnis); intraatriales Elektrogramm; intraventrikuläres Elektrogramm; Schreibgeschwindigkeit 25 mm/s

Frequenzen auch hämodynamisch nicht mehr sinnvolle AV-Intervalle bis hin zu 70 ms einzustellen. Eine Verkürzung der AV-Zeit um 100 ms verschiebt die 2:1-Frequenz um 20/min. Für viele Patienten wird durch die Programmierung der dynamischen AV-Zeit bereits das Problem des 2:1-Blocks gelöst sein.

Muss eine noch höhere Maximalfrequenz erreicht werden, ist die zweite Stellschraube die Verkürzung der PVARP, wobei Vorsicht geboten ist. Sie muss stets länger als eine mögliche VA-Leitung sein. Unter Belastung verkürzt sich unter Katecholamineinfluss auch die retrograde Leitungszeit, so dass es sinnvoll ist, bei Aktivierung einer frequenzabhängigen PVARP für hohe Frequenzen ein moderat kürzeres (um 50 ms) Intervall zu wählen.

Besondere Bedeutung hat das Problem des 2:1-Bocks bei der Schrittmachertherapie im Kindesalter. Hier können sehr hohe Vorhoffrequenzen erreicht werden. Etwas erleichtert wird die Schrittmacherprogrammierung dadurch, dass bei angeborenem oder iatrogenem AV-Block keine retrograden Leitungen auftreten und auf die PVARP verzichtet werden kann, d. h. diese in der Praxis auf den geringsten Wert programmiert wird.

9.2.7.3 Wenckebach-Verhalten

Ein Patient hat bei AV-Block III einen DDD-Schrittmacher erhalten und im Langzeit-EKG zeigt sich ein Bild wie in Abb. 9.17: Der Schrittmacher arbeitet, als wolle er einen AV-Block 2 Typ Wenckebach nachbilden. So war das nicht beabsichtigt!

Dieses eigenartige Verhalten erklärt sich aus der Programmierung des Schrittmachers, sehen wir uns das Beispiel aus Abb. 9.17 genauer an:
Programmierung:

- DDD: 60–130,
- AV-Zeit bei Wahrnehmung: 170 ms,
- PVARP: 250 ms,
- Es ergibt sich eine TARP von 420 ms entsprechend einer 2:1-Frequenz von 143/min.

Der Patient hat unter körperlicher Belastung einen Sinusrhythmus von 140/min. Die 2:1-Frequenz ist mit 143/min höher als die Sinusfrequenz, alle P-Wellen werden ohne 2:1-Block wahrgenommen.

Was geschieht: Eine atriale Erregung wird gesehen, die AV-Zeit (1) gestartet. Zum Ende der AV-Zeit wird im Ventrikel stimuliert. Die nächste Vorhoferregung (140/min!) wird detektiert, eine AV-Zeit gestartet. Zum Ende der AV-Zeit möchte der Schrittmacher im Ventrikel stimulieren, er darf aber noch nicht: Die programmierte Maximalfrequenz (2) ist auf 130/min programmiert. Die Stimulation am Ende der AV-Zeit würde einer Frequenz von 140/min entsprechen. Die Impulsabgabe wird so lange hinausgezögert, bis das Intervall der Maximalfrequenz abgelaufen ist (3).

Nach der nächsten Vorhoferkennung wird die Ventrikelstimulation wiederum hinausgezögert:

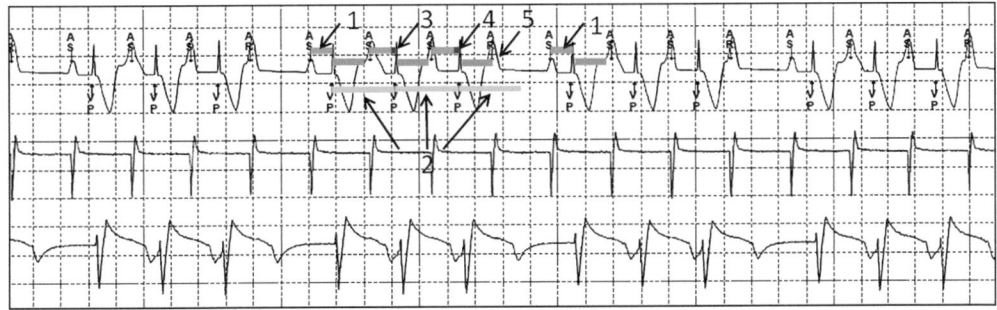

Abb. 9.17 Schrittmacher-Wenckebach-Verhalten. AV-Zeit *(grün)*, programmierte Maximalfrequenz *(gelb)*, Warteintervall *(rot)*, PVARP *(blassrot)*; Zeilen von oben nach unten: Abl. II mit Schrittmachermarkern (Abkürzungsverzeichnis); intraatriales Elektrogramm; intraventrikuläres Elektrogramm; Schreibgeschwindigkeit 25 mm/s

Zu dem Warteintervall aus Zyklus 3 kommt die Wartezeit vom Zyklus 2 hinzu – die P-Wellen „laufen durch" *(4)*.

Der Abstand der Ventrikelstimulation, mit der sich anschließenden PVARP, zur vorhergehenden P-Welle wird mit jedem Herzzyklus größer und der Kammerkomplex rückt immer näher an die nächste P-Welle heran, bis diese *(5)* in die PVARP fällt und nicht übergeleitet wird. Für den nächsten Zyklus ist inzwischen das Intervall für die Maximalfrequenz abgelaufen, die folgende P-Welle wird wieder normal übergeleitet und das Wenckebach-Verhalten beginnt von vorn.

Aus dem Verhältnis von Vorhoffrequenz, programmierter Maximalfrequenz und PVARP ergibt sich die Häufigkeit der Blockierung, ob ein 3:1- oder X:1-Block auftritt.

Die Ursache für das Wenckebach-Verhalten ist, dass ein Sinusrhythmus mit höheren Frequenzen auftritt, als die eingestellte Maximalfrequenz. Durch einfaches Umprogrammieren der Maximalfrequenz auf einen höheren Wert wird das Problem behoben.

9.3   Frequenzadaptive Stimulation

In Kap. 2 zur korrekten Aggregatauswahl und Kap. 4 zur indikationsgerechten Programmierung wurde sie bereits genannt: Die Frequenzadaptation. Oft wird auch von Frequenzadaption, frequenzadaptiver Stimulation, Rate Response oder einfach nur von „R-Funktion" gesprochen. Adaptiv heißt angepasst und im Fall der Schrittmacherstimulation bedeutet es, dass die Stimulationsfrequenz an den Frequenzbedarf des Patienten angepasst ist.

Für Aggregatauswahl und Programmierung gilt, dass bei Patienten mit chronotroper Inkompetenz oder Bradyarrhythmien Aggregate und Stimulationsmodi mit R-Funktion zur Anwendung kommen sollten.

Folgende Aspekte sind zu betrachten:

- Wann ist ein Patient chronotrop inkompetent?
- Wie ermittelt der Schrittmacher den tatsächlichen Frequenzbedarf des Patienten?

- Wie muss die Funktion korrekt eingestellt werden?

Wann ist ein Patient chronotrop inkompetent? Chronotrope Inkompetenz bedeutet, dass die Herzleistung nicht ausreichend ist, dem metabolischen Bedarf des Organismus zu entsprechen. Im klinischen Alltag handhabbarer und griffiger ist die Definition als Unfähigkeit, mehr als 85 % der altersabhängigen Maximalfrequenz (entspricht 220 – Lebensalter) zu erreichen.

In der Herzschrittmachertherapie ist die Diagnose chronotroper Inkompetenz einfach: Neben der Symptomatik verminderter körperlicher Belastbarkeit geben uns die Schrittmacherspeicher eine genaue Auskunft über die erreichten Herzfrequenzen im Langzeitverlauf.

- Bei Patienten mit Sinusbradykardie oder Bradyarrhythmie wird regelhaft von chronotroper Inkompetenz ausgegangen, für die Schrittmachertherapie ist die Frequenzadaptation entsprechend zu aktivieren.
- Patienten mit AV-Block und erhaltenem Sinusrhythmus profitieren hingegen nicht von frequenzadaptiver Stimulation, die R-Funktion bleibt zunächst ausgeschaltet. Im Fall von Belastungsintoleranz kann erwogen werden, die R-Funktion zu aktivieren, wobei herauszufinden ist, ob für die eingeschränkte Belastbarkeit wirklich eine chronotrope Inkompetenz ursächlich ist (Herzfrequenzprofile!), ob andere Gründe (Anämien, pulmonale Erkrankungen …) vorliegen oder ob eine sich verschlechternde LV-Funktion die Ursache ist. Hier sollte die Frequenzadaptation nicht aktiviert werden.

Wie ermittelt der Schrittmacher den tatsächlichen Frequenzbedarf des Patienten? Im Schrittmachervokabular hat sich der Begriff „Frequenzsensor" etabliert, auch wird von sensorgesteuerter Frequenz gesprochen. Bei einigen Methoden der Frequenzadaptation ist das auch korrekt: Ein spezielles Bauteil, der Sensor, ermittelt eine Messgröße, die mit dem Frequenzbedarf korreliert. Bei anderen Methoden der

Frequenzadaptation kann auf einen besonderen Sensor als extra Bauelement verzichtet werden, die Messgröße wird aus z. B. aus intrakardialen Elektrogrammen oder – mit den Schrittmacherelektroden messbar – der transthorakalen Impedanz bestimmt. Aber auch hier wird verallgemeinernd vom Frequenzsensor gesprochen.

Die heute als selbstverständlich betrachtete Funktion hat eine aufwendige Entwicklungsgeschichte vorzuweisen. Über viele Jahre ist viel Forschungsarbeit geleistet worden. Das Problem bestand und besteht darin, dass das autonome Nervensystem und ausgeschüttete Katecholamine, die die Frequenzregulation bestimmen, mit den Mitteln des Herzschrittmachers nicht messbar sind. Folglich musste eine einfach zu bestimmende Messgröße gefunden werden, die den Frequenzbedarf des Patienten möglichst gut abbildet.

In der Praxis haben sich mechanische Sensoren (Aktivität, Beschleunigung) sowie Verfahren durchgesetzt, bei denen physiologische Parameter wie veränderte Inotropie bei sich änderndem Katecholaminspiegel („Closed Loop Stimulation") oder die Messung des Atemminutenvolumens abhängig von der Sauerstoffschuld unter Belastung, gemessen werden.

Mechanische Messverfahren: Aktivitätssensoren und Akzelerometer
Die Grundidee ist einfach: Ein Patient in Ruhe benötigt eine niedrigere Herzfrequenz als ein Patient, der sich bewegt. Die Bewegung wird im einfachsten Fall von einem Erschütterungssensor registriert: meldet der Sensor wenig Bewegung, ist die Stimulationsfrequenz niedriger als bei größerem Sensorsignal unter stärkerer Belastung.

Diese Messung ist jedoch bezüglich körperlicher Aktivität völlig unspezifisch, so dass die Weiterentwicklung darin bestand, Beschleunigungssensoren zu verwenden, die Bewegungen nur in einer Richtung registrieren. Sie sind in der Regel im Schrittmacher derart platziert, dass der Sensor nur auf Oberkörperpendelbewegungen in AP-Richtung anspricht. Diese Messung ist bezüglich Körperbewegungen deutlich spezifischer, Erschütterungen z. B. beim

Fahren auf unebener Straße oder Vibrationen wie z. B. beim Rasenmähen werden vom Beschleunigungssensor nicht registriert.

Das Signal des Beschleunigungssensors ist messtechnisch einfach zu erfassen, die Messung benötigt keine zusätzliche Energie und die Frequenzreaktion des Schrittmachers ist für die meisten Patienten durchaus zufriedenstellend, so dass Geräte mit diesen mechanischen Sensoren heute die Mehrzahl der frequenzadaptiven Aggregate stellen.

Zu beachten ist, dass bei körperlichen Belastungen bei denen speziell der Thorax wenig bewegt wird (z. B. Fahrradergometrie) die Frequenzänderung nicht korrekt ausfällt. Auch werden mentale Belastungen nicht berücksichtigt.

Physiologische Messverfahren: Atemminutenvolumen (AMV)
Für die Bestimmung des Atemminutenvolumens als Marker für die Belastungssituation wird der transthorakale elektrische Widerstand zwischen Schrittmachergehäuse und der Elektrodenspitze im rechten Herzen gemessen.

Die Geometrie zwischen Herz und Schrittmachergehäuse ändert sich mit jeder Atembewegung. Wird eingeatmet, senkt sich das Zwerchfell ab, der Abstand zwischen Herz und Schrittmacher wird größer, die Impedanz (der elektrische Widerstand) zwischen beiden Punkten steigt. Beim Ausatmen hebt sich das Zwerchfell an, der Abstand zwischen Herz und Schrittmacher wird geringer und entsprechend vermindert sich die Impedanz. Aus dem zeitlichen Verlauf der Impedanzmessungen lässt sich die Atemfrequenz ermitteln, die Amplitude der Impedanzänderungen entspricht der Atemzugtiefe. Beide Werte ergeben zusammen ein Messergebnis, das dem Atemminutenvolumen sehr gut entspricht.

Da die Atmung mit der Sauerstoffschuld korreliert und der Verlauf des Atemminutenvolumens durch das Messverfahren recht gut abgebildet wird, ist die AMV-gesteuerte Frequenzadaptation nah am physiologischen Verlauf der Frequenzregulation. Allerdings benötigt das Verfahren einen zusätzlichen Messstrom für die transthorakale Impedanzmessung.

Da das AMV nicht unmittelbar bei Belastungsbeginn ansteigt, werden in einigen Schrittmacheraggregaten AMV-Messung und Aktivitätsmessung kombiniert, so dass einerseits ein schnelles Ansprechen auf Belastungsänderungen, andererseits eine zur andauernden Arbeitslast proportionale Stimulationsfrequenz erreicht werden kann.

Technisches Detail zur AMV-Messung Um den Impedanzverlauf während der Atemzyklen korrekt zu erfassen, müssen die jeweiligen Messungen häufig genug durchgeführt werden, um die ständigen Änderungen der Impedanz richtig abzubilden. Diese „Abtastfrequenz" der Messungen beträgt herstellerabhängig um 8–10 Hz, es wird alle 100–125 ms ein Messimpuls abgegeben. Die Messung ist für das Myokard unterschwellig, kann jedoch von EKG-Geräten erfasst und dargestellt werden. Dies sieht zunächst sehr verwirrend aus, unzählige ineffektive „Stimuli" überlagern das EKG. Abhilfe kann geschaffen werden, wenn am EKG-Gerät Schrittmacher- und/oder Stimulationsartefakterkennung ausgeschaltet wird.

Physiologische Messverfahren: Inotropiemessung – Closed-Loop- Stimulation
Hier wird direkt am Herzen gemessen. Die Inotropie, also der kardiale kontraktile Status, wird vom Sympathikotonus des Patienten bestimmt, und sie kann mit einem Impedanzmessverfahren abgebildet werden. Zum Zeitpunkt der isovolumetrischen Kontraktionsphase wird Blut als elektrischer Volumenleiter von der Elektrodenspitze verdrängt, wodurch sich die elektrische Impedanz zwischen der Elektrodenspitze und dem Schrittmachergehäuse bzw. der bipolaren Ringelektrode erhöht.

Die Schnelligkeit des Impedanzanstiegs entspricht der Kontraktilität des Myokards. Bei geringem Katecholaminspiegel in Ruhe wird das Blut langsamer verdrängt und die Impedanz steigt weniger schnell an als unter Belastung, wo Katecholaminspiegel und damit die Kontraktilität höher sind. Bei schnellerem Impedanzanstieg, entsprechend einem erhöhten Katecholaminspiegel, wird schneller sti-

muliert, bei gleichbleibenden Werten sind Belastung und Herzleistung (-frequenz) in einem ausgeglichenen Verhältnis. Fällt der Impedanzanstieg langsamer aus, der Katecholaminspiegel ist gesunken, kann die Stimulationsfrequenz so lange reduziert werden, bis wieder ein ausgeglichenen Verhältnis erreicht ist.

Damit ist dieses Messverfahren nahe an der Funktion des ANS, reagiert auch auf mentalen Stress und kann die Funktion des Sinusknotens im Regelkreis der Herzkreislaufregulation nachbilden. Allerdings ist auch hier ein zusätzlicher Messstrom erforderlich.

Wie muss die Funktion korrekt eingestellt werden? Grundlegendes zur Programmierung der Frequenzen wurde bereits im Abschn. 4.9.2 ausgeführt. Die Grundfrequenz ist die Frequenz, mit der der Schrittmacher stimuliert, wenn der Patient in Ruhe ist. Die maximale Sensorfrequenz sollte möglichst genau bei maximaler Belastung erreicht werden.

Im Bereich zwischen Ruhe und Maximalbelastung wird mit der vom Sensor bestimmten Frequenz stimuliert. Von der Stimulation im geschlossenen Regelkreis abgesehen, bei der so lange die Stimulationsfrequenz entweder erhöht oder verringert wird bis ein ausgeglichener Zustand erreicht ist, verwenden alle Systeme mit Aktivitäts- oder Beschleunigungssensoren aber

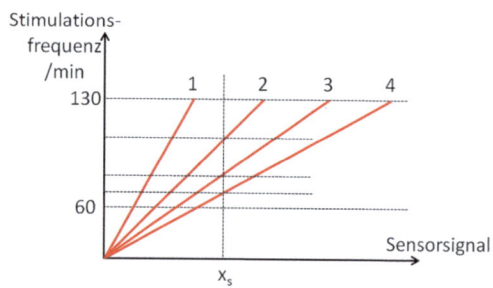

Abb. 9.18 Kalibrierkurven eines Frequenzsensors. *1:* Sehr steiler Sensoranstieg: Starke Frequenzänderung bei geringer Belastungsänderung. *4:* Flacher Sensoranstieg: geringe Frequenzänderung bei größerer Belastungsänderung. Bei identischer Belastung X_s werden je nach verwendeter Sensorsteilheit unterschiedliche Stimulationsfrequenzen erreicht

auch mit AMV-Messung sogenannte Kalibrierkurven zur Frequenzbestimmung: Einem konkreten Wert des Sensorsignals wird genau eine Stimulationsfrequenz zugeordnet. Abb. 9.18 zeigt den prinzipiellen Verlauf von Kalibrierkurven. Je nach verwendeter Kurve, auch Sensorsteilheit genannt, entsprechen einem konkreten Wert des Sensorsignals (X_S) bestimmte Frequenzen der unterschiedlichen Sensorsteilheiten.

Welche Kalibrierkurve wird verwendet? In der Regel wird keine bestimmte Sensorsteilheit fix programmiert: Um dem gesamten Bereich des Sensorsignals von Ruhe bis Maximalbelastung den gesamten Frequenzbereich von Ruhefrequenz bis maximaler Sensorfrequenz zuordnen zu können, erfolgt die Kalibrierung des Sensors automatisch, so dass stets der geeignetste Sensoranstieg ausgewählt wird.

Nur in extremen Ausnahmesituationen kann es sinnvoll sein, die Sensorautomatik zu deaktivieren, beispielsweise bei einem Ausdauersportler, bei dem das maximale Sensorsignal über viele Stunden anliegt. Bei diesem Patienten würde die Maximalfrequenz nur noch bei stundenlanger Belastung erreicht, nicht aber im täglichen Leben. Eine weitere Ausnahmesituation wäre ein Patient mit AMV-gesteuertem Schrittmacher und Schlafapnoe. Hier würde die Grundfrequenz nur noch bei Atemstillstand erreicht werden und die Stimulation wäre bei normaler Atemfrequenz bereits deutlich beschleunigt.

Die Methoden der automatischen Kalibrierung sind herstellerspezifisch sehr unterschiedlich, so dass an dieser Stelle lediglich das Prinzip der Kalibrierung dargestellt wird. Konkrete Funktionen unterschiedlicher Schrittmachermodelle müssen in den jeweiligen Produkthandbüchern nachgeschlagen werden. Auf den jeweiligen Programmiergeräten findet sich diese Funktion unter den Bezeichnungen wie Sensorautomatik, automatische Kalibrierung oder Optimierung des Frequenzprofils. Ein Hersteller (Medtronic) bietet für seine Aggregate gleich zwei Gruppen von Kalibrierkurven an, getrennt für den Bereich niedriger und hoher Belastung, so dass eine sehr genaue Zuordnung von Sensorsignal und

Stimulationsfrequenzen bei unterschiedlichen Belastungsgraden erreicht werden kann.

Für nichtphysiologische Sensoren muss zusätzlich eine sogenannte Sensorempfindlichkeit, auch Aktivitätsschwelle genannt, programmiert werden. Es wird eingestellt, bis zu welcher Belastungsstärke die Signale des mechanischen Sensors ausgeblendet werden, bevor sie im nächsten Schritt entsprechend der Kalibrierkurve in eine Stimulationsfrequenz umgesetzt werden. Ist die Schwelle zu niedrig, werden bereits geringe Sensorsignale (wie leichte Erschütterungen beim einfachen Aktivitätssensor) mit stärkeren Frequenzänderungen beantwortet. Bereits bei wenig Belastung würde mit hoher Frequenz stimuliert. Hier hilft das Umprogrammieren auf einen höheren Schwellwert, bei dem auf kleinere Sensorsignale nicht reagiert wird.

Sinngemäß ist auch ein entgegengesetztes Szenario denkbar: Bei relativ unempfindlich eingestelltem Sensor reichen selbst größere Aktivitäten nicht aus, Frequenzänderungen hervorzurufen; de facto funktioniert die Frequenzadaptation nicht. Abhilfe schafft das Absenken der Empfindlichkeitsschwelle, so dass mehr Sensorsignale oberhalb des Schwellwerts ausgewertet werden und sich die Stimulationsfrequenz entsprechend ändert.

9.4 Automatische Modusumschaltung: Mode Switch

In diesem Kapitel treffen einige Kapitel dieses Buches zusammen: so beispielsweise Stimulationsmodi, Refraktärzeiten, Frequenzadaptation, Empfindlichkeitseinstellungen, diagnostische Speicher.

Mit der automatischen Modusumschaltung ist es ähnlich, wie in der Welt der Automobile: Den „Tempomaten" gibt es streng genommen nur bei einem Hersteller. Aus Markenschutzgründen verwenden alle anderen Hersteller unterschiedliche Bezeichnungen wie „Cruise Control" oder „Geschwindigkeitsregelanlage GRA". Dennoch spricht man nur vom „Tempomaten". Für

Tab. 9.3 Bezeichnungen für Automatische Modusumschaltungen

Medtronic, Biotronik, Abbott	Mode Switch (MS)
Microport	Fallback Mode Switch (AMS)
Boston	Atriale Tachykardie Reaktion (ATR)

die automatische Modusumschaltung bei Vorhofflimmern hat sich der Begriff „Mode Switch" eingebürgert, auch wenn die Funktion bei verschiedenen Herstellern unterschiedliche Namen erhalten hat (Tab. 9.3).

Dem Einsteiger in die Welt der Herzschrittmacher sei geraten, diese Mode-Switch-Funktion einfach zu aktivieren, sie funktioniert. Im Kap. 4 zur indikationsgerechten Programmierung wurde sie bereits genannt.

Was macht ein Mode Switch, wie funktioniert er? Bevor die Funktion des Mode Switches erfunden war, stellte Vorhofflimmern ein riesiges Problem für DDD-Schrittmacher dar: Jede außerhalb einer Refraktärzeit (PVARP) wahrgenommene Vorhoferregung startet eine AV-Zeit und triggert die Ventrikelstimulation. Ist die totale atriale Refraktärperiode (TARP) geschickt programmiert und es werden atriale Frequenzen bis z. B. 170/min wahrgenommen, so wird im Ventrikel mit Frequenzen bis 170/min stimuliert, die Vorhofarrhythmie wird vom Schrittmacher eine Kammertachykardie umgewandelt. Diese Funktionsweise ist in Kap. 2, Abb. 2.10 dargestellt. Paroxysmales Vorhofflimmern war eine Kontraindikation für DDD-Stimulation!

Eine Lösung des Problems gibt uns der DDI-Modus an die Hand, bei dem Vorhofwahrnehmungen lediglich zum Inhibieren der atrialen Stimulation führen, nicht aber zum Triggern der Kammerstimulation. Der Ventrikelkanal führt mit seiner Grundfrequenz bzw. der Sensorfrequenz im DDIR-Modus gewissermaßen ein

Eigenleben. Im Moment des Vorhofflimmerns wäre das der ideale Stimulationsmodus (Kap. 2, Abb. 2.15). Für den Patienten mit paroxysmalem Flimmern wird, sobald das Flimmern sistiert, aus dem idealen Modus der ungünstigste: Bei AV-Block III und Sinusrhythmus funktioniert der DDI-Modus wie ein ventrikulärer Einkammerschrittmacher, Vorhof- und Kammeraktionen werden nicht synchronisiert und das Auftreten des Schrittmachersyndroms ist wahrscheinlich (Kap. 2, Abb. 2.14).

Genau diese Patienten benötigen situationsbedingt beides: DDD-Stimulation bei Sinusrhythmus und DDIR-Stimulation während des Vorhofflimmerns. Diese Umschaltung bietet uns die Mode-Switch-Funktion, auch als AMS (automatischer Mode Switch) bezeichnet.

Voraussetzungen für die korrekte Mode-Switch-Funktion sind gleich mehrere:

1. Der Patient muss einen höhergradigen AV-Block haben. Wird Vorhofflimmern intrinsisch schnell übergeleitet, inhibiert der Schrittmacher im Ventrikel, aber der Patient hat dennoch eine hohe Kammerfrequenz. In diesem Fall kann der Schrittmacher nicht eingreifen, man würde lediglich in den diagnostischen Speichern feststellen, dass die Frequenzkontrolle zu verbessern wäre.
2. Die Vorhofwahrnehmung muss richtig eingestellt sein: Tritt atriales Oversensing auf (z. B. R-Zacken-Fernfeldwahrnehmung, FFRW) wird ein falsch-positiver Mode Switch ausgelöst. Bei atrialem Undersensing wird das Flimmern nicht erkannt, die Mode-Switch-Funktion nicht aktiviert, und es wird ineffektiv im Vorhof stimuliert. In der „Vor-Mode-Switch-Zeit" war das Undersensing des Vorhofflimmerns mitunter beabsichtigt, P-Wellen bei Sinusrhythmus besitzen eine größere Amplitude und werden wahrgenommen, der DDD-Modus funktioniert. P-Wellen bei Flimmern mit kleinerer Amplitude werden nicht wahrgenommen und

es entsteht kein Herzrasen wie in der Einleitung zu diesem Abschnitt beschrieben.

Abgesehen davon, dass dieses gezielte Undersensing nicht zuverlässig funktioniert, wollen wir über eine exakte Vorhofwahrnehmung auch exakte diagnostische Informationen in den Schrittmacherspeichern erfassen, die zur Überwachung konkomitierender antiarrhythmischer Medikation sehr hilfreich sind.

3. Die totale atriale Refraktärzeit muss bei Geräten, die keine „halbdurchlässige PVARP" (Abschn. 9.2.6.1 und 9.2.6.3) besitzen, kurz genug eingestellt sein, damit schnelle Vorhofrhythmen erkannt werden.

9.4.1 Die Schritte der automatischen Modusumschaltung: Erkennung, Umschalten, Zurückschalten

Erkennung

Unter der Voraussetzung fehlerfreier Vorhofwahrnehmung nimmt der Schrittmacher Vorhofflimmern als hohe atriale Frequenz wahr.

Für beinahe alle Algorithmen zur automatischen Modusumschaltung ist eine Erkennungsfrequenz für Vorhofflimmern zu programmieren, auch als Mode-Switch-Frequenz bezeichnet. Diese eingestellte Frequenz ist für den Schrittmacher das Kriterium für das Umschalten von DDD auf DDI: ist die wahrgenommene Frequenz höher als diese Erkennungsfrequenz, wird die Funktion ausgelöst.

Um das Auslösen des Mode Switches gegenüber Artefakten oder auch intermittierendem Undersensing robuster zu machen, wird in der Regel nicht die gerade erfasste Vorhoffrequenz ausgewertet: es wird ein gleitender Mittelwert der Vorhoffrequenz verwendet. In diesem Fall muss zum Auslösen des Mode Switches die gemittelte Frequenz größer als die Erkennungsfrequenz sein. Häufig wird auch ein sogenanntes X-aus-Y-Kriterium verwendet: X Intervalle von

Y Wahrnehmungen müssen im Intervall kürzer sein als das Intervall der Erkennungsfrequenz.

Bei einem Hersteller (Microport) wird die Vorzeitigkeit einer atrialen Wahrnehmung als pathologisches Merkmal des einsetzenden Flimmerns gewertet und nach einem Bestätigungsintervall über mehrere Herzzyklen – die Vorhoferkennung muss schnell bleiben –, wird der Mode Switch ausgelöst.

Umschaltung

Die Umschaltung während Vorhofflimmerns erfolgt in jedem Fall in einen Modus, der nicht atrial getriggert ist: DDI, VVI, VDI, DVI (veraltet) oder besser in den jeweiligen frequenzadaptiven Modus DDIR oder VVIR. Gerade für den Patienten mit AV-Block und Sinusrhythmus ist die Umschaltung von DDD (ohne Frequenzadaptation) in den DDIR-Modus mit Frequenzadaptation während Vorhofflimmerns sinnvoll.

Ohne Frequenzadaptation würde ein DDD-60-Schrittmacher in den DDI-60-Modus umschalten, auf eine Grundfrequenz, die mit 60/min deutliche Einschränkungen in der Belastbarkeit erwarten lässt.

Bei einigen Schrittmachermodellen, die die Umschaltung auf einen frequenzadaptiven Modus nicht ermöglichen, gibt es als Ausweg eine sogenannte „Fallback-Frequenz", eine andere Grundfrequenz für den Zeitraum des Vorhofflimmerns. So könnte ein Schrittmacher von DDD 60 auf DDI 70 umschalten.

Zurückschalten

So lange Vorhofflimmern andauert, sind VVI(R)- oder DDI(R)-Stimulation äquivalent, es wird nur ventrikulär ohne Beachtung des Vorhofflimmerns stimuliert.

Häufig sistiert paroxysmales Vorhofflimmern, besonders bei Patienten mit Sinusknotensyndrom mit längeren präautomatischen Pausen. Hat ein Schrittmacher während des Mode Switches auf den VVI-Modus geschaltet, wird auch nach dem Ende des Vorhofflimmerns noch so lange im VVI-Modus weiterstimuliert, bis entweder das X-aus-Y-Kriterium nicht mehr erfüllt ist oder die gemittelte atriale Frequenz wieder unter den Wert der Erkennungsfrequenz abgesunken ist.

Die VVI(R)-Stimulation hat in dieser Konstellation gegenüber dem DDI(R)-Modus einen deutlichen Nachteil: Es wird nicht AV-sequentiell stimuliert, es können bei intakter VA-Leitung retrograde P-Wellen auftreten, die im ungünstigen Fall als Trigger der nächsten Vorhofflimmerepisode wirken können.

Im Vergleich arbeitet der DDI-Schrittmacher nach dem Ende des Vorhofflimmerns sofort AV-sequentiell. Es wird im Vorhofkanal nicht inhibiert, dementsprechend nach Ablauf des atrialen Erwartungsintervalls (der VA-Zeit) stimuliert, anschließend nach Ablauf der AV-Zeit im Ventrikel. Diese Funktionsweise während der präautomatischen Pause ist hämodynamisch sinnvoller und es treten keine retrograden Vorhoferregungen auf.

Vorhofflattern
Vorhofflattern mit Frequenzen um 220/min stellt für viele Schrittmachermodelle mit Mode-Switch-Funktion ein richtiges Problem dar.

Ein Beispiel: Die Frequenz des Vorhofflatterns sei 220/min. Das entspricht einer PP-Zykluslänge von ca. 275 ms. Der Mode Switch soll bei Vorhoffrequenzen >180/min schalten.

- Eine Flatterwelle wird wahrgenommen.
- Die Wahrnehmung startet eine AV-Zeit von 150 ms.
- Nach der Ventrikelstimulation sind eine PVARP von 300 ms und eine PVAB von 150 ms aktiv.
- Während der PVAB ist die atriale Wahrnehmungsfunktion vollständig deaktiviert.
- Es ergibt sich eine totale atriale Refraktärzeit (AV-Zeit + PVAB) von 300 ms. Diese 300 ms sind länger als das PP-Intervall.
- Zwischenzeitlich fällt nach 275 ms die nächste Flatterwelle ein. Sie tritt während der TARP auf und wird nicht wahrgenommen. Es

ergibt sich ein 2:1-Block der Wahrnehmung bei Vorhofflattern, die wahrgenommene atriale Frequenz beträgt 110/min, die Mode-Switch-Funktion wird nicht aktiviert.

Verschiedene Mode-Switch-Algorithmen haben eine zusätzliche Flattererkennung, um das beschriebene Beispiel zu vermeiden: Wird über eine bestimmte Anzahl von Herzzyklen mit einer hohen Frequenz mit vorhofgetriggerter Kammerstimulation (VAT) stimuliert, besteht der Verdacht, dass es sich um 2:1 wahrgenommenes Vorhofflattern handeln könnte.

Nun müssen zwei Bedingungen erfüllt werden:

1. Die halbe Zykluslänge der wahrgenommenen PP-Intervalle ist kürzer als die TARP.
2. Die Frequenz der halben Zykluslänge ist höher als die Mode-Switch-Erkennungsfrequenz.

Wenn beide Bedingungen erfüllt sind, wird zum Bestätigen eine PVARP mit maximaler Länge geschaltet. Das führt dazu, dass die nächste Flatterwelle in die verlängerte PVARP fällt, die kurze Zykluslänge des Vorhofflatterns wird ohne 2:1 erkannt, und der der Mode Switch wird aktiviert.

Bei einer tatsächlichen langsamen atrialen Tachykardie tritt keine verdeckte Vorhoferregung mit halber Zykluslänge auf, der Schrittmacher verbleibt im DDD-Modus.

Zurück zu dem Beispiel:
Flattern von 220/min (275 ms), 2:1-Block der Wahrnehmung. Nur jede zweite Flatterwelle wird mit 110/min wahrgenommen (550 ms).

- Erstes Kriterium: Das halbe Intervall der wahrgenommen Vorhoffrequenz beträgt 275 ms. Dieses Intervall ist kürzer als die TARP (300 ms).
- Zweites Kriterium: Die Frequenz, die dem Intervall von 275 ms entspricht, beträgt 220/min (die tatsächliche Flatterfrequenz).
- Diese Frequenz von 220/min ist schneller als

die Mode-Switch-Frequenz von 180/min.

- Es besteht der Verdacht auf Vorhofflattern.
- Zum Bestätigen wird nach der nächsten Kammerstimulation eine verlängerte PVARP geschaltet.
- Die nächste Flatterwelle tritt nach 275 ms auf, also innerhalb der der PVARP.
- Damit ist der PP-Abstand von 275 ms bestätigt, d. h. Vorhofflattern von 220/min und der Mode Switch wird ausgelöst.

Diese Flattererkennung ist wie viele nützliche Funktionen leider nicht in allen Schrittmacheraggregaten verfügbar. Hat ein Patient mit einem solchen Aggregat Vorhofflattern, empfiehlt es sich, bis zur Vorhofflatterablation den Schrittmacher auf DDI(R) umzuprogrammieren.

9.5 Spezialfunktionen

9.5.1 AV-Management

Unter AV-Management wird eine Gruppe von Funktionen verstanden, die bei Patienten, bei denen die intrinsische AV-Überleitung nicht oder nur selten beeinträchtigt ist, die rechtsventrikuläre Stimulation weitestgehend vermeiden soll. Eine Reihe von Studien konnte nachweisen, dass rechtsventrikuläre Stimulation, wenn sie nicht wie bei AV-Block-Patienten zwingend notwendig ist, die Prognose der Patienten hinsichtlich Herzinsuffizienz aber auch Vorhofflimmern verschlechtern kann. Im Ergebnis dieser Studien sind Funktionen entwickelt worden, die die eigene Überleitung so weit wie

Tab. 9.4 Modusumschaltungen zum AV-Management

Hersteller	Funktion
Abbott	Keine AAI/DDD-Umschaltung
Biotronik	Vp Suppression
Boston Scientific	RYTHMIQ
Medtronic	MVP
Microport	SafeR

möglich fördern. Sie werden als „AV-Management" bezeichnet und haben den Weg in die Leitlinien gefunden. Der DDDR-Schrittmacher mit AV-Management ist für Patienten mit Sinusknotensyndrom die Empfehlung erster Wahl.

Eine Variante des AV-Managements ist uns bereits im Kapitel zur AV-Zeit mit der AV-Hysterese bzw. R-Zacken-Suchhysterese begegnet (Abschn. 9.2).

Die zweite Möglichkeit zur Vermeidung nicht notwendiger Ventrikelstimulation ist ein echter Mode-Switch, dieses Mal vom AAI(R)-Modus zum DDD(R)-Modus für den Fall des paroxysmalen Blocks. Diese Modusumschaltungen begegnen uns bei verschiedenen Herstellern unter unterschiedlichen Bezeichnungen (Tab. 9.4):

Diese Funktionen gehören alle zur Familie „AV-Management", die jeweiligen technischen Realisierungen differieren jedoch zum Teil deutlich. Während einfachere Schrittmacherfunktionen wie z. B. die AV-Hysterese im Oberflächen-EKG gut zu erkennen sind, kann ein Schrittmacher-EKG mit einem der genannten Algorithmen ohne Kenntnis der Spezialfunktionen beunruhigend sein: Stimulationsausfälle aufgrund der regelrechten Funktion der Algorithmen könnten als Gerätedefekt interpretiert werden. Es ist daher sehr hilfreich, zur Analyse von Langzeit-EKGs bei Schrittmacherpatienten auch Informationen über das jeweilige Schrittmacheraggregat zur Verfügung zu haben.

9.5.1.1 Biotronik: Vp-Suppression-Modus

Die Vp-Suppression-Funktion beginnt im DDD(R)-Modus. Tritt eine Ventrikelwahrnehmung auf oder wird über 30 s ventrikulär stimuliert, beginnt ein Suchintervall für intrinsisch übergeleitete R-Zacken über 8 Herzzyklen, in dem die AV-Zeit 450 ms beträgt. Wird das Detektionskriterium für eigene Überleitung erfüllt (programmierbar 1–8 konsekutive übergeleitete R-Zacken innerhalb der AV-Zeit, nominal 6), schaltet der Algorithmus in den ADI(R)-Modus, andernfalls wird der DDD(R)-Modus beibehalten.

Wenn im ADI(R)-Modus eine P-Welle blockiert wird, startet ein erneutes Suchfenster über
8 Zyklen. In den DDD(R)-Modus wird zurückgeschaltet, wenn das Überleitungskriterium
nicht erfüllt werden sollte, oder über 2 s keine
eigene Überleitung auftritt.

9.5.1.2 Boston Scientific: RYTHMIQ Algorithmus

Diese Funktion unterscheidet sich etwas stärker
von den übrigen Modi zum AV-Management.
Es wird zunächst im AAI(R)-Modus stimuliert,
während gleichzeitig eine VVI(R)-Backupsti-
mulation mit geringerer Stimulationsfrequenz
(15/min niedriger als die AAI-Frequenz) vor-
gehalten wird. Man kann sich die Funktion vor-
stellen, als wenn ein AAI(R)- und ein VVI(R)-
Schrittmacher mit unterschiedlich eingestellten
Grundfrequenzen gleichzeitig implantiert wären.
Im Kontrast zu SafeR, MVP und Vp-Suppression
kommt es damit nicht zu ventrikulären Pausen
aufgrund blockierter P-Wellen. Im EKG kann der
Verlust der AV-Synchronität auffallen. Bei AV-
Block schaltet der Algorithmus auf DDD(R) um.
Dieser wird festgestellt, wenn 3 aus 11 ventrikulären Zyklen (wahrgenommen oder stimuliert)
mit langsamerer Frequenz auftreten, als die Vorhoffrequenz (als Intervall ausgedrückt: >150 ms
größere RR-Abstände als PP-Abstände).

Der Test, ob die eigene Überleitung wiederhergestellt ist, wird mit der R-Zacken-Such-
hysteresefunktion (AV Search+) über 25 Zyklen
durchgeführt: wird während der letzten 10 Zy-

klen höchstens 1-mal ventrikulär stimuliert, erfolgt das Zurückschalten wird in den AAI-Modus mit VVI-Backup.

Bei der direkten Modusumschaltung ist es
bis auf die RYTHMIQ-Funktion Teil der Algorithmen, dass eine oder mehrere P-Wellen nicht
übergeleitet werden. Für Patienten mit sehr häufigen paroxysmalen AV-Blockierungen können die dann immer wieder auftretenden Pausen
symptomatisch sein. Bei diesen Patienten wäre
eine Suchhysterese die Funktion zum AV-Management, die zu bevorzugen ist.

9.5.1.3 Medtronic: MVP-Modus

Der Wechsel vom AAIR- zur DDDR-Mo-
dus wird bei dem Medtronic MVP-Algorithmus (Abb. 9.19) ähnlich ausgelöst: Werden zwei
P-Wellen nicht übergeleitet, erfolgt die Umschaltung. Tritt ein AV-Block auf, wird nach
der ersten blockierten P-Welle bei der folgenden zweiten P-Welle ein ventrikulärer Sicherheitsstimulus abgegeben, um die ventrikuläre
Pause nicht zu groß werden zu lassen. Wird auch
die nächste (dritte) P-Welle nicht übergeleitet,
wechselt der Stimulationsmodus zum DDD(R).
Der erste Test auf eigene Überleitung erfolgt
nach einer Minute, im erfolgreichen Fall wird
zurück zum AAIR-Modus gewechselt, ansonsten
erfolgt der nächste Test nach zwei, vier, acht Mi-
nuten bis hin zu 16 h. Bei länger andauerndem
AV-Block wird alle 16 Stunden ein Test auf
eigene Überleitung durchgeführt.

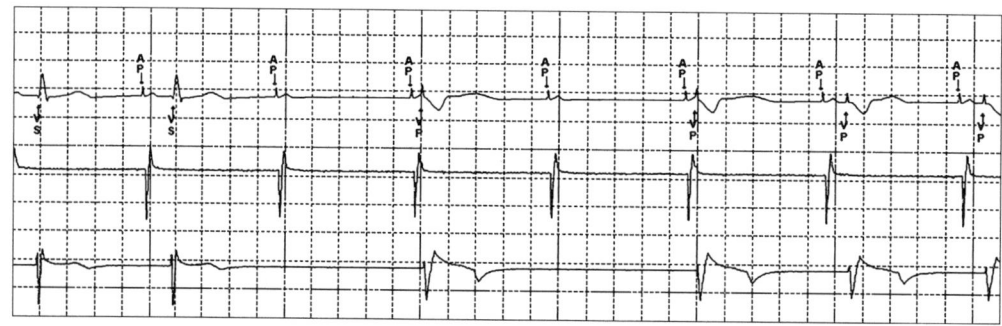

Abb. 9.19 AV-Management. Umschalten vom AAIR auf DDDR mit dem MVP-Algorithmus (Medtronic) Zeilen
von oben nach unten: Abl. II mit Schrittmachermarkern (Abkürzungsverzeichnis); intraatriales Elektrogramm; intraventrikuläres Elektrogramm; Schreibgeschwindigkeit 25 mm/s

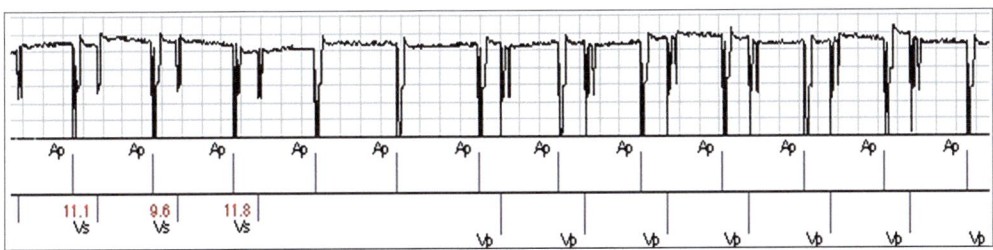

Abb. 9.20 AV-Management. Umschalten vom AAIR auf DDDR mit dem AAI-Safe-R-Algorithmus (Microport). Zeilen von oben nach unten: intrakardiales (intraatriales und intraventrikuläres) Elektrogramm; Markerkanal Schreibgeschwindigkeit 25 mm/s

9.5.1.4 Microport: Safe-R-Modus

In Abb. 9.20 ist das Umschalten von AAIR- zu DDDR-Stimulation des Microport Modus Safe-R bei AV-Block dargestellt: Zwei P-Wellen werden nicht übergeleitet, und die Umschaltung findet statt.

Für AV-Blockierungen zweiten Grades kommt eine statistische Auswertung zur Anwendung: Werden 3 aus 12 P-Wellen nicht übergeleitet, wird ebenfalls umgeschaltet. Zur Überprüfung, ob die eigene Überleitung wiederhergestellt ist, wird nach je 100 ventrikulären Zyklen zurückgeschaltet.

9.5.2 Synkopenschutz

Das Thema Synkopenschutz wurde bereits an einigen Stellen dieses Buches erwähnt: Im einfachsten Fall sorgt ein VVI-40-Schrittmacher dafür, dass keine Pausen, die zu Synkopen führen können, mehr auftreten.

Eine zweite, schon etwas elegantere Methode wurde mit der Frequenzhysterese vorgestellt (Abschn. 9.2.3): Der Schrittmacher wird auf z. B. VVI 70 programmiert zusammen mit einer Hysterese, die eigene Frequenzen bis z. B. 40/min zulässt. Tritt die Pause auf, wird einmalig mit der 40er-Frequenz stimuliert, anschließend mit VVI 70 so lange bis wieder Eigenrhythmus >70/min wahrgenommen wird, der Schrittmacher inhibiert und wiederum sein zusätzliches Hystereseintervall abwartet.

Die beste Lösung ist jedoch die sogenannte Frequenzabfallreaktion (Abb. 9.21), erhältlich bei vielen Schrittmacherherstellern in den jeweiligen Premiumgeräten. Zum Einsatz kommt sie bei Patienten, die keine Bradykardieindikation zur Schrittmachertherapie im engeren Sinne haben, vielmehr bei Patienten mit einem Karotissinussyndrom oder auch neurokardiogener Synkope.

Die Funktion ist folgende:

- Auslöser für das Aktivieren der Frequenzabfallreaktion ist ein plötzlicher Frequenzabfall (daher der Name), auf zum Beispiel unter 40/min (ähnlich dem VVI 40).
- Nun wird mit einer programmierbaren hohen Interventionsfrequenz (z. B. 110/min) für einen programmierbar langen Zeitraum (z. B. 2 min) stimuliert – ähnlich wie bei der Frequenzhysterese.
- Nach Ablauf der Interventionszeit wird die Stimulationsfrequenz langsam abgesenkt, bis der Eigenrhythmus wieder übernimmt. (Besser als bei Frequenzhysterese, dort müsste der Eigenrhythmus von sich aus über die Stimulationsfrequenz ansteigen!)

Die Rationale für diese Funktion liegt im Karotissinussyndrom (CSS). Dieses ist eine pathologische Überreaktion von Erregungsbildung und -leitung im Sinus- und AV-Knoten nach Vagusreiz durch Druck auf die blutdruckregelnden Barorezeptoren an der A. carotis.

Leichter Druck auf die A. carotis führt bei diesen Patienten nicht nur zu einer moderaten Herzfrequenz- und Blutdruckreduktion, beim Karotissinussyndrom führt die überschießende Reaktion zu Kardioinhibition mit Pausen > 6 s

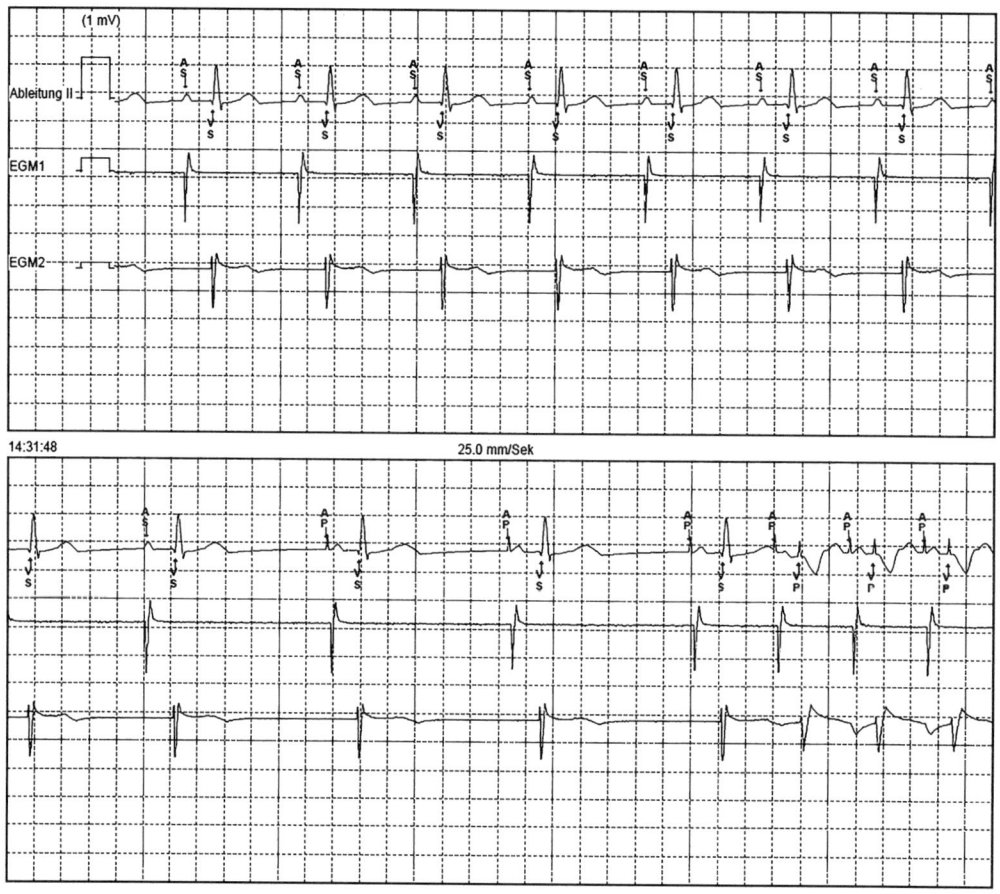

Abb. 9.21 Frequenzabfallreaktion bei Karotissinussyndrom. Zeilen von oben nach unten: Abl. II mit Schritt-machermarkern (Abkürzungsverzeichnis); intraatriales Elektrogramm; intraventrikuläres Elektrogramm; Schreibgeschwindigkeit 25 mm/s

und zu Vasodepression. Der Blutdruck sinkt um mehr als 50 mmHg.

Patienten, bei denen lediglich die vasodepressorische Komponente auftritt, kann mit Schrittmachertherapie nicht geholfen werden, der Schrittmacher erkennt Pausen, jedoch keinen Blutdruckabfall. Patienten ohne kardioinhibitorische Komponente bei CSS haben keine Schrittmacherindikation (Klasse III); tritt sie jedoch auf, dann entspricht dies einer Klasse-I-Indikation zur Schrittmachertherapie (Glikson 2021).

Im Fall der Kardioinhibition setzt der Schrittmacher mit Stimulation ein und verhindert das Auftreten von Pausen. Zusätzlich kann er mit

einer erhöhten Stimulationsfrequenz einsetzen und es wird versucht, den Blutdruckabfall durch ein gesteigertes Herzzeitvolumen zu kompensieren.

Neben dem Frequenzabfall unter eine bestimmte Frequenzgrenze können einige der Algorithmen auch auf plötzliche Frequenzeinbrüche reagieren, ohne dass die untere Grenzfrequenz von z. B. 40/min unterschritten werden muss. Ein Frequenzabfall von z. B. 120/min auf 70/min innerhalb weniger Sekunden wäre auch in der Lage, die Funktion zu starten. Der Einsatz der Frequenzabfallreaktion zur Therapie der vasovagalen bzw. neurokardiogenen Synkope ist in den aktuellen Leitlinien als Klasse IIb Indikation aufgeführt. Hier muss darauf hingewiesen werden, dass in der ISSUE-III-Studie (Brignole et al. 2012), die die Basis der Leitlinienempfehlung darstellt, die Anzahl der der neurokardiogenen Synkopen signifikant reduziert wurde, diese jedoch nicht vollständig verhindert werden konnten. Im Aufklärungsgespräch mit diesen Patienten muss das erläutert werden.

9.5.3 Präventive Stimulation gegen das Auftreten von Vorhofarrhythmien

Bei einer Reihe von Schrittmacherpatienten, insbesondere mit Bradykardie-Tachykardie-Syndrom sowie Sinusknotensyndrom und paroxysmalem Vorhofflimmern, kann beobachtet werden, dass, sobald die Bradykardie durch die Schrittmacherstimulation behandelt ist, auch Vorhofflimmerepisoden seltener auftreten, mitunter sogar ganz verschwinden. Aus dieser Beobachtung heraus entstand der Gedanke, dass Schrittmacherstimulation präventiv gegen das Auftreten von Vorhofflimmern eingesetzt werden könnte und es wurden eine Reihe vorhofflimmerpräventiver Stimulationsfunktionen entwickelt.

Im Abschn. 2.2 wird der Schrittmachercode vorgestellt, der in dieser Form seit dem Jahr 2002 gültig ist. Vor der Revision des Codes wurden an der fünften Stelle, an der aktuell Multisitestimulation angezeigt wird, besondere Stimulationsformen angegeben: vorhofflimmerpräventive Stimulation mit dem Buchstaben „P". Ein Schrittmacher mit entsprechenden Stimulationsmodi wurde als „DDDRP" bezeichnet. Eine Abkürzung, die auch heute noch hin und wieder zu lesen ist, und die in der Literatur zur Stimulation gegen das Auftreten von Vorhofflimmern die Standarddarstellung war.

Zum einen wurde versucht, durch kontinuierliche dynamische Overdrivestimulation im Vorhof die Dispersion der Refraktärzeiten des atrialen Myokards zu reduzieren und somit das Auf-

treten supraventrikulärer Extrasystolen (SVES) als Trigger für Vorhofflimmern zu unterdrücken. Dafür wird ein spontanes PP-Intervall bei Sinusrhythmus gemessen, um dann vom Schrittmacher mit kürzerem atrialem Erwartungsintervall eine Overdrivestimulation im Vorhof durchzuführen. Das Intervall wird langsam verlängert, bis wieder eine intrinsische Vorhoferregung durchdringt, um anschließend wiederum das Erwartungsintervall zu verkürzen. Auf diese Art und Weise wird permanent leicht schneller als der intrinsischen Rhythmus stimuliert.

Als diskontinuierliche Overdrivestimulation kamen Funktionen zum Einsatz, die für einen gewissen Zeitraum nach SVES oder atrialen Salven die atriale Stimulationsfrequenz erhöhen, ähnlich auch ein Algorithmus, des schnell wieder auftretendes Vorhofflimmern nach dem Sistieren einer Flimmerepisode (ERAF) durch Overdrivestimulation unterdrückt.

Ein weiterer Ansatz war, keine atrialen Short-Long-Short-Zyklen als Auslöser für Vorhofflimmern zuzulassen, indem postextrasystolische Pausen nach SVES durch Stimulation verkürzt wurden.

Nachdem mehrere Hersteller vorhofflimmerpräventive Stimulationsalgorithmen in ihren Aggregaten angeboten haben, wurden diese mit großen Erwartungen auf medizinischer Seite angenommen in der Hoffnung, das Problem des Vorhofflimmerns – wenn schon nicht zu lösen –, dann doch aber deutlich zu reduzieren. Nur in wenigen Studien konnte sich die vorhofflimmerpräventive Stimulation als erfolgreich bewähren. Die Mehrzahl der Studien zeigte keinen oder nur einen geringfügigen Effekt.

Zu einem wirksamen „elektrischen Antiarrhythmikum" wurden diese DDDRP-Algorithmen nicht. Zeitgleich zu dieser nur bedingt erfolgreichen technischen Entwicklung wurde die Vorhofflimmerablation zu einer richtigen Therapiealternative, die in vielen Fällen zur Heilung führt.

Eine Reihe von Schrittmacheraggregaten bietet jedoch nach wie vor die Möglichkeit, vorhofflimmerpräventive Stimulationsmodi einzuschalten. Die aktuellen ESC- und DGK-Leitlinien führen diese Therapie als IIb Indikation, es spricht bei Patienten mit paroxysmalem Flimmern nichts dagegen, diese Funktionen zu aktivieren und die in einigen Studien tatsächlich nachgewiesenen „Superresponder", bei denen die Vorhofflimmerlast „AF burden" auf null gesenkt werden konnte, sollten Grund genug sein, diese Funktionen auszuprobieren. Kontraindikationen oder gar proarrhythmische Effekte wurden nicht nachgewiesen.

Literatur

Zitierte Quellen

Brignole M et al (2012) Pacemaker therapy in patients with neurally mediated syncope and documented asystole: Third International Study on Syncope of Uncertain Etiology (ISSUE-3): a randomized trial. Circulation 125:2566–2571

Ritter P et al (1995) New method for determining the optimal atrio-ventricular delay in patients paced in DDD mode for complete atrio-ventricular block. Pacing Clin Electrophysiol 18:855

Weiterführende Literatur

Barold SS, Stroobandt RX, Sinnaeve AF (2010) Cardiac pacemakers and resynchronization step by step: an illustrated guide. Wiley-Blackwell, Chichester

Burri H, Israel C, Deharo JC (2015) The Ehra Book of Pacemaker, ICD, and CRT troubleshooting: Case-Based learning with multiple choice questions. Textbook of Preventive Cardiology ISBN-10: 0198727771 ISBN-13: 978-0198727774

Ellenbogen KA, Wilkoff BL, Kay N, Lau CP, Auricchio A (2016) Clinical cardiac pacing, defibrillation and resynchronization therapy. Elsevier, Oxford

Koglek W et al (2004) Eine einfache Methode zur Bestimmung des AV-Intervalls bei 2-Kammerschrittmachern. A simple method for determining the AV interval in dual chamber stimulation. Herzschrittmachertherapie und Elektrophysiologie 15(S1) 10.1007/s00399-004-1104-7

Glikson M et al (2021) ESC Guidelines on cardiac pacing and cardiac resynchronization therapy. Eur Heart J 42(35) 3427–3520

Schrittmacherpatienten werden im Notfall behandelt, wie alle anderen Patienten auch: Das Vorhandensein eines Herzschrittmachers beeinflusst akute Reanimationsmaßnahmen nicht. Einzige Ausnahme: Muss extern defibrilliert werden, sollte der Stromweg in anterior–posterior Richtung verlaufen sowie der Abstand der Defibrillationselektroden zum Herzschrittmacher möglichst groß sein (siehe Kap. 11).

Notfallsituationen, die mit Schrittmachern in Verbindung stehen können, sind sowohl Bradykardien bei vollständigem oder teilweisem Stimulationsverlust als auch Tachykardien, die ohne Schrittmacher gar nicht auftreten würden: Schrittmachertachykardien als Endless-Loop-Tachykardien (PMT) oder vom Schrittmacher übergeleitetes Vorhofflimmern.

Viele der Ursachen sind durch Umprogrammieren zu beheben, ggf. auch nur als Überbrückung bis zu einem Revisionseingriff.

10.1 Schrittmachertachykardien – egal welche Ursache

Sofortmaßnahme: Magnetauflage.

Der Schrittmacher stimuliert (siehe Abschn. 2.2.3) im asynchronen Modus (V00, D00) mit Magnetfrequenz. Dabei werden PMT unterbrochen, ebenso wird die vorhofgetriggerte Kammerstimulation (z. B. bei Vorhofflimmern) beendet.

Anmerkung 1: Nach Entfernen des Magneten können die Tachykardien sofort wieder auftreten.

Anmerkung 2: Bei verschiedenen Schrittmachern der Hersteller Abbott, Biotronik und Boston kann die Magnetreaktion auf „aus" programmiert sein.

Dauerhafte Lösung: Umprogrammierung.

Ziel bei PMT:

Retrograde Vorhoferregungen als Auslöser von Schrittmachertachykardien sollen im DDD Modus keine Kammerstimulation auslösen, oder können im besten Fall sogar beseitigt werden. Retrograde P- Wellen treten stets dann auf, wenn retrograde (VA-) Leitungen auf erregbares Vorhofgewebe treffen. Das kann nach VES der Fall sein, bei sehr lang programmierten AV Zeiten oder auch nach ineffektiver Vorhofstimulation (Abschn. 8.2.5).

Mit effektiver atrialer Stimulation (überprüfen!) und in einigen Fällen durch das Verkürzen der AV Zeit kann dafür gesorgt werden, dass vorhandene VA- Leitungen auf noch refraktäres Vorhofgewebe treffen und so gar keine retrograden P-Wellen entstehen.

Treten retrograde Vorhoferregungen dennoch auf, muss muss die PVARP angepasst (verlängert) werden, so dass die retrograde P- Welle zuverlässig von der PVARP ausgeblendet wird.

CAVE: Durch das Verlängern der PVARP wird die totale atriale Refraktärzeit (TARP) verlängert und es kann in der Folge zum 2:1 Block bei schnellem Sinusrhythmen kommen. Das genaue Vorgehen (und das Vermeiden des 2:1 Blockes) ist in Abschn. 8.2.6 beschrieben.

Ziel bei Vorhofflimmern:

Vorhofarrhythmien sollen vom Schrittmacher nicht auf die Ventrikel übergeleitet werden. Die Mode-Switch Funktion (Abschn. 8.4) muss hierfür aktiviert sein. Kommt es bei sehr kleinen Amplituden der Flimmerwellen zu atrialem Undersensing mit ständigem Hin- und Herschalten des Modeswitch, und kann die Empfindlichkeitsschwelle nicht noch niedriger programmiert werden, sollte auf DDI(R) oder VVI(R) umgestellt werden.

Achtung: Tachykardien durch intrinsisch übergeleitetes Vorhofflimmern können vom Schrittmacher nicht verhindert werden, möglicherweise dient er jedoch dazu, eine medikamentöse Frequenzkontrolle (in der Herzfrequenz „von unten") abzusichern.

10.2 Bradykardien trotz Schrittmacher

Akute Bradykardien als Notfall können kurzfristig durch antibradykarde Medikation oder Stimulation (transthorakal oder mittels passagerer Sonden) behandelt werden.

Kommt es zum Notfall mit der Notwendigkeit zur kardiopulmonalen Reanimation, ist Adrenalin das Mittel der Wahl (Perkins 2021). In der Not-

aufnahme genauso bei der Schrittmacherkontrolle sollte es idealerweise stets in sofort einsetzbaren Fertigspritzen (100 µg/ml) zur Hand sein.

Das in älterer Schrittmacherliteratur oft empfohlene Orciprenalin (Handelsname „Alupent") ist seit 2012 nicht mehr für den kardiologischen Einsatz zugelassen, und in der Regel nicht mehr verfügbar.

Häufig können die Ursachen für Bradykardien bei Schrittmacherpatienten durch Umprogrammieren beseitigt werden, nicht jedoch z. B. bei Batterieerschöpfung oder Elektroden- und Konnektionsproblemen. Hier sind erneute operative Eingriffe unumgänglich (Tab. 10.1).

Batterieerschöpfung

Schrittmacher aller Hersteller schalten bei nahezu vollständig entladener Batterie auf einen Notfallmodus um, bei dem mit einer charakteristischen Stimulationsfrequenz der Entladungszustand angezeigt wird (Tab. 10.2).

Ist die Batterie nahezu komplett entladen, und ist der Patient schrittmacherabhängig, sollte jetzt keinerlei telemetrische Geräteabfrage mehr erfolgen: Allein der Strombedarf zur Telemetrie kann zum Totalausfall der Stimulation führen.

Sollte dieser Zustand trotz dieses Kapitels und aller Vorsicht eingetreten sein:

Massnahme 1:

Sedieren des Patienten und transthorakale/transkutane Stimulation mit Klebeelektroden und der

Tab. 10.1 Ursachen für Bradykardien bei Patienten mit Herzschrittmachertherapie

Ursache	Problemlösung
Komplette Batterieerschöpfung	Revisions-OP
Elektrodendefekte	Revisions-OP
Elektrodendislokation	Revisions-OP
Defekte am Konnektor	Revisions-OP
Oversensing	Umprogrammierung, ggf. Revisions-OP
Reizschwellenanstieg	Umprogrammierung, ggf. Revisions-OP
Reizschwellenanstieg bei metabolischer Entgleisung	Akutdialyse und Reanimation
Reizschwellenanstieg nach externer Kardioversion/Defibrillation	Umprogrammierung, ggf. Revisions-OP
Gerätedefekt	Revisions-OP

Tab. 10.2 Betriebsart und Stimulationsfrequenz bei Batterieerschöpfung

Hersteller	Grundfrequenz bei RRT/ERI
Abbott	Intervall der Grundfrequenz +100 ms z. B. DDD 60 ➜ DDD 54,5
Biotronik	VDD Grundfrequenz −11 % z. B. DDD 60 ➜ VDD 53,4
Boston	VVI 50 Bei Grundfrequenz 50 keine Änderung
Medtronic	VVI 65
Microport	VVI 70

Stimulationsoption eines externen Defibrillators. Anschließend passagere Stimulation bis zum Aggregatwechsel.

Steht ein solcher externer Defibrillator nicht zur Verfügung:

Massnahme 2:
Herzdruckmassage, Sedieren und Legen einer passageren Stimulationssonde zur externen Stimulation in der Regel auf der Intensivstation.

Praxisbeispiel:
Auch während einer Wechsel-OP ist mit einem totalen Stimulationsausfall zu rechnen, wenn bei dem Eingriff ein Elektrokauter zum Einsatz kommt. Durch den Kauterstrom (Kap. 11) besteht das Risiko, im Schrittmacher einen elektrischen Geräte-Reset auszulösen. Ist die Batterie nahezu komplett entladen, kann durch den Strombedarf für die (automatische) Umprogrammierung in den Reset-Modus, oft VVI 70 mit unipolarer Stimulation, ein kompletter Stimulationsausfall verursacht werden.

Verlust der effektiven Stimulation
Ursache können Reizschwellenanstiege oder Elektrodendislokationen sein. Das Schrittmacher EKG sieht in beiden Fällen identisch aus: Stimulationsimpulse sind vorhanden, werden aber ganz oder teilweise nicht beantwortet. Die Ursachen für Reizschwellenanstiege sind in Abschn. 4.7.3 ausführlich beschrieben, im Notfall-Szenario können zusätzlich metabolische Entgleisungen (z. B. Hyperkaliämien), extreme Reizschwellenanstiege bis >5 V (!) nach Ansetzen antiarrhythmischer Medikation mit Flecainid („Tambocor") und auch Reizschwellenanstiege nach externer Kardioversion/Defibrillation hinzukommen.

In der Regel kann ineffektive Stimulation bei Reizschwellenanstieg durch Umprogrammieren auf höhere Stimulationsenergie (Amplituden/Impulsbreiten) korrigiert werden.

Ist keine Reizschwelle bestimmbar, und wird auch bei maximaler Energie nicht effektiv stimuliert, liegt entweder ein Elektrodendefekt vor, oder die Elektrode hat keinen Gewebekontakt. Das Vorgehen ist in Abschn. 4.5 beschrieben: Wir führen Messungen der Elektrodenimpedanz durch. Bei schwankenden Werten innerhalb des Normalbereiches zwischen 200 und 1000 Ω, uni- und bipolar ist eher von einer Dislokation auszugehen, bei deutlich abweichenden Impedanzwerten jenseits des Normalbereiches, oft auch über einen Langzeittrend in den gespeicherten Gerätedaten herauszufinden, ist die Elektrode wahrscheinlich defekt. In beiden Fällen ist ein Revisionseingriff notwendig, und ggf. ist die Zeit bis zum Eingriff durch passagere Stimulation mit einem externen Schrittmacher zu überbrücken.

Ein interessantes Phänomen:
Zur Behandlung postoperativer Rhythmusstörungen nach herzchirurgischen Eingriffen kann über einige Zeit temporär mit „Herzdrähten" stimuliert werden, die Drähte werden durch die Bauchdecke geführt, und an einen externen Schrittmacher angeschlossen. Da die Herzdrähte nur gering am Vorhof- oder Ventrikelmyokard fixiert sind (sie werden später durch einfaches Ziehen entfernt), ist der Kontakt mitunter fragil, Stimulationsverluste können auftreten. Hier ist es mitunter bereits ausreichend, die Stimulationspolarität, Kathode und Anode, zu vertauschen, und der Stimulationsverlust ist behoben. Noch etwas ungewöhnlicher, aber oft effektiv: Das Tauschen der Anoden von Vorhof und Ventrikel. Die Stimulation erfolgt zwischen der (ventrikulären) Kathode und der am atrialen Kanal angeschlossenen Anode (und vice versa).

Wenn gar nicht stimuliert wird
Das EKG zeigt es: Es werden keine Stimulationsimpulse abgegeben. Die Ursache könnte, wie bereits beschrieben, eine komplette Batterieerschöpfung sein.

Ein anderer (und wahrscheinlicherer) Grund ist, dass der Schrittmacher Störsignale aufnimmt. Dieses Oversensing wird als Herzeigenaktivität fehlinterpretiert und folglich inhibiert der Schrittmacher, gibt keine Stimulationsimpulse ab.

Zur Problemlösung wird die Wahrnehmungsfunktion (Sensing) gemessen (Abschn. 4.6) und eventuell sind im Elektrogramm am Programmiergerät Artefakte zu erkennen.

Oversensing ist bei Verwendung bipolarer Elektroden vergleichsweise unwahrscheinlich. Ist das Oversensing durch Umprogrammieren nicht zu beheben, muss eine Elektrodenrevision vorgenommen werden. Ein denkbares Szenario könnte sein, dass die Herzeigensignale eine sehr kleine Amplitude aufweisen, entsprechend empfindlich muss das Aggregat programmiert werden. Wenn gleichzeitig starke Artefakte auftreten (Myopotentiale oder externe Störungen) ist das Problem durch Umprogrammieren möglicherweise nicht lösbar. Entweder werden mit hoher Empfindlichkeit (kleine) Herzeigensignale und zusätzlich störende Artefakte wahrgenommen, oder die Artefaktwahrnehmung wird mit geringerer Empfindlichkeit vermieden, die der Herzeigensignale bei dieser Einstellung jedoch auch.

Bis zur Re-Operation zur Neuplatzierung der Elektrode muss für eine stabile Stimulation gesorgt werden, entweder durch einen zusätzlichen passageren Schrittmacher oder durch z. B. V00 Stimulation mit einer Frequenz schneller als der Eigenrhythmus.

Stimulationsverlust durch Gerätedefekte
Gerätedefekte können herstellerbedingt auftreten, z. B. durch Software- oder Produktionsfehler (siehe Abschn. 7.1). Weitere Ursache für Defekte sind sehr starke äußere Störeinflüsse, z. B. nicht korrekt durchgeführte externe Defibrillationen.

Bis zur Revisions-OP ist bei schrittmacherabhängigen Patienten eine passagere Stimulation vorzunehmen.

Das defekte Gerät sollte zur Analyse an den Hersteller gesandt werden, ebenso muss eine Meldung an das BfArm vorgenommen werden.

10.3 Notfallsituationen bei der Nachkontrolle

„Keine Panik!" So beginnt das Buch „Per Anhalter durch die Galaxis" (Adams 1980) in der deutschen Übersetzung. Als wenn es ein Buch zur Schrittmachernachsorge wäre, denn dieser Satz gilt hier ganz genauso.

Zur vorgeschriebenen Ausstattung eines Raumes zur Schrittmachernachkontrolle gehört ein einsatzbereiter externer Defibrillator. Dieser trägt nicht nur zur Patientensicherheit, sondern auch zur eigenen Beruhigung bei. Der vor allem in älterer Schrittmacherliteratur beschriebene Worst-Case-Fall ist das Auslösen von Kammerflimmern während der Schrittmacherkontrolle.

Was kann passieren? Während der telemetrischen Abfrage gehen viele Schrittmachermodelle in den V00 bzw. D00 Modus über, stimulieren asynchron ohne Wahrnehmungsfunktion. Theoretisch wäre es möglich, dass dann eine R-auf-T Stimulation stattfindet – praktisch allerdings nicht, da der Übergang von VVI auf V00 bzw. DDD auf D00 programmgesteuert erst nach Ablauf der Ventrikelrefraktärzeit, also nach der T-Welle erfolgt. Eine der letzten Publikationen zu diesem Thema (Nowak 2005) berichtet als Ergebnis einer Umfrage unter nachkontrollierenden Kardiologen die Zahl von 48 ausgelösten Arrhythmien unter kumulativ 230.305 Nachkontrollen, wobei sich keiner der Fälle nach 1995 ereignet hatte.

Eher wahrscheinlich, aber ebenfalls extrem selten, könnte es sein, dass zum Ende eines ventrikulären Reizschwellentests bei Erreichen der Reizschwelle der Test nicht sofort abgebrochen wird, und sich aus der bradykarden Phase oder sogar Pause heraus eine Arrhythmie entwickelt.

Sollte dieser Fall auftreten: Der Defibrillator steht einsatzbereit im Raum (Stromweg in AP Richtung bedenken) und: Keine Panik.

Auslösen einer Schrittmachertachykardie PMT während der Nachkontrolle

Vorstellbar ist folgendes Szenario, und ab und zu kann es tatsächlich vorkommen:

- Patient mit komplettem AV Block
- (unbekannte) retrograde Leitung
- Retrograd erregte P-Wellen als Ursache für PMT sind bislang nicht aufgetreten, da das Vorhofmyokard zum Zeitpunkt der retrograden Leitung noch refraktär ist
- Durchgeführt wird ein atrialer Reizschwellentest mit einer Frequenz schneller als der eigene Sinusrhythmus, z. B. mit 90/min.

Solange während des Tests die Stimulation effektiv ist, kommt es zur Depolarisation des Vorhofmyokards (stimulierte P-Welle), es folgt die Kammerstimulation. Retrograde Leitungen werden vom noch refraktären Vorhofgewebe blockiert.

Sobald die atriale Stimulation während des Tests ineffektiv wird, ist das Vorhofgewebe nach wie vor erregbar, und somit für offen retrograde Leitungen. Jetzt wird das Vorhofmyokard durch die VA- Leitung erregt, retrograde P-Wellen entstehen, und, falls die PVARP nicht adäquat programmiert ist, startet eine Schrittmachertachykardie.

In der Regel ist im Schrittmacher eine Funktion zur Beendigung von PMT aktiviert, so dass nach wenigen Sekunden die PMT durch eine automatische Verlängerung der PVARP terminiert wird.

Eine andere Möglichkeit, PMTs während der Nachkontrolle zu beenden, wäre, entweder einen Magneten aufzulegen, oder den Schrittmacher kurzzeitig auf VVI und wieder zurück auf DDD zu programmieren.

Nicht extra hervorgehoben werden muss, dass die PVARP anschließend entsprechend der retrograden Leitungszeit programmiert werden muss.

Diese beschriebene Möglichkeit, zur Nachkontrolle PMTs auslösen zu können, ist kein echter Notfall, aber bestimmt dazu geeignet, dem Einsteiger in die Nachkotrolle einen größeren Schrecken einzuflößen…

Stimulationsverlust bei Irrtümlicher Programmierung.

Auch bei Schrittmachernachsorgen gilt Murpys Gesetz: *„Wenn es mehrere Möglichkeiten gibt, eine Aufgabe zu erledigen, und eine davon in einer Katastrophe endet oder sonstwie unerwünschte Konsequenzen nach sich zieht, dann wird es jemand genau so machen."* (Murphy 1949).

Dass Ihnen genau das nicht passiert, ist das Anliegen dieses Buches. Das heisst aber nicht, dass nicht dennoch irgendein Fehler gemacht werden könnte. Eine dieser Fehlerquellen bei der Schrittmachernachkontrolle ist eine irrtümliche Fehlprogrammierung, bei der Sie vor plötzlicher Hektik überhaupt nicht wissen, was da gerade schief gegangen ist.

Ein Beispiel: Sie wollen bei einem Patienten mit AV-Block III die ventrikuläre Reizschwelle im VVI Modus überprüfen. Hierfür wird der Schrittmacher temporär von DDD auf VVI umprogrammiert. Sie programmieren versehentlich auf permanent AAI. Der Patient hat keinen Ersatzrhythmus und wird asystol. Oder bei einem Patienten wollen Sie die Elektrodenimpedanz uni- und bipolar bestimmen, und programmieren die Stimulationskonfiguration auf bipolar. Implantiert ist jedoch eine unipolare Elektrode, und folglich kommt es zum Stimulationsausfall, der Stimulationsstromkreis ist ja nicht mehr geschlossen. Einige, aber nicht alle Programmiergeräte (!) lassen diesen Fehler nicht zu. Der Patient ist jedoch schrittmacherabhängig.

In beiden Fällen, und vorstellbar einer ganzen Reihe ähnlich gelagerter Szenarien breitet sich plötzlich Hektik aus. Auf die Schnelle findet sich in der Programmiersoftware gar nicht der Menüpunkt, diese Programmierung rückgängig zu machen. Wichtig: In diesen Fällen hilft die Magnetauflage nicht!

Der schnellste Weg, eine solche Situation zu beenden ist der „Not-VVI" Modus, der am Programmiergerät durch eine spezielle Taste am Gehäuse, sowie in der Software durch eine prominent hervorgehobene Programmierschaltfläche auf dem Bildschirm ausgelöst werden kann.

Nach Betätigen geht der Schrittmacher unmittelbar in den VVI Modus über und stimuliert mit maximaler Energie und unipolarer Elektrodenkonfiguration. Jetzt sollte eine zuverlässige Stimulation sichergestellt sein. Die Hektik verschwindet, und Sie haben Zeit, die Nachkontrolle fortzusetzen, und die ursprüngliche Programmierung wiederherzustellen.

Bei einigen Herstellern kann es einige Sekunden dauern, bis der Not-VVI Modus effektiv wird, aber keine Sorge, er wird aktiv. Am besten, Sie probieren diese Funktion einfach einmal ohne Notfall aus, z. B. an einem explantierten Schrittmacher oder an einem Demoaggregat.

Stimulationsverlust bei der Fehlersuche und Störsignalen

Folgendes kann auch noch passieren:

Während einer Nachsorge sehen Sie am intrakardialen Elektrogramm via Telemetrie auf dem Programmiergerät Artefakte. Ursachen können z. B. Elektrodenbrüche, defekte Konnektoren oder ungenügend angezogene Konnektorschrauben sein. Zur Fehlersuche und zum Überprüfen manipulieren Sie am Schrittmacheraggregat und den fühlbaren Elektroden, üben etwas Druck aus. Mitunter kann man den Fehler beweisen, wenn sich das Elektrogramm bei Manipulationen am Aggregat verändert.

Es kommt hin und wieder vor, dass sich das Isolationsmaterial der Elektrode am manchmal rauen Schrittmachergehäuse aufreibt, oder aber auch, dass sich die Elektroden mit ihrem Isolationsmaterial gegenseitig aufgerieben haben – beides mit einem Isolationsdefekt als Folge.

Solch ein Isolationsdefekt wäre dann die Ursache für die Artefakte im Elektrogramm.

Wenn Sie nun bei defekter Isolation an Aggregat/Aggregattasche und Elektroden drücken und schieben, kann zwischen den Elektroden oder zwischen Elektrode und Schrittmachergehäuse ein elektrischer Kurzschluss auftreten mit dem Ergebnis des kompletten Stimulationsverlustes.

In dieser Situation:

- Keine Panik
- kein Eigenrhythmus: Transthorakale Stimulation via Klebeelektroden und Defibrillator
- Ersatzweise Herzdruckmassage bis eine passagere Sonde mit externem Schrittmacher angeschlossen ist

Die in diesem Kapitel gesammelten und vorgestellten Notfälle in Verbindung mit Herzschrittmachern erheben nicht den Anspruch auf Vollständigkeit. Sie sind sämtlich in mehreren Jahren Berufspraxis aufgetreten. Wie unterschiedlich sie auch sein mögen, mit ruhiger Herangehensweise und bestmöglicher Ausstattung (Rea-Wagen, externer Defibrillator etc.) sollten in der Schrittmachertherapie aus Notfallsituationen keine Notfälle werden.

Literatur

Adams D (1980) The Hitch Hiker's guide to the galaxy pan books, 1980, ISBN 0-330-25864-8

Murphy W (1949) What is Murphy's law? Is it 'Scientifically' proven? https://www.scienceabc.com/pure-sciences/what-is-murphys-law.html. Zugegriffen: 2. Apr. 2022

Nowak B (2005) Ist die asynchrone ventrikuläre Schrittmacherstimulation gefährlich? Dtsch Med Wochenschr 130(16):997–1001. https://doi.org/10.1055/s-2005-866776

Perkins GD et al (2021) European Resuscitation Council Guidelines 2021. https://doi.org/10.1016/j.resuscitation.2021.02.003

Störbeeinflussung

11.1 Prinzipielle Störbarkeit

Herzschrittmacher und Defibrillatoren sind prinzipiell störbar. Sie besitzen eine Wahrnehmungsfunktion, um kardiale Signale zu erkennen und entsprechende Therapien abzugeben.

Werden nichtkardiale elektrische Signale wahrgenommen, können diese als Herzeigenaktionen fehlinterpretiert werden, ein Schrittmacher kann fehlsynchronisieren oder inhibieren und ein ICD inadäquate Schocks abgeben.

Die Einkopplung elektrischer Störsignale kann auf unterschiedliche Art und Weise erfolgen: Direkte Stromeinkopplung (galvanische Einkopplung), beispielsweise bei Verwendung von Elektrokautern, durch magnetische Felder in der Nähe großer Elektromotoren (induktive Einkopplung) oder durch elektromagnetische Felder von Sendern oder Funktelefonen. Weiterhin können Funktionsstörungen durch Permanentmagnete – selbst durch magnetische Namensschilder –, durch mechanische Drücke z. B. beim Tauchen und durch Strahlung, wie sie bei der Strahlentherapie verwendet wird, auftreten.

Mögliche Fehlfunktionen aufgrund externer Störungen können sein:

- Asynchrone Stimulation (Störmodus),
- Inhibierung intermittierend bis andauernd,
- Triggerung schneller Stimulation,
- Fehlschock beim ICD,
- Inhibieren der Schockabgabe,
- induzierte Arrhythmien,
- Veränderung der Reizschwellen,
- elektrisches Reset,
- Auslösen des EOS-Indikators,
- Funktionsverlust/Komplettausfall.

Schrittmacher und Defibrillatoren müssen aktuell der europäischen Norm EN 45502-2-1 und der deutschen VDE 0750-10-1 entsprechen. Diese Normen schreiben vor, dass die Geräte den bestimmten technischen Vorgaben, auch zur Störbeeinflussung, entsprechen müssen (VDE 16).

Schrittmacher und Defibrillatoren werden im Alltagsleben so gut wie nicht gestört, besondere Störquellen im Alltags-, Berufs- und medizinischen Umfeld werden in diesem Kapitel dargestellt, ebenso auch Geräte, nach denen von Patienten häufig nachgefragt wird, ob sie Störquellen darstellen könnten.

An dieser Stelle wird zur weiterführenden Lektüre auf die Stellungnahme der Deutschen Gesellschaft für Kardiologie (DGK) und der Deutschen Gesellschaft für Arbeitsmedizin und Umweltmedizin (DGAUM) „Elektromagnetische Interferenz von aktiven Herzrhythmusimplantaten im Alltag und im beruflichen Umfeld" (Napp 2018) verwiesen, in der auf eine Reihe potentieller Störquellen ausführlich eingegangen wird.

Der Arzt ist verpflichtet, den Patienten im Rahmen der therapeutischen Aufklärung über mögliche Störquellen und Gefährdungen mündlich

(Aufklärungsgespräch) und schriftlich (Patientenbroschüre) zu informieren. Der Grad der Warnung richtet sich nach der Schrittmacherabhängigkeit des Patienten. Während ein Patient mit hochgradigem AV-Block ohne ausreichenden Eigenrhythmus bei einer Funktionsstörung einer beträchtlichen Gefährdung ausgesetzt ist, wird ein Patient mit seltenen Pausen mögliche Funktionsstörungen gar nicht bemerken.

11.2 Schrittmacher in Alltag und Freizeit

Keine bekannte Beeinträchtigung
Radio, CD-Player, Fernsehgeräte, Fernbedienungen, Funkkopfhörer (auch mit Bluetooth-Übertragung), Mixer, Toaster, Kühlschränke, Herde ohne Induktion, Navigationsgeräte, Mikrowellengeräte, Geschirrspüler, Bügeleisen, Batterierasierer, elektrische Zahnbürsten (auch mit Ultraschall), Massagesessel, Sonnenbank, Verkehrsradar, Whirlpool mit FI-Schutzschalter, E-Gitarre, eBook-Reader.

Beeinträchtigung bei einem Abstand von <15 cm zwischen Aggregat und Gerät ist möglich
Fön, Nähmaschine, Staubsauger, Handmassagegerät, Laufband, Golfwagen (Abstand zum Motor).

11.3 Bei folgenden Geräten sind Sicherheitshinweise zu beachten

Amateurfunk, CB Funk, Seefunk, Funksprechgeräte
- Störwahrscheinlichkeit: bei Beachtung der Hinweise gering.
- Störung: Inhibieren.
- PMR-Funkgeräte (Walkie-Talkies) haben eine maximale Sendeleistung von 500 mW und verursachen keine Störbeeinflussung.
- Hinweis: Bei Feldstärken <200 V/m keine Störbeeinflussung.

- Sendeleistung bis 15 W: Abstand zur Sendeantenne 30 cm.
- Sendeleistung bis 30 W: Abstand zur Sendeantenne 60 cm.

Auto
- Störwahrscheinlichkeit: gering.
- Störung: keine.
- Hinweise:
  - Abstand von 30 cm zu Teilen des Zündsystems (Zündspule, Verteiler etc.) einhalten.
  - Elektrische Komponenten von Kraftfahrzeugen stören die Funktion von Herzschrittmachern und Defibrillatoren nicht.
  - Bluetooth-Freisprechanlage stört nicht.
  - Die Benutzung von E-Autos ist gefahrlos möglich (Lennertz 2018), niederfrequente Magnetfelder wurden bis 25 µT gemessen (Magnetreaktion ab 1 mT; Quelle: Eidgenössisches Departement des Inneren EDI 2016).
  - Der Ladestrom für E-Autos erzeugt ein für Schrittmacher und ICD Träger ungefährliches Magnetfeld.
  - Die Benutzung von Funk-Autoschlüsseln und Keyless-Entry-Systemen ist ungefährlich.
  - Privatfahrer und Berufskraftfahrer sind unmittelbar nach Implantation eines Herzschrittmachers weiterhin fahrtauglich. Bei Schrittmachertherapie nach Synkopen ist bei Berufskraftfahrern die Fahrtauglichkeit nach 3 Monaten gegeben, wenn in diesem Zeitraum keine neuen Synkopen aufgetreten sind (Klein et al. 2010, 2018)

Weiterführende Informationen sind in der Leitlinie der DGK zum Autofahren mit kardiovaskulären Erkrankungen enthalten. Es ist jedoch keine Frage der Störbeeinflussung.

Bohrmaschine und andere Elektrowerkzeuge
- Störwahrscheinlichkeit: gering bis hoch.
- Störung: Inhibieren, Störung der Frequenzadaptation.
- Hinweise: Abstand >30 cm.

- Wird eine Handbohrmaschine direkt vor der Brust gehalten, können elektrische Störbeeinflussungen auftreten. Falls Schwindelanfälle auftreten sollten: Bohren beenden. Nicht auf Leitern arbeiten und möglichst nicht allein.
- Achtung: Durch die Vibration kann ein mechanischer Frequenzsensor zu hohen Stimulationsfrequenzen angeregt werden.
- Von der Verwendung von Akkuschraubern und -bohrern oder Kleingeräten (Dremel) geht keine Störbeeinflussung aus (mögliche Ausnahme: Vibration).

Diebstahlwarnanlage, EAS-Anlagen (electronic article surveillance)
- Störwahrscheinlichkeit: gering bis hoch (anlagenabhängig).
- Störung: Inhibieren (HSM).
- Hinweise: Mit normaler Geschwindigkeit zwischen den Bügeln der Anlage hindurchgehen, nicht zwischen den Bügeln stehenbleiben.
- Für den Fall, dass es zu Alarmauslösungen kommen sollte, wird empfohlen, den Schrittmacherausweis vorzuzeigen.

CB-Funk
- Amateurfunk.

Druck beim Tauchen
- Störwahrscheinlichkeit: von der Tauchtiefe abhängig.
- Störung: Undichtigkeit mit Eindringen von Flüssigkeit in den Header, Verformung des Gehäuses.
- Hinweise:
  - Bei Tauchtiefen ab 20 m können Undichtigkeiten und ab 40 m Gehäusedeformationen auftreten. Die Druckbeständigkeit der Dichtungen ist u. a. abhängig von der Konnektierung der Elektroden während der OP (und damit vom Implanteur) sowie davon, ob Schrittmacher und Elektroden unterschiedlicher Hersteller mit unterschiedlichen Toleran-

zen verwendet werden. Daher erfolgt seitens der Hersteller keine generelle Freigabe.
  - Es ist notwendig, in der Patientenaufklärung auf maximale Tauchtiefen hinzuweisen und dies zu dokumentieren.
  - Ein ICD ist eine generelle Kontraindikation fürs Tauchen (indikationsbedingt mögliche Bewusstseinsstörungen).
- Für Schrittmacher gibt es folgende Herstellerangaben:
  - Abbott/St. Jude: Gerät getestet bis 68 m.
  - Biotronik: vom Tauchen wird abgeraten, Schnorcheln ist erlaubt.
  - Boston Scientific: Aggregat getestet bis 40 m.
  - Medtronic: Aggregat (HSM und ICD) nicht tiefer als 30 m.
  - Microport: Fallberichte, dass 30 m Tauchtiefe erreicht wurden, keine generelle Freigabe.

Zu beachten ist, dass sich Angaben zu Drucktests auf das Aggregat, nicht aber auf das Schrittmachersystem (inkl. konnektierter Elektroden!) beziehen.

Elektroschocker – Air Taser
- Störwahrscheinlichkeit: hoch.
- Störung: elektrischer Reset, Beschädigung von Aggregat oder Elektroden.
- Hinweise: Taser sind Elektroschockwaffen und werden auch als Elektroschockpistole oder Distanzelektroimpulswaffe bezeichnet. Zwei oder vier dünne abgeschossene drahtgebundene Elektroden mit Widerhaken dringen in den Körper ein, es wird ein Elektroschock bis 50 kV abgegeben, der zur Handlungsunfähigkeit führt.
- Der Elektroschock kann zum Reset von Schrittmachern und ICDs führen, wobei mit Nominalwerten nach elektrischem Reset stimuliert wird. Diese (z. B. VVI 70) können für den jeweiligen Patienten nicht optimal sein.
- Anmerkung:

– Der private Besitz von Tasern ist in Deutschland verboten, sie werden jedoch im Polizeidienst eingesetzt.

– Man sollte Patienten ermuntern, einen solchen Lebenswandel zu führen, dass sie nicht von der Polizei handlungsunfähig geschossen werden.

Fernsehgeräte, auch Digitalfernsehen
- Störwahrscheinlichkeit: gering.
- Störung: keine.
- Hinweise: Störungen durch Fernsehgeräte sind bislang nicht berichtet worden.
- Sehr alte Fernsehgeräte haben möglicherweise Sensortasten. Hier ist eine Störbeeinflussung denkbar, wenn die Sensortaste mehrere Sekunden berührt wird.

Flughafensicherheitssysteme
- Störwahrscheinlichkeit: gering.
- Störung: Inhibieren.
- Hinweise: Wahrscheinlicher als eine Störung ist das Auslösen des Metalldetektors. Um mögliche Schwierigkeiten mit dem Sicherheitspersonal zu vermeiden, sollte vor der Kontrolle der Schrittmacherausweis vorgezeigt werden. Auch neue Ganzkörperscanner stören nicht.

Funkgeräte
- Amateurfunk.

Funksteuerung für Modellflugzeuge, Modellautos etc
- Störwahrscheinlichkeit: gering.
- Störung: Inhibieren.
- Hinweise: Bei Sendeleistung bis 3 W Abstand >15 cm zum Aggregat.
- Anmerkung 1: Funksteuerungen arbeiten mit max. 200 mW Sendeleistung.
- Anmerkung 2: Vorsicht bei (Grau-)importen aus Fernost. Ohne CE-Zulassung kann eine Gefährdung möglich sein.

Funktelefon
- Mobiltelefon.

Fußmassagegeräte
- Störwahrscheinlichkeit: gering.
- Störung: schnelle Stimulation.
- Hinweise: Ist das Massagegerät mit einer Vibrationsfunktion ausgestattet, kann ein aktivitätsgesteuerter Frequenzsensor eine schnellere Stimulation verursachen.

Gewitter
- Störwahrscheinlichkeit: gering.
- Störung: keine.
- Hinweise: Blitz und Donner beeinflussen den Schrittmacher nicht.

Heizdecke
- Störwahrscheinlichkeit: gering.
- Störung: Inhibieren.
- Hinweise: Es gibt von HSM-Herstellern Empfehlungen, die eine Unbedenklichkeit bescheinigen, sowie Publikationen (z. B. Fischer 2004), die eine Gefährdung durch magnetische Wechselfelder sehen.
- Bei bipolarer Wahrnehmung ist die Gefahr induzierter Spannungen als gering einzustufen.

Induktionsherd
- Störwahrscheinlichkeit: gering.
- Störung: Inhibieren.
- Hinweise: Bei Abständen >30 cm zwischen Induktionskochfeld und Implantat einschließlich Elektroden keine Störwirkung.
- Achtung: Töpfe müssen das Kochfeld komplett bedecken.
- Anmerkung: Der Patient sollte sich bei eingeschaltetem Induktionskochfeld vergleichbar vorsichtig verhalten, wie bei einem eingeschalteten Gasherd.

IPod, MP3-Player
- Störwahrscheinlichkeit: gering.
- Störung: Störung der Telemetrie möglich.
- Hinweise: Abstand >5 cm zwischen iPod und Telemetriekopf einhalten. Keine Funktionsstörung von HSM oder ICD.

- Achtung: In Kopfhörern sind starke Magnete enthalten. Nicht über dem Implantat z. B. in der Hemdentasche platzieren. Siehe auch Hinweise zu Kopfhörern.

Körperfettwaage
- Störwahrscheinlichkeit: hoch.
- Störung: Inhibieren.
- Hinweise: Nicht empfohlen.

Kopfhörer
- Störwahrscheinlichkeit: bei geringem Abstand erhöht.
- Störung: Magnetreaktion.
- Hinweise: Eine Studie zur Störbeeinflussung von HSM und ICD durch Kopfhörer (Lee et al. 2009) zeigte Störbeeinflussungen in Abhängigkeit vom Kopfhörermodell. Während von einer Reihe unterschiedlicher Kopfhörer keine Störbeeinflussung ausging, störte das stärkste Modell rund 30 % der untersuchten einhundert Schrittmacher- und Defibrillatoraggregate bei einem Abstand von weniger als 3 cm zwischen Kopfhörer und Aggregat.

Magnetfelder
- Störwahrscheinlichkeit: gering bis stark.
- Störung: bei Abstand >15 cm keine.
- Wenn das magnetische Feld ausreichend stark ist:
  - HSM: Umschalten auf asynchrone Stimulation,
  - ICD: Verhindern der Schockabgabe.
- Hinweise:
  - Die Magnetreaktion ist eine beabsichtigte Funktion in Schrittmachern und ICD. Im Alltagsleben kann es jedoch auch zu unbeabsichtigtem Kontakt mit Magnetfeldern kommen. Hat das Magnetfeld am Aggregat eine Stärke von >1 mT (10 Gauss) wird der Magnetschalter im Gerät ausgelöst.
  - Magnete, die diese Stärke haben können, finden sich in:
    Kopfhörern (Störwirkung bei Abstand <3 cm),
    Lautsprechern,
    Kühlschrankmagneten (Störwirkung bei Abstand <5 cm),
    Ketten (Schmuck) mit Magneten (Störwirkung bei Abstand <8 cm),
    Tablet-Computern,
    Spielwaren (Störwirkung bei Abstand <5 cm),
    magnetischen Namensschildern (die in der Nähe des Schrittmachers getragen werden),
    Ladefunktion bei Smarthones: "MagSafe" im Apple iPhone (Störwirkung bei Abstand < 15 cm)
    Büstenhaltern (Still-BH mit Magnetverschluss),
    in der Nähe von MRT-Scannern.
  - Nicht empfohlen: Magnetische Matratzenauflagen.
  - Ist der Aufenthalt in einem starken Magnetfeld nicht vermeidbar, sollten zur Implantation Aggregate ausgewählt werden, die es erlauben, die Magnetreaktion permanent zu deaktivieren („Ignore" Modus bei Abbott, „Synchron" Modus bei Biotronik oder Magnetmodus „Aus" bei Boston).

Metalldetektor (zur Schatzsuche im Boden)
- Störwahrscheinlichkeit: gering.
- Störung: Inhibieren.
- Hinweise: Abstand >60 cm zum Aggregat einhalten.

Mikrowellengeräte
- Störwahrscheinlichkeit: gering.
- Störung: Inhibieren.
- Hinweise: Mikrowellengeräte sind abgeschirmt, so dass keine Leckstrahlung auftritt. Eine Störwirkung ist unwahrscheinlich.

Mobiltelefon
- Störwahrscheinlichkeit: gering bis mittelhoch.
- Störung: Inhibieren, falsch-positiver Mode Switch, Fehltriggerung, Schockabgabe.
- Hinweise:
  - Aktuelle Schrittmachermodelle sind mit Frequenzfiltern ausgestattet, die eine Störbeeinflussung unwahrscheinlich machen.
  - Tritt eine Störwirkung auf, ist diese temporär und durch Entfernen des Telefons sofort zu beenden.

- Das Mobiltelefon sollte nicht direkt über dem Aggregat getragen werden (Hemdentasche). Bei Abständen >15 cm ist keine Störwirkung nachweisbar. Bei Sendeleistungen >3 W: Abstand 30 cm.
- Ggf. das dem Aggregat kontralaterale Ohr zum Telefonieren nutzen.
- Abstand zu Mobilfunksendemasten in freier Sicht: 3–5 m. Am Fuß des Masts ist der Abstand gewährleistet. Ist eine Mobilfunkantenne auf dem Dach installiert, ist ein ausreichender Abstand gegeben.
- Schnurlose Telefone im Haushalt (DECT) haben eine Sendeleistung bis 250 mW. Diese Leistung ist nicht ausreichend, Störungen zu erzeugen.
- Nicht empfohlen: Magnetische Matratzenauflagen.
- Bei Mobiltelefonen mit induktiver (kabelloser) Ladefunktion werden teilweise starke Magnete zur besseren Fixierung des Telefons auf der Ladestation verwendet (seit Phone 12). Die starken Magnete können die Magnetreaktion (s. „Magnetfelder" im Abschn. 11.5) im Schrittmacher auslösen bzw. die Therapieabgabe in ICDs inhibieren. Die Publikation von Nadeem zu diesem Thema (2021) hatte auch in den Medien für Aufsehen gesorgt.

Muskelstimulator
- Muskelstimulator „EMS" im Abschn. 9.4.

Pulsuhr
- Störwahrscheinlichkeit: gering.
- Störung: Inhibieren.
- Hinweise:
  - Pulsuhren mit Brustgurt erkennen mit der Elektronik im Brustgurt die R-Zacke des EKGs und senden daraufhin einen Funkimpuls zum Empfänger (Uhr am Handgelenk). Die Sendeenergie dieses Senders ist sehr gering und stört den Schrittmacher oder ICD in seiner Funktion nicht.

- Es ist möglich, dass die Herzfrequenz nicht korrekt angegeben wird, wenn z. B. ein Stimulus und die R-Zacke doppelt gezählt werden.

Rasierapparat (elektrisch)
- Störwahrscheinlichkeit: gering.
- Störung: Inhibierung.
- Hinweise: Abstand >15 cm.
- Achtung: Durch die Vibration kann ein mechanischer Frequenzsensor zu hohen Stimulationsfrequenzen angeregt werden.

Radar
- Störwahrscheinlichkeit: gering.
- Störung: keine.
- Hinweise: Keine Störwirkung bekannt.

RFID (Skipass, Zugangskontrollen; „radio frequency identification")
- Störwahrscheinlichkeit: Störung ist vom RFID-Gerätetyp abhängig: gering bis hoch.
- Störung: Inhibieren.
- Hinweise: Keine Störbeeinflussung bei Abstand >15 cm für Zugangssysteme, Skipass.

Spielkonsole (Videospiel)
- Störwahrscheinlichkeit: gering.
- Störung: keine.
- Hinweise: Keine Störwirkung bei Abstand >15 cm.

Sportliche Aktivitäten
- Störwahrscheinlichkeit: gering bis stark.
- Störung: Elektrodendiskokation, Gehäuseverformung.
- Hinweise:
  - In der Einheilphase vermeiden: Weite Armbewegungen z. B. Kraulen, Brustschwimmen, Tennis, Federball, Gewichtheben, Skilanglauf, Nordic Walking. Weitere Einschränkungen bestehen darüber hinaus nicht.
  - Generell und dauerhaft zu vermeiden:
    - Sportarten mit intensivem Körperkontakt: Boxen, Karate, Ringen, Judo.

– Hinweis für Sport und ICD: Bei der Programmierung von Frequenzgrenzen zur Erkennung ventrikulärer Arrhythmien ist darauf zu achten, dass nicht bereits physiologische Tachykardien unter körperlicher Belastung zum Auslösen von Therapieabgaben führen.

Weidezaun

- Störwahrscheinlichkeit: gering.
- Störung: Reset.
- Hinweise: Ein Weidezaun kann Hochspannungsimpulse (schmerzhaft aber ungefährlich) abgeben. Es gilt daher allgemein, den Kontakt zu Weidezäunen zu meiden.

WLAN

- Störwahrscheinlichkeit: gering.
- Störung: keine.
- Hinweise: Die WLAN-Sendeleistung beträgt max. 200 mW. Keine Störwirkung bei Abstand >15 cm.

11.4 Schrittmacher im Arbeitsumfeld

Die Unfallverhütungsvorschrift „Elektromagnetische Felder" BGI/GUV-I 5111 der Deutschen Gesetzlichen Unfallversicherung (DGUV) enthält Festlegungen und Vorschriften die sicherstellen, dass bei Arbeitnehmern mit Körperhilfsmitteln, dazu zählen aktive Implantate wie Herzschrittmacher oder ICD, keine Funktionsstörungen der Implantate oder Schädigungen der Person auftreten. Patienten sind verpflichtet, den Arbeitgeber über das Tragen eines Herzschrittmachers oder ICD zu informieren. Dieser muss sicherstellen, dass für Patienten mit Herzschrittmachern oder ICD am Arbeitsplatz und an allen Aufenthaltsbereichen Störbeeinflussungen ausgeschlossen sind. Dieses wird individuell überprüft. Werden Grenzwerte überschritten, können Expositionsbereiche definiert werden, an denen sich Implantatträger nicht aufhalten dürfen (DGUV 2009).

Messungen werden von der Berufsgenossenschaft vorgenommen.

Es ist nicht möglich, verbindliche Aussagen an dieser Stelle zu treffen. Im folgenden Abschnitt werden Geräte und mögliche Störquellen genannt, nach denen in der Praxis häufig gefragt wird.

Keine bekannte Beeinträchtigung Bürogeräte wie Computer (Desktop, Laptop), Faxgerät, Drucker, Scanner, Kopierer.

11.5 Mögliche Beeinträchtigungen

Auto in der KFZ Werkstatt

- Störwahrscheinlichkeit: gering bis hoch.
- Störung: Inhibieren.
- Hinweise: Tätigkeiten an der Zündanlage sollten nicht durchgeführt werden.

Elektromotoren

- Störwahrscheinlichkeit: gering.
- Störung: Störmodus/asynchrone Stimulation.
- Hinweise: Es liegen keine Hinweise auf Störungen durch Elektromotoren vor.

Elektrostahlofen

- Störwahrscheinlichkeit: hoch.
- Störung: Inhibieren.
- Hinweis: Als Arbeitsplatz für HSM-/ICD-Träger nicht geeignet. Selbst kurzzeitiger Aufenthalt gefährlich – auch keine Stahlwerksbesichtigungen (Fischer 2004)!

Lichtbogenschweißen/Elektroschweißen

- Störwahrscheinlichkeit: hoch.
- Störung: Inhibieren, Störmodus.
- Hinweise:
  - In der Regel werden Patienten mit Schrittmacher oder ICD nicht weiterhin als Elektroschweißer tätig sein. Viele Patienten schweißen jedoch auch außerhalb des Berufslebens z. B. an Landmaschinen oder beim Autobasteln (Karosseriearbeiten).
  - Beim Elektroschweißen werden starke elektromagnetische Felder erzeugt. Der Strom darf nicht über den Körper fließen: Isolierende Schuhe und Handschuhe tragen. Nicht in feuchter Umgebung schweißen.

Nach jeder Schweißnaht sollten einige Sekunden Pause eingelegt werden. Die Erdungsklemme sollte möglichst nah am Schweißpunkt befestigt werden und die Kabel sollten vom Schrittmacherträger weg verlaufen. Für den Fall, dass der Schrittmacher inhibiert und Schwindelanfälle auftreten, sollte der Arbeitsplatz so gestaltet sein, dass keine zusätzlichen Verletzungsgefahren (z. B. Sturz auf die Schweißstelle) gegeben sind.

- Bei Schwindelanfällen: Sofort abbrechen. Nicht allein arbeiten.
- Werden im beruflichen Umfeld HF-Schweißgeräte, automatische Punktschweißanlagen oder Induktionsschweißgeräte verwendet, ist eine Arbeitsplatzbegehung und Messung durch die Berufsgenossenschaft vorzunehmen.
- Treten Störungen auf, sind diese mit dem Beenden des Schweißens bzw. mit größerem Abstand zur Schweißanlage sofort beendet. Eine irreversible Schädigung tritt nicht auf.

Magnetfelder
- Störwahrscheinlichkeit: hoch.
- Störung: Magnetmodus.
- Hinweise: Magnetwirkungen im Alltag (Abschn. 11.2).
- Die Tätigkeit in einer MRT-Praxis kann weiterhin möglich sein, wenn im Implantat die Magnetreaktion deaktiviert wird.

RFID in der Gebäudeautomation, automatisierter Lagerhaltung
- Störwahrscheinlichkeit: Störung ist vom RFID-Gerätetyp abhängig: gering bis hoch.
- Störung: Inhibieren.
- Hinweise:
  - Bei Zugangssystemen ist vom Scanner ein Abstand zum Implantat>15 cm einzuhalten.
  - Bei Einsatz von RFID für automatisierte Lagerhaltung oder bei Transportsystemen mit selbstfahrenden Transportbehältern (z. B. in Großkliniken für Wäsche, OP-Bedarf, Abfälle, Stationsbedarf) können die Sendeleistungen hoch sein.

11.6 Schrittmacher im medizinischen Umfeld

Die mögliche elektrische Störbeeinflussung von Herzschrittmachern oder ICD im medizinischen Umfeld unterscheidet sich von der Beeinflussung im häuslichen oder beruflichen Umfeld vor allem dadurch, dass elektrische Spannungen und Ströme bewusst am Menschen angewendet werden. Aus diesem Grund ist es einfacher, Gefährdungen vorherzusehen und Vorkehrmaßnahmen zu ergreifen.

Ablation (RF)
- Störwahrscheinlichkeit: hoch.
- Störung: Inhibieren (häufig) Reizschwellenerhöhung (selten) bis Aggregatdefekt (sehr selten), ICD: Schockabgabe (selten).
- Präoperativ:
  - Bei schrittmacherabhängigen Patienten auf D00 oder V00 programmieren, bei ICD Therapieabgabe deaktivieren. Um Stimulationsverlust bei möglicher Reizschwellenerhöhung vorzubeugen hohe Stimulationsenergie (z. B. 5 V, 1 ms) einstellen.
- Postoperativ:
  - Wahrnehmungs- sowie Reizschwellenwerte überprüfen und die ursprüngliche Programmierung wiederherstellen.
- Intraoperativ:
  - Die indifferente Elektrode (Neutralelektrode) ist derart zu platzieren, dass der Strom vom Schrittmacher bzw. ICD weggeleitet wird.
  - Ein direkter Kontakt von Ablationskatheter und Implantat ist zu vermeiden.
  - Polyurethanisolierte Elektroden sind bis zu Temperaturen von 60 °C temperaturstabil, silikonisolierte Elektroden bis 200 °C.
  - Während des Eingriffs ist eine Rhythmusüberwachung vorzusehen (EKG, Pulsoxymetrie), die Möglichkeit für passagere Stimulation und Defibrillation muss gegeben sein.

Chemotherapie
- Störwahrscheinlichkeit: bei kardiotoxischen Chemotherapeutika sehr hoch.

- Störung: Reizschwellenerhöhung, Stimulationsverlust.
- Hinweise: Kardiotoxische Zytostatika (Anthrazykline, z. B. Doxorubicin, Vincristin) können die Reizschwelle pro Zyklus um bis zu 3 V erhöhen. Vor und nach jeder Therapiesitzung sollte eine komplette Überprüfung des Schrittmachersystems durchgeführt werden, um die Energieabgabe entsprechend einzustellen.

CT
- Störwahrscheinlichkeit: gering.
- Störung: Inhibieren, Reset; ICD: Therapieabgabe.
- Hinweise:
  - Es existierte eine Warnung der amerikanischen Zulassungsbehörde FDA, die Störungen im Zusammenhang mit CT-Untersuchungen beschreibt, wenn sich HSM oder ICD länger als 4 s im direkten Strahlengang befinden. Es wurde empfohlen, HSM auf einen asynchronen Modus umzuprogrammieren, bei ICD die Therapieabgabe zu deaktivieren.
  - Dem steht gegenüber steht eine Untersuchung, die bei 516 CT-Scans bei HSM- und ICD-Patienten keinerlei Störbeeinflussung feststellte, und in der die Autoren der FDA empfehlen, ihre Warnungen regelmäßig zu überarbeiten (Ayman 2014). Dem ist die FDA nachgekommen (FDA 2018).

Defibrillation, externe
- Kardioversion.

Defibrillatorweste
- Störwahrscheinlichkeit: hoch.
- Störung: Reset, Geräteausfall.
- Hinweise:
  - Fehlerfall 1: Die Schockabgabe durch eine Defibrillatorweste kann bei Herzschrittmachern einen elektrischen Reset auslösen. In der Folge wird mit unipolarer Elektrodenkonfiguration stimuliert und wahrgenommen. Tritt gleichzeitig Undersensing bei weiterhin bestehendem Kammerflimmern auf, kann die Defibrillatorweste keine Arrhythmie detektieren.
  - Fehlerfall 2: Die Schockabgabe durch eine Defibrillatorweste kann, wie im Fehlerfall 1 beschrieben, einen elektrischen Reset auslösen. In der Folge wird mit unipolarer Elektrodenkonfiguration gearbeitet. Bei unipolarem Sensing kann Inhibieren durch Muskelpotentiale auftreten, bei schrittmacherabhängigen Patienten besteht die Gefahr von Schwindel bis hin zu Synkopen.
  - Fehlerfall 3: Schockabgabe der Defibrillatorweste führt zum Funktionsverlust des Schrittmachers. Die Spannungsvektoren verlaufen mit den Schrittmacherelektroden (nicht orthogonal) und die Defibrillationsspannung zerstört die elektronischen Bauteile des Schrittmachers.

Diathermie
- Störwahrscheinlichkeit: hoch bei Abstand <15 cm.
- Störung: Inhibieren, asynchroner Modus, evtl. R-auf-T-Stimulation mit Arrhythmieauslösung (selten), Reset (selten).
- Hinweise: Ultraschalldiathermiegeräte beeinflussen die Funktion nicht. Bei einem Abstand <5 cm kann das Gerät physisch geschädigt werden.
- Hochfrequenzdiathermie:
  - HSM: Störmodus (asynchron, häufig),
  - ICD: Inadäquate Therapieabgabe. Empfehlung: Während der Behandlung die Therapieabgabe bei ICD deaktivieren.
- Bei Mikrowellentherapie wird elektromagnetische Strahlung stark fokussiert auf das Zielgebiet abgegeben, um lokale Wärmewirkung zu erzielen. Für den Fall, dass Symptome durch Inhibieren (Schwindel) auftreten, ist die Behandlung abzubrechen.

Druckkammertherapie
- Tauchen (Abschn. 11.2).

Elektrokauterisation - OP
- Störwahrscheinlichkeit: hoch.

- Störung: Inhibieren (häufig), Reizschwellenerhöhung (selten), Arrhythmieauslösung (selten), Reset (selten), Aggregatzerstörung (selten) ICD: Therapieauslösung (selten).
- Fließt ein Teil des Kauterstroms über die Schrittmacherelektrode, kann auch die Kontaktstelle Elektrode/Myokard kauterisiert werden.
- Hinweise:
  - Prä- und postoperative Programmierung:
    Präoperativ empfiehlt sich die Bestimmung von Wahrnehmungs- und Reizschwellenwerten.
    Um das Risiko der Inhibierung bei schrittmacherabhängigen Patienten zu vermeiden, wird die Umprogrammierung auf einen D00- bzw. V00-Modus empfohlen, bei ICD sollte die Therapieabgabe auf „Aus" programmiert werden.
    Häufig wird für die Umstellung auf einen asynchronen Modus oder das Zurückhalten von ICD-Therapien die Magnetauflage verwendet. Es ist zu beachten, dass die Magnetreaktion bei einigen Modellen ausgeschaltet sein kann.
    Postoperativ ist die ursprüngliche Programmierung wiederherzustellen, es werden Wahrnehmungs- und Reizschwellenwerte erneut bestimmt. Sind im Vergleich zu den präoperativen Messungen Veränderungen aufgetreten, ist die Energieabgabe anzupassen und der Patient nach 24–48 h erneut nachzukontrollieren.
  - Intraoperativ:
    Vorzugsweise sollte ein bipolarer Kauter eingesetzt werden. Bei unipolarem Kauter darf der Kauterstrom nicht in Richtung des Schrittmachers fließen, die indifferente Elektrode ist derart zu platzieren, dass der Strom vom Schrittmacher weggeleitet wird.
    Während des Eingriffs ist eine Rhythmusüberwachung vorzusehen (EKG, Pulsoxymetrie), die Möglichkeit für

passagere Stimulation und Defibrillation muss gegeben sein.

Bei Einsatz unterhalb des Rippenbogens wird von keiner Beeinträchtigung ausgegangen (Misiri et al. 2012).

Für den Einsatz von Elektrokautern ist durch die DGK ein Positionspapier herausgegeben worden, in dem das Thema ausführlich behandelt wird. Für eine weitergehende Darstellung wird an dieser Stelle ausdrücklich darauf verwiesen (Nowak et al. 2010).

Elektrokonvulsion
- Störwahrscheinlichkeit: gering bei bipolarer Wahrnehmungspolarität; unipolar häufig durch Myopotentiale kontrahierter Muskulatur.
- Störung: Inhibieren.
- Hinweise:
  - Eine Schädigung des HSM oder ICD ist unwahrscheinlich. Inhibieren durch Muskelkontraktionen kann auftreten. Bei schrittmacherabhängigen Patienten sollte daher auf V00 oder D00 umprogrammiert werden, ggf. durch Magnetauflage.
  - Bei ICD sollte die Therapieabgabe deaktiviert werden (Magnet).

Elektrolyse
- Störwahrscheinlichkeit: gering.
- Störung: Inhibieren.
- Hinweise: Über Elektrolysegeräte zum Epilieren sind keine Meldungen bekannt. Sollten bei Elektrolyseanwendung Symptome wie Schwindel etc. auftreten, die auf ein Inhibieren hindeuten, sollte die Behandlung beendet werden.

Endoskopie
- Störwahrscheinlichkeit: nicht gegeben.
- Störung: keine.
- Hinweise: Endoskopien sind bei Schrittmacher- und ICD Patienten problemlos durchführbar. Ausnahme: Ist das Endoskop mit einem Elektrokauter ausgestattet, dann gelten die Hinweise zur Kauterisierung.

Hautchirurgielaser
- Störwahrscheinlichkeit: gering.
- Störung: keine.
- Hinweise: Der Einsatz von Lasern in der Chirurgie lässt keine Beeinflussung von HSM oder ICD erwarten.

Iontophorese
- Störwahrscheinlichkeit: bei Gleichstromanwendung keine Störung, bei gepulstem Iontophoresestrom gering; für ICD: mittel.
- Störung: Inhibieren, ICD: Inadäquate Therapieabgabe.
- Hinweise:
  - Es sind keine Beeinträchtigungen von HSM durch Iontophoreseanwendungen bekannt. Falls Symptome wie Schwindel auftreten, sollte die Anwendung abgebrochen werden.
  - Es ist theoretisch möglich, dass ICD bei gepulstem Strom Artefakte wahrnehmen und eine Therapieabgabe auslösen können. Ist eine Iontophoreseanwendung bei einem ICD-Patienten in direkter Nähe des Aggregats mit gepulstem Strom geplant, sollte durch Magnetauflage während der Behandlung der ICD temporär deaktiviert werden.

Kapselendoskopie
- Störwahrscheinlichkeit: gering.
- Störung: keine.
- Hinweise: Die Sendeleistung der bildgebenden Kapsel zur Diagnose von Ösophagus und Gastrointestinaltrakt ist zu gering, um Schrittmacher- oder ICD-Therapien zu beeinflussen.

Kardioversion/Defibrillation (extern)
- Störwahrscheinlichkeit: gering bis hoch.
- Störung: Reizschwellenerhöhung, Reset, Gerätedefekt.
- Hinweise: Es existiert eine Reihe von Fallberichten, die von Reizschwellenerhöhungen bis hin zu Gerätedefekten reichen.
- Werden folgende Sicherheitshinweise beachtet, ist die Störwahrscheinlichkeit gering:

- Vor einer Kardioversion:
- Bestimmen von Wahrnehmungs- und Reizschwellenwerten.
- Programmieren einer höheren Stimulationsamplitude (z. B. 5 V), um Reizschwellenerhöhungen zu begegnen. Für den Fall eines Stimulationsausfalls ist die Möglichkeit passagerer Stimulation vorzusehen.
- Während der Kardioversion:
  Die Defibrillationselektroden („Paddels") sollten posterior-anterior angeordnet werden. In diesem Fall ist der Energievektor der Kardioversion/Defibrillation orthogonal zum Verlauf der Schrittmacherelektrode(n), der Strom fließt nicht über die Elektrode und schädigt nicht die Kontaktstelle Elektrodenspitze/Myokard.
  Die Defibrillationselektroden sollten einen Abstand von >15 cm zum Schrittmacheraggregat haben.
  Ist der erste Kardioversionsversuch erfolglos, sollte etwa 1 min bis zum nächsten Versuch abgewartet werden, um eine mögliche Überhitzung der Schutzelektronik im Schrittmacher zu vermeiden.
  Schockabgabe möglichst biphasisch mit aufsteigender Energie.
- Während der Defibrillation:
  Die Defibrillation ist eine Notfallmaßnahme, die Vorbereitung des Defibrillierens mit einer posterioren Elektrode ist meist nicht möglich. Wird eine Elektrode apexnah linkslateral positioniert, sollte die zweite Elektrode nicht über oder in unmittelbarer Nähe des Schrittmachers platziert werden.
  Zu bedenken ist, dass bei einer Defibrillationsenergie von 200 J biphasisch Spitzenspannungen von über 1500 V auftreten. Tritt diese Potentialdifferenz zwischen Aggregat und Elektrodenspitze auf, ist eine Beschädigung des Schrittmachers nicht auszuschließen. Da die Konfiguration unipolar/bipolar softwareseitig erfolgt, kann diese hohe Spannung die Elektronik im Aggregat auch bei bipolarer Konfiguration beeinträchtigen.

– Nach der Kardioversion/Defibrillation: Unmittelbar nach der Kardioversion oder Defibrillation sollte eine Schrittmacherabfrage durchgeführt werden, um einen möglichen Reset oder Defekt auszuschließen. In diesem Fall ist die ursprüngliche Programmierung wiederherzustellen. Weiterhin werden Wahrnehmungs- und Reizschwellenwerte überprüft.

Eine Woche nach Kardioversion sollte eine erneute Nachkontrolle stattfinden, da sich Reizschwellenänderungen auch erst in der Folge entwickeln können. Bis zur Nachkontrolle nach einer Woche ist es daher ratsam, die Stimulationsspannung weiterhin auf einem höheren Wert (dreifache Sicherheitsmarge) zu belassen.

Die Arbeitsgruppe Rhythmologie der DGK sowie der Bundesverband der Sachverständigen für Medizinprodukte haben Empfehlungen zur externen Kardioversion bei Patienten mit implantierten Herzschrittmachern oder ICD erarbeitet, auf die hier als weiterführende Literatur ausdrücklich verwiesen wird (Israel et al. 2011; Lampadius et al. 2013).

Lasik
- Störwahrscheinlichkeit: keine.
- Störung: keine.
- Hinweise: Die Laser-in-situ-Keratomileusis verwendet Laserstrahlung im ultravioletten Bereich des Lichtspektrums. Hierdurch ist keine Störbeeinflussung von HSM oder ICD zu erwarten.

Lithotripsie
- Störwahrscheinlichkeit: pektoral implantiert: sehr gering, abdominell implantiert: mittel.
- Störung: Inhibieren, ICD: inadäquate Therapieabgabe; abdominell: Gerätedefekt.
- Hinweise:
  – Akustische (mechanische) Stoßwellen zur Lithotripsie werden durch gepulste elektromagnetische Wandler erzeugt. Die hierbei entstehenden elektromagnetischen

Artefakte können HSM inhibieren, bei ICD inadäquate Therapien auslösen.
– Für Schrittmacher ist ein asynchroner Modus (V00) einzustellen, bei ICD sollte die Therapieabgabe deaktiviert werden.
– Zur Stoßwellentherapie werden die einzelnen Stoßwellen EKG-getriggert, so dass eine Inhibierung unwahrscheinlich ist. Ist ein Zweikammerschrittmacher implantiert, ist es ratsam, den Schrittmacher für die Dauer der Behandlung in den ventrikulären Einkammermodus V00 zu programmieren, um ein falsches Synchronisieren des Lithotripters auf den Vorhofstimulus auszuschließen.
– Die mechanische Energie der Stoßwellen ist in der Lage, Komponenten von Schrittmachern und ICD physisch zu zerstören. Daher darf sich das Aggregat nicht im Fokus des Lithotripsiegeräts befinden. Insbesondere bei abdomineller Implantation ist hierauf zu achten.

Magnetfeldmatte
- Störwahrscheinlichkeit: hoch.
- Störung: Inhibieren.
- Hinweise:
  – Die Magnetfeldtherapie ist eine Behandlungsmethode der alternativen Medizin, bei der Patienten einem magnetischen Wechselfeld einer Bett- oder Sitzauflage ausgesetzt werden.
  – Je nach Position des Patienten auf der Bettauflage ist eine Störbeeinflussung wahrscheinlich, so dass von der Verwendung abgeraten wird.

Magnetresonanztomografie mit MRT-zugelassenen Aggregaten
- Störwahrscheinlichkeit: gering.
- Störung: Bei Einstellung des MRT-Programms sind keine Funktionsstörungen zu erwarten.
- Hinweise:
  – Von allen Herstellern werden MRT-conditional-Systeme, bestehend aus Aggregat,

Elektroden und Software, angeboten. Patienten können sich unter Einhaltung bestimmter Untersuchungsbedingungen (Feldstärken etc.) mit diesen Geräten MRT-Untersuchungen unterziehen.

- Für Radiologen sind für das Einstellen des MRT-Scanners zum Einhalten der spezifischen Randbedingungen Datenblätter herausgegeben worden, MRT-Hersteller bieten Softwarepakete für die Untersuchung bei HSM- und ICD-Patienten an, die diese Randbedingungen einhalten.
- Die MRT-Zulassung besteht nur bei vollständigen Systemen eines Herstellers, nicht bei Kombinationen von Elektroden und Aggregaten unterschiedlicher Anbieter.
- Das Vorhandensein eines MRT-fähigen Gerätes allein ist für die Untersuchung nicht ausreichend: Vor der Durchführung muss im Aggregat der MRT-Modus aktiviert werden, nach der Untersuchung erfolgt die Programmierung zurück in den ursprünglichen Modus.
- Zu beachten ist, dass bei den aktuellen MRT-conditional-Geräten herstellerabhängig Ausschlusszonen für die Untersuchung definiert sein können sowie eine maximale Anzahl von Untersuchungen, die nicht überschritten werden darf. Bei der Aggregatauswahl sollte dies berücksichtigt werden.

Magnetresonanztomografie mit konventionellen Aggregaten
- Störwahrscheinlichkeit: gering bis hoch.
- Störung: Inhibieren, Arrhythmieauslösung, Reizschwellenerhöhung, Gerätedefekt.
- Hinweise:
  - MRT-Untersuchungen bei Patienten mit konventionellen HSM- oder ICD-Aggregaten sind zulassungsüberschreitend und sie stellen einen „off-label use" dar.
  - Es existiert eine Reihe empirisch gewonnener „Real-world"-Daten größerer Register und Studien (Nazarian et al. 2017; Russo et al. 2017), in denen bei Schrittmacherpatienten unter Beachtung speziel-

ler Sicherheitsvorkehrungen MRT-Untersuchungen ohne gravierende Komplikationen vorgenommen wurden. Die aktuellen Leitlinien der ESC und DGK führen die MRT-Untersuchung bei Patienten mit konventionellen Aggregaten als IIb Indikation.

- Unter Abwägung des individuellen Risiko-Nutzen-Verhältnisses und dem Ausschluss alternativer Bildgebungsverfahren kann MRT-Diagnostik als Einzelfallentscheidung auch bei Patienten mit konventionellen Aggregaten mit vertretbarem Risiko durchgeführt werden.
- Die Deutsche Gesellschaft für Kardiologie hat gemeinsam mit der Deutschen Röntgengesellschaft ein Konsensuspapier zu MRT-Untersuchungen bei Patienten mit Herzschrittmachern und ICD herausgegeben, das potentielle Risiken und entsprechende Sicherheitsvorkehrungen detailliert beschreibt und auf das an dieser Stelle dringend verwiesen wird. Auf der Internetseite der DGK steht es zum freien Download bereit (Sommer et al. 2017).

Mammografie
- Störwahrscheinlichkeit: gering.
- Störung: keine.
- Hinweise: Interferenzen in HSM oder ICD treten durch diagnostische Röntgenstrahlung nicht auf.

Mappingsysteme (CARTO)
- Störwahrscheinlichkeit: für Schrittmacher/ICD gering; Telemetrie hoch.
- Störung: bei induktiver Telemetrie keine Verbindung zum Gerät möglich.
- Hinweise:
  - Geräte mit Radiofrequenztelemetrie (RF-Telemetrie) werden nicht gestört. Bei Aggregaten mit induktiver Telemetrie kann der Verbindungsaufbau zum Gerät gestört sein, so dass keine Abfrage/Programmierung möglich ist. In diesem Fall muss entweder das Mappingsystem ausgeschaltet werden oder die Abfrage erfolgt außerhalb des Magnetfeldbereichs.

– Die Feldstärke der verwendeten Magnetfelder ist für eine Auslösung der Magnetreaktion von HSM oder ICD zu gering.

Mikrowellentherapie
- Diathermie.

Muskelstimulator EMS
- Störwahrscheinlichkeit: abhängig vom An-
wendungsgebiet niedrig bis hoch.
- Störung: Inhibieren.
- Hinweise: Elektrische Muskelstimulation
wird sowohl in der Physiotherapie als auch
im Freizeitsport zum Muskelaufbau eingesetzt. Treten durch Inhibieren Symptome
(Schwindel) auf, sollte die Anwendung abgebrochen werden. Bei bipolarer Wahrnehmung ist die Störbeeinflussung gering.

Navigationssysteme (Stereotaxis)
- Störwahrscheinlichkeit: hoch.
- Störung: Magnetmodus (HSM starrfrequent,
ICD: keine Therapie).
- Hinweise:
  – Die bei magnetischen Navigationssystemen
  eingesetzten Magnete haben eine hohe mag-
  netische Feldstärke von 80 mT (800 Gauss).
  Die magnetische Feldstärke ab der Schritt-
  macher oder ICD in den Magnetmodus um-
  schalten beträgt 1 mT (10 Gauss).
  – Schrittmacher stimulieren im Magnetmodus
  im V00- oder D00-Modus starrfrequent, bei
  ICD ist die Therapieabgabe deaktiviert. Für
  den Zeitraum der Untersuchung sind die
  Patienten extern kardial zu überwachen.

Nervenleitungstest
- Störwahrscheinlichkeit: gering.
- Störung: Inhibieren.
- Hinweise: Der elektrische Nervenleitungstest erfolgt zwischen den beiden Elektroden
des Testgeräts. Diese werden in der Regel
nicht in der Nähe von Schrittmacheraggregat
angebracht, so dass eine Störbeeinflussung
wenig wahrscheinlich ist.

Neurostimulation
- Störwahrscheinlichkeit: bei bipolarer Stimu-
lation gering.
- Störung: Inhibieren, ICD: Inadäquate
Schockabgabe. ICD-Schocks können den
Neurostimulator beschädigen.
- Hinweise:
  – Vor der Implantation eines Neurostimu-
  lators ist es ratsam, diese Stimulation
  von extern zu prüfen, um mögliche Inter-
  ferenzen festzustellen.
  – Um Interaktionen nach der Implantation
  festzustellen, sollte der Neurostimulator
  auf maximale Energieabgabe und der
  Herzschrittmacher auf maximale Empfind-
  lichkeit programmiert werden.
  – Die abschließende Einstellung beider Ge-
  räte erfolgt in Abhängigkeit der Testergeb-
  nisse.
  – Der Neurostimulator sollte auf bipolare
  Stimulation mit einer Frequenz >50 Hz
  eingestellt sein. Keine Anwendung im
  Brust- oder Halsbereich.

RF-Ablation
- Ablation (RF).

S-ICD
- Störwahrscheinlichkeit: hoch.
- Störung: Reset des HSM, Gerätedefekt.
- Hinweise: Nach Herstellerangaben des S-
ICD (Boston) ist eine permanente Schritt-
machertherapie eine Kontraindikation für den
S-ICD.
- Defibrillatorweste.

Stimulation von Knochenwachstum
- Störwahrscheinlichkeit: gering.
- Störung: keine.
- Hinweise: Elektrische Stimulation um Knochenwachstum anzuregen, wird bei lang-
wierigen Heilungsprozessen nach Fraktu-
ren mit der Bildung von Pseudarthrosen eingesetzt. Eine Störwirkung auf HSM oder ICD
besteht nicht.

Strahlung, diagnostisch
- Störwahrscheinlichkeit: gering.
- Störung: keine.
- Hinweise: Diagnostische (Röntgen)strahlung führt zu keiner Beeinträchtigung von HSM oder ICD.
- CT.

Strahlung, therapeutisch
- Störwahrscheinlichkeit: je nach Zielgebiet gering bis hoch.
- Störung: Inhibieren, inadäquate Stimulation, Reset, Gerätedefekt.
- Hinweise:
  - Die Strahlentherapie erfordert eine enge Kooperation von Strahlentherapie und Kardiologie.
  - Funktionsstörungen an Herzschrittmachern durch hochenergetische Strahlung können bereits ab einer akkumulierten Gesamtdosis ≤ 2 Gy auftreten. Herstellerangaben zu zulässigen akkumulierten Gesamtdosen variieren, so dass keine allgemeingültigen Angaben gemacht werden können.
  - Funktionsausfälle entstehen durch Zerstörung von Halbleiterstrukturen im Chip des Geräts, können vom Teilausfall bis zum Gesamtausfall reichen. Funktionsstörungen sind selten, treten stochastisch auf, haben jedoch bei möglichem Totalausfall drastische Konsequenzen. Patienten sind über die möglichen Komplikationen aufzuklären.
  - Wenn sich der HSM bzw. ICD nicht im direkten Strahlengang befindet, ist das Gerät in der Regel durch zusätzlichen Bleischutz ausreichend geschützt. Streustrahlung ist bereits ab einem Abstand von 3 cm zu gering, um eine sofortige Schädigung zu erzeugen. Nach jeder Bestrahlung sollte das Gerät nachkontrolliert werden, um mögliche Defekte auszuschließen.
  - Befindet sich das Aggregat im direkten Strahlengang, ist ein Schrittmacher nach abdominell zu verlagern, ein ICD zu explan-

tieren, und der Patient ggf. über eine Defibrillatorweste zu schützen.
  - Die Deutsche Gesellschaft für Radioonkologie (DEGRO) hat für die Durchführung und Überwachung von Strahlentherapie bei Patienten mit Herzschrittmachern und ICD eine Leitlinie „Supportive Maßnahmen in der Radioonkologie" erarbeitet, auf die an dieser Stelle ausdrücklich hingewiesen wird. Sie ist auf der Internetseite der DEGRO zum Download bereitgestellt (DEGRO 2015).

Tens
- Störwahrscheinlichkeit: abhängig vom Anwendungsbereich gering bis hoch.
- Störung: Inhibieren, ICD: inadäquate Schockabgabe.
- Hinweise:
  - Transkutane elektrische Nervenstimulation kann Schrittmacher inhibieren, ICDs können falsch-positive Therapien abgeben.
  - TENS-Geräte sind im Handel erhältlich. Es empfiehlt sich, die TENS-Anwendung und ihre Stimulationsmodi unter EKG-Kontrolle zu überprüfen. Bei Anwendungen im Hüftbereich und den unteren Extremitäten besteht nur eine geringe Störwahrscheinlichkeit. Von Anwendungen im Schulterbereich ohne vorherigen Ausschluss von Störungen unter EKG-Kontrolle wird abgeraten.
  - Die Anwendung zur Schmerztherapie bei Neuropathien ist nicht ausreichend wissenschaftlich belegt, so dass von einer Anwendung eher abzuraten ist.

Ultraschall
- Störwahrscheinlichkeit: gering.
- Störung: Mechanische Vibrationen bei therapeutischem Ultraschall können möglicherweise das Gerät beschädigen.
- Hinweise:
  - Den Ultraschallkopf bei therapeutischem Ultraschall nicht in einem Bereich vom 25 cm um die Implantationsstelle positionieren.

– Ultraschallanwendung zur Diagnostik (Sonografie, Echokardiografie) beeinflusst Schrittmacher und ICD nicht.

Zahnmedizin
- Störwahrscheinlichkeit: gering.
- Störung: inhibieren, ICD: falsch-positive Therapieabgabe beim Kautern.
- Hinweise:
  – Keine Störbeeinflussung bei: Röntgen, Ultraschallreinigungsgeräten, Geräten zum Testen der Zahnvitalität, Bohrern, Apex-Lokatoren.
  – Bei Kauteranwendung ist eine Störbeeinflussung gegeben: HSM können inhibieren, ICD können Therapien abgeben (Hinweise zur Elektrokauteranwendung).
  – Wenn kein Programmiergerät zur Verfügung steht, um Schrittmacher für die Dauer der Behandlung in einen asynchronen Modus zu programmieren oder ICD temporär zu deaktivieren, sollte der Eingriff unter Magnetauflage erfolgen.
  – Die distale Elektrode des Kautergeräts ist so zu platzieren, dass der Stromfluss nicht über das Aggregat erfolgt, bei rechtsseitiger Implantation sollte die Gegenelektrode in der linken Hand gehalten werden.

Literatur

Zitierte Quellen

Ayman H (2014) Safety of computed tomography in patients with cardiac rhythm management devices. assessment of the U.S. food and drug administration advisory in clinical practice. J Am Coll Cardiol 63:1769–1775

Deutsche Gesellschaft für Radioonkologie (DEGRO) (2015) Leitlinie „Supportive Maßnahmen in der Radioonkologie". http://www.awmf.org/uploads/tx_szleitlinien/052_014l_S2e_Radioonkologie_Supportive_Massnahmen_2015-11.pdf. Zugegriffen: 5. Febr. 2022

Deutsche Gesetzliche Unfallversicherung (DGUV) (2009) BG-Information Beeinflussung von Implantaten durch elektromagnetische Felder, eine Handlungshilfe für die betriebliche Praxis. BGI 5111, Berlin

Deutsche Kommission Elektrotechnik Elektronik Informationstechnik im DIN und VDE (2004) VDE 0750 DIN EN 45502-2-1:2004-08 Aktive implantierbare medizinische Geräte Teil 2–1: Besondere Festlegungen für aktive implantierbare medizinische Geräte zur Behandlung von Bradyarrhythmien (Herzschrittmacher). Deutsche Fassung EN 45502-2-1:2003. VDE, Berlin

Eidgenössisches Departement des Innern EDI (2016) Faktenblatt Auto. https://www.bag.admin.ch/bag/de/home/themen/mensch-gesundheit/strahlung-radioaktivitaet-schall/elektromagnetische-felder-emf-uv-la-ser-licht/emf.html. Zugegriffen: 14. Aug. 2018

Fischer W (2004) Störbeeinflussung von implantierten Herzschrittmachern und Defibrillatoren im Alltagsleben. Herzschr Elektrophys 15:27–35

Israel CW et al (2011) Empfehlungen zur externen Kardioversion bei Patienten mit Herzschrittmacher oder implantiertem Kardioverter/Defibrillator. Kardiologe 5:257–263

Klein H et al (2018) Fahreignung bei kardiovaskulären Erkrankungen. Pocket-Leitlinie der DGK 2018. https://leitlinien.dgk.org/2018/pocket-leitlinie-fahreignung-bei-kardiovaskulaeren-erkrankungen-version-2018/. Zugegriffen: 5. Febr. 2022

Lampadius M et al (2013) Empfehlungen zur Defibrillation und Kardioversion bei Patienten mit implantiertem Herzschrittmacher, Defibrillator oder CRT-Gerät. Positionspapier des Bundesverbandes der Sachverständigen für Medizinprodukte. www.ibhaufe.de/index.php?s=file_download&id=29. Zugegriffen: 5. Febr. 2022

Lee S et al (2009) Clinically significant magnetic interference of implanted cardiac devices by portable headphones. Heart Rhythm 2009;6:1432–1436https://www.heartrhythmjournal.com/article/S1547-5271(09)00740-1/pdf. Zugegriffen: 5. Febr. 2022

Misiri J et al (2012) Electromagnetic interference and implanted cardiac devices: the medical environment. Clin Cardiol 35:321–328

Nazarian S et al (2017) Safety of magnetic resonance imaging in patients with cardiac devices. N Engl J Med 377:2555–2564

Nowak B et al (2010) Empfehlungen zum Einsatz von Elektrokautern bei Patienten mit Herzschrittmachern und implantierten Defibrillatoren. Kardiologe. https://leitlinien.dgk.org/files/2010_Empfehlungen_Elektrokautern.pdf. Zugegriffen: 5. Febr. 2022

Russo RJ et al (2017) Assessing the risks associated with MRI in patients with a pacemaker or defibrillator. N Engl J Med 376:755–764

Weiterführende Informationen sind auf den Internetseiten der Hersteller zu finden

Abbott. https://www.cardiovascular.abbott/de/de/patients/living-with-your-device.html

Biotronik. https://biotronik.cdn.mediamid.com/cdn_bio_doc/bio24030/15537/bio24030.pdf

Boston Scientific. http://www.bostonscientific.com/en-US/pprc/product-education-resources/product-education-resources-de.html

FDA advisory (2018) Interference between CT and Electronic Medical Devices. https://www.fda.gov/radiation-emitting-products/electromagnetic-compatibility-emc/interference-between-ct-and-electronic-medical-devices. Zugegriffen: 5. Febr. 2022

Klein H.H et al (2010) Fahreignung bei kardiovaskulären Erkrankungen. Der Kardiologe 4(6):441–473. 10.1007/s12181-010-0308-9

Lennerz C et al (2018) Electric cars and electromagnetic interference with cardiac implantable electronic devices: A cross-sectional evaluation. Ann Intern Med 169(5):350–352. 10.7326/M17-2930

Medtronic. http://www.medtronic.com/de-de/patienten/produkte-therapien/pacemaker/leben-mit.html

Microport. http://www.crm.microport.com/

Nadeem F et al (2021) Magnetic interference on cardiac implantable electronic devices from apple iPhone magSafe technology. J Am Heart Assoc 10(12). 10.1161/JAHA.121.020818

Napp A et al (2019) Elektromagnetische Interferenz von aktiven Herzrhythmusimplantaten im Alltag und im beruflichen Umfeld. Electromagnetic interference of active cardiac rhythm implants in the daily routine and occupational environment. Der Kardiologe 13(4):216–235 10.1007/s12181-019-0335-0

Sommer T et al (2017) MR-Untersuchungen bei Patienten mit Herzschrittmachern und implantierbaren Kardioverter-Defibrillatoren. Der Kardiologe 11(2):97–113. 10.1007/s12181-017-0124-6

Glossar

AED Automatischer externer Defibrillator. Verwendung an vielen öffentlichen Plätzen und im Rettungsdienst. „Laiendefi"

Aktivitätsschwelle Parameter der Frequenzadaptation, dieser Schwellwert muss überschritten werden, damit Signale des Aktivitätssensors ausgewertet werden. Synonym: Sensorschwelle

Akzelerometer Sensor für Beschleunigungen, im Schrittmacher verwendet für Frequenzadaptation

Aktive Fixierung Bezieht sich auf die Schrittmacherelektrode: Schraubelektrode

Algorithmus Ist eine Handlungsvorschrift zum Verhalten bei konkreten Bedingungen.

Speziell in der Mathematik und Informatik eine bestimmte Abfolge einer bestimmten Anzahl von Einzelschritten zur Lösung einer Aufgabe.

Verschiedene Schrittmacherfunktionen werden auch als Algorithmus bezeichnet.

Amplitude Begriff aus der Physik, bezeichnet den Betrag einer physikalischen Größe.

In der Schrittmachertechnik verwendet zum Beschreiben der maximalen elektrischen Spannungen bei Vorhof- und Ventrikeldepolarisation.

AMV Atemminutenvolumen. Messung des AMV als Regelungsgröße für frequenzadaptive Stimulation bei Aggregaten von Sorin und Boston Scientific.

Ankerelektrode Schrittmachersonde, die sich mit kleinen Widerhaken im Trabekelwerk verankert. Man spricht von passiver Fixierung.

Annotation Codierte Beschreibung des Schrittmacherverhaltens im EKG oder telemetrisch übertragenen Markern. Eine Annotation zeigt an, dass der Schrittmacher zu einem bestimmten Zeitpunkt wahrgenommen oder stimuliert hat.

AP: atriale Stimulation; AS atriale Wahrnehmung (Sensing)

VP: ventrikuläre Stimulation; VS ventrikuläre Wahrnehmung (Sensing)

Beispiel: Eine Annotation „VS" für ventrikuläre Wahrnehmung, während im Oberflächen-EKG keine Kammeraktion sichtbar ist, zeigt Oversensing an.

Annotationen werden telemetrisch übertragen und nur mit einem Programmiergerät dargestellt.

Anode Positive Elektrode, bei Schrittmachern die bipolare Ringelektrode oder das Schrittmachergehäuse

Anodale Stimulation Stimulation, wenn die Anode Gewebekontakt hat. Ist mitunter bei biventrikulärer Stimulation zu beobachten.

Antegrade Leitung Regelrechte Erregungsleitung vom Vorhof über den AV-Knoten zum Ventrikel.

retrograde Leitung

Apex Herzspitze

Artefakt In der Schrittmachertechnik: Elektrisches Störsignal, das nicht von der Vorhof- oder Kammerdepolarisation stammt. Artefaktwahrnehmung kann zu Störungen der Schrittmacherfunktion führen.

Z. B. Artefakte in der Wahrnehmung bei extrakardialen Myopotentialen oder Artefaktwahrnehmung bei externem elektromagnetischen Störfeldern.

Asynchron In der Technik allgemein: nicht mit gleicher Frequenz stattfindend

© Springer-Verlag GmbH Deutschland, ein Teil von Springer Nature 2022
S. Gazarek und C. Restle, *Herzschrittmacher-Nachsorge für Einsteiger*,
https://doi.org/10.1007/978-3-662-65439-2

Herzschrittmacher: die Eigenfrequenz nicht beachtend im V00- oder D00-Modus

ATP Antitachykardes Pacing (Stimulation)

Atriales Tracking Schrittmacherverhalten, bei dem eine atriale Wahrnehmung eine ventrikuläre Stimulation auslöst

Atrialer Synchronstimulus Bei einigen Schrittmachermodellen wird zur Wahrnehmung einer VES zeitgleich ein atrialer Stimulationsimpuls abgegeben. Ziel: das Vorhofgewebe zu depolarisieren, damit, wenn retrograde Leitungen auftreten, diese auf refraktäres Vorhofgewebe treffen und keine PMT starten.

Ausblendzeit Blanking

Ausgangskondensator Der Stimulationsimpuls wird vom Ausgangskondensator abgegeben. Zunächst wird der Kondensator über die elektronische Schaltung des Schrittmachers auf die Stimulationsspannung aufgeladen, bevor der Stimulationsstromkreis vom Ausgangskondensator über die Stimulationselektrode für den Zeitraum der Impulsdauer kurzzeitig geschlossen wird.

Auslösezeit, -intervall Synonym für das Stimulationsintervall

Austauschindikation Zeigt an, dass die Batterieladung in absehbarer Zeit erschöpft ist.
Wird über die Batteriespannung oder den Batterieinnenwiderstand automatisch ermittelt

Autocapture Bezeichnung in Abbott (SJM)-Herzschrittmachern für eine automatische Reizschwellenmessung und Anpassung der Stimulationsenergie

Automatiezentren Erregungsbildungszentren des spezifischen Erregungsleitungssystems durch spontane Depolarisation.
– Sinusknotenfrequenzen 50–190/min
– AV-Knoten (Ersatzzentrum) 40–60/min
– Ventrikel (tertiärer Ersatzrhythmus) 25–35/min

AV-Block Erregungsleitungsstörung im Bereich des AV-Knotens, intermittierend bis permanent
– AV-Block 1. Grades: stark verlängerte PQ-Zeit

– AV-Block 2. Grades Mobitz I (Wenckebach): zyklisch auftretendes Muster sich konsekutiv verlängernder PQ-Zeiten, bis eine P-Welle nicht übergleitet wird
– AV-Block 2. Grades Mobitz II (Mobitz): regelmäßig nicht übergeleitete P-Wellen bei konstanter PQ-Zeit
– AV-Block 3. Grades: komplette Leitungsstörung zwischen Vorhof und Ventrikel, durchlaufende P-Wellen mit ventrikulärem Ersatzrhythmus

AV-Zeit Zeitintervallzwischen Vorhofaktion und Kammerstimulation im Zweikammerschrittmacher

Basisfrequenz Synonym für Grundfrequenz

Batterie Energiequelle des Herzschrittmachers, verschiedene Varianten der Lithiumbatterie mit geringer Selbstentladung und sehr langer Funktionsdauer

Bedarfsschrittmacher Nur noch selten verwendeter Begriff dafür, dass der Schrittmacher nur dann stimuliert, wenn kein ausreichender Eigenrhythmus auftritt.

Betriebsart Schrittmachermodus z. B. VVI oder DDD

Bifokale Stimulation Stimulation an zwei verschie-denen Orten, in der Regel Zweikammerstimulation

Bipolare Elektrode Schrittmacherelektrode mit zwei elektrischen Leitern sowie zwei elektrischen Kontakten Kathode (Elektrodenspitze) und Anode (Ringelektrode)

Bipolar Konfiguration einer bipolaren Elektrode, dass beide elektrische Leiter für Stimulation und/oder Wahrnehmung verwendet werden. (Man kann eine bipolare Elektrode auch unipolar nutzen.)

Blanking Zeitintervall, in dem die Wahrnehmungsfunktion des Schrittmachers nicht aktiv ist. Synonym: technische Refraktärzeit

Blindstecker Verschluss eines Steckeranschlusses im Konnektor des Schrittmachers/ICD, falls eine Elektrode nicht implantiert wurde oder nicht platziert werden konnte. Beispielsweise Verschluss des atrialen Anschlusses eines Zweikammerschrittmachers, der als VVI-Schrittmacher verwendet wird.

BOL Begin of Life; veraltet für: Beginn der Batteriefunktionsdauer

BOS Begin of Service: Beginn der Batteriefunktionsdauer

Bpm Beats per minute (Schläge pro Minute) Unterschieden wird:
– ipm: Impulse pro Minute (Stimulation; ipm)
– /min: Angabe des Eigenrhythmus

Capture Effektive Stimulation

Capture Control Bezeichnung in Biotronik-Herzschrittmachern für eine automatische Reizschwellenmessung und Anpassung der Stimulationsenergie

Capture Management Bezeichnung in Medtronic-Herzschrittmachern für eine automatische Reizschwellenmessung und Anpassung der Stimulationsenergie

CARTO-System Verfahren zur dreidimensionalen Darstellung der Anatomie und der elektrischen Aktivierung des Herzens

CE-Zeichen Verwaltungszeichen der EU, dass ein Produkt konform zu EU-Regularien ist und im Bereich der EU zum Handel zugelassen ist.
Ein Medizinprodukt muss zusätzlich zum CE-Zeichen eine Kennnummer tragen, welche die Zertifizierungsstelle beschreibt.

CIED Cardiac implantable electronic device

Chronaxie Wert für eine Impulsbreite zur effektiven Stimulation, mit dem der Zusammenhang von Impulsdauer und -amplitude beschrieben wird. Konkret ist die Chronaxie die Impulsbreite bei doppelter Rheobasespannung (Rheobase)

Chronotrop Die Herzeigenfrequenz betreffend

CLS Closed-loop-Stimulation: Bei Herzschrittmachern der Firma Biotronik eine Methode der Frequenzadaptation

Coating (Silikon)beschichtung des Herzschrittmachergehäuses. Bei Verwendung unipolarer Elektroden zur Vermeidung vom Muskelzucken. Heute selten

Committed Stimulation Synonym für ventrikuläre Sicherheitsstimulation

Connector Konnektor

Crosstalk Wahrnehmung des Vorhofstimulus im Ventrikelkanal. Kann zum unerwünschten Inhibieren der Ventrikelstimulation führen. Sicherheitsstimulation

DDD Schrittmachermodus eines Zweikammerschrittmachers

Defibrillation Elektroschocktherapie zum Beenden von Kammerflimmern

Delay Verzögerung, AV delay: Synonym zur AV-Zeit

Demandschrittmacher Synonym für Bedarfsschrittmacher, früher für einen inhibierenden Modus benutzt (Inhibieren bei spontaner Herzaktivität, stimulieren, wenn kein Eigenrhythmus auftritt: „on demand")

Depolarisation Elektrischer Vorgang an der Zellmembran mit Veränderung der Membranspannung zum Aktionspotential durch Ionentransport durch die Membran.
Mit der Depolarisation der Myokardzelle erfolgt die mechanische Aktivität der Zelle.

Detektion Synonym für Wahrnehmung

Diode Halbleiterelement, das elektrische Leitung nur in einer (unidirektionaler) Richtung zulässt

Dislokation Verlust des Kontakts Elektrode/Myokard. Eine Vorhofelektrode kann in den Ventrikel disloziert sein, eine Kammerelektrode flottiert ohne Wandkontakt frei im Ventrikel.

Drehmomentschlüssel Schraubenschlüssel, der das Anziehen einer Schraube nur bis zu einem maximalen Drehmoment ermöglicht, um ein „Überdrehen" der Schraube zu verhindern.
Oft verwendet für Aluminiumfelgen am Auto und am Konnektor für die Schrittmacherelektrode.

Dexamethason Kortikosteroid; an der Schrittmacherelektrode eingesetzt zur Verminderung der Entzündungsreaktion des Myokards um die Elektrodenspitze

Dynamische AV-Zeit Synonym für frequenzabhängige AV-Zeit

EGM Elektrogramm; Synonym für intrakardiales EKG

Elektrode Synonym verwendet für Schrittmachersonde, implantierbaren Stimulationskatheter.

Im engeren Sinne: Übergangspunkt von Elektronenleitung im Metall zu Ionenleitung im Gewebe

Elektrodenimpedanz Komplexer elektrischer Widerstand des Stimulationsstromkreises vom Schrittmacher, über den elektrischen Leiter der Sonde, den Metall-Gewebs-Übergang, die Gewebsleitung und zum Schließen des Stromkreises zurück zum Schrittmacher

Elgiloy Legierung für elektrische Leiter der Schrittmachersonde

Co 40 %, Cr 20 %, Ni 15 %, Fe 15 %, Mo 8 %, Mn 2 %

EMI Elektromagnetische Interferenz, kann Funktionsstörungen verursachen

Empfindlichkeit Schwellwert zur Wahrnehmung. Elektrische Signale, deren Amplitude geringer ist als die Empfindlichkeit, werden diskriminiert.

Endless looptachycardia PMT

Endokardial Herzinnenhaut betreffend

ERI, ERT Elective replacement indicator, elective replacement time

Austauschkriterium, zeigt nahende Batterieerschöpfung an

Entrance block Synonym für Wahrnehmungsverlust, selten verwendet

EOL End of Life: veraltet für Ende der Batteriefunktionsdauer

EOS End of Service: Ende der Batteriefunktionsdauer

EP Elektrophysiologie

Epikardial Herzaußenhaut betreffend

Ersatzrhythmus Automatiezentren

Escape interval Synonym für Grundintervall, Auslöseintervall

Evoziertes Potential Vom Stimulationsimpuls ausgelöste Depolarisation

Exit Block Ineffektiver Stimulationsimpuls (Impulsamplitude ist kleiner als die Reizschwelle, auch bei Elektrodendislokation, Elektrodenbruch). Selten benutzt

Fallback Synonym für Mode Switch

Farad Maßeinheit der Kapazität eines Kondensators

Far field sensing Fernfeldwahrnehmung. Die elektrische Aktivität der Ventrikeldepolarisation wird im Vorhofkanal wahrgenommen und als Vorhofaktivität fehlinterpretiert.

FFRW Far field R wave sensing

Fibrose Vermehrung des Bindegewebes

Bei der Schrittmacherelektrode als Fibrosekapsel um die Elektrodenspitze herum bezeichnet, die die Gewebereaktion auf den Fremdkörper „Elektrode" darstellt. Kann durch Verwendung von steroideluierenden Elektroden reduziert werden.

Follow up Nachkontrolluntersuchung

French Ein Maß für den Außendurchmesser von Kathetern und Stimulationselektroden. Ursprünglich in Charriere angegeben, was sich jedoch im englischen Sprachraum als nicht aussprechbar erwies. 1 French (1 F) = 1 Charrière (1 Ch) = 1/3 mm

Frequenz Bezeichnet bei periodischen Vorgängen, wie häufig die Ereignisse auftreten, Frequenz (/min) = 60.000/Periodendauer (ms)

Frequenzabfallreaktion Schrittmacheralgorithmus, der bei plötzlichem Abfall des Eigenrhythmus mit erhöhter Stimulationsfrequenz einsetzt, um Synkopen zu verhindern

Frequenzadaptive Stimulation Stimulationsfunktion, bei der die Höhe der Stimulationsfrequenz von einem Belastungssensor vorgegeben wird

Frequenzadaptives AV-Intervall AV-Intervall, das mit Zunahme der Vorhoffrequenz (wahrgenommen und/oder stimuliert) verkürzt wird

Frequenzhistogramm Grafische Darstellung der Stimulationsfrequenzen und ihrer jeweiligen Häufigkeiten in % über einen bestimmten Zeitraum.

Im Diagramm auf der x-Achse: Frequenzen und auf der y-Achse: Häufigkeiten

Frequenzhysterese Um ein (Hysterese)intervall verlängertes Erwartungsintervall nach Spontanrhythmus, um mögliche Eigenaktionen leicht unter der Stimulationsfrequenz zu ermöglichen

Funktelemetrie Kommunikation zwischen Programmiergerät und Implantat im Radiofrequenzbereich über mehrere Meter Entfernung

Fusion Verschmelzen von zwei gleichzeitig auftretenden Depolarisationswellen, wenn exakt in demselben Moment der Erregungsüberleitung über das His-Purkinje-System ein ventrikulärer Stimulationsimpuls abgegeben wird. Der QRS-Komplex ist im Oberflächen-EKG breiter als bei vollständig eigener Überleitung und schmaler als bei kompletter Stimulation

Pseudofusion: Es wird ein Stimulationsimpuls abgegeben, wenn bereits das gesamte Kammermyokard intrinsisch erregt ist. Es verschmelzen keine zwei Erregungsfronten.

Getriggerte Stimulation Ein Wahrnehmungsereignis löst (triggert) eine Stimulation aus. Im DDD-Schrittmacher löst die Vorhofwahrnehmung die Kammerstimulation aus.

Grenzfrequenz Synonym für die Grundfrequenz, die nicht unterschritten werden kann, auch für die Maximalfrequenz (obere Grenzfrequenz), die nicht überschritten werden kann

Grundfrequenz Basisfrequenz: Stimulationsfrequenz des Schrittmachers

Hall Sensor Ein auf Magnetfelder empfindliches Halbleiterbauelement zum Auslösen des Magnetmodus

Header Synonym für Konnektorblock

Herzeigenaktion Spontane Erregung des Herzens, auch bei atrialen oder ventrikulären Extrasystolen

Herzschrittmacher Elektronisches Gerät zur Herzstimulation. Oft auch nur als Schrittmacher bezeichnet. Es gibt externe und implantierbare Herzschrittmacher.

Holter Funktion Aufzeichnung von intrakardialen Elektrogrammen. Auch verwendet für diagnostische Speicher des Herzschrittmachers. Benannt nach Norman Holter, dem Erfinder des Langzeit-EKG

Hysterese Frequenzhysterese: Verlängertes Grundintervall bei Wahrnehmung, um möglichen Eigenrhythmus, der minimal langsamer ist als die Grundfrequenz, zu ermöglichen. In Kombination mit der Suchhysterese AV-Hysterese: Verlängerte AV-Zeit, um eigene Überleitung zu fördern, wenn diese minimal länger ist, als die programmierte AV-Zeit. In Kombination mit AV-Suchhysterese

Idioventrikulärer Rhythmus Ventrikulärer Ersatzrhythmus

IEGM Intrakardiales Elektrogramm/intrakardiales EKG

ILR Implantierbarer Loop Recorder (Ereignisrekorder)

Treten keine Rhythmusstörungen (Pausen, Tachykardien) auf, werden EKG-Daten durchlaufend immer wieder neu gespeichert (loop).

Werden Rhythmusstörungen automatisch erkannt, wird der gespeicherte EKG-Abschnitt abgelegt und zur Diagnose zur Verfügung gestellt. Der Loop-Speicher wird weiterhin beschrieben, so dass mehrere Ereignisse dargestellt werden können.

Impedanz Bei Herzschrittmachern synonym zum elektrischen Widerstand verwendet

Impulsbreite Synonym für Impulsdauer

Indifferente Elektrode Gegenelektrode zum Schließen des Stromkreises

Inhibieren Unterdrücken der Impulsabgabe nachWahrnehmung

Interferenz Störung

Interrogate Abfragen

Interventionsfrequenz Grundfrequenz. Unterschreitet der Eigenrhythmus die Interventionsfrequenz, wird stimuliert. Synonym: untere Grenzfrequenz, Basisfrequenz

Intrinsisch Vom Herz selbst herrührend

IPG Implantable pulse generator

Ipm Impulse pro Minute (Herzfrequenz bei Stimulation)

IS-1 International Standard 1, Standard für Stecker und Konnektor mit 3,2 mm Durchmesser, uni- und bipolar

IS-4 Standard für Stecker und Konnektor seit 2010 für multipolare Elektroden. Verwendung bei quadripolaren Sonden zur linksventrikulären Stimulation

Isoelektrische Linie Nulllinie im Oberflächen-EKG

Isolationsdefekt Die Isolation des oder der elektrischen Leiter ist beschädigt, eine korrekte Funktion ist nicht möglich.

J-Elektrode J-förmig vorgebogene Ankerelektrode zur Implantation im rechten Herzohr

Kanal Bezeichnung für die Stimulations- und Wahrnehmungsstrecke für eine Herzkammer.

Man spricht vom atrialen bzw. vom ventrikulären Kanal.

Kardioversion Beendigung von Tachykardien durch elektrische Stromstöße

Kathode Negative Elektrode

Kathodische Stimulation Stimulation bei direktem Kontakt der Kathode zum Gewebe

Knotenersatzrhythmus Automatiezentrum

Konkurrierende Stimulation Schrittmacherstimuli werden trotz Eigenrhythmus abgegeben: Bei Wahrnehmungsverlust oder expliziter Programmierung eines Modus ohne Wahrnehmungsfunktion D00 oder V00.

Kann im Ventrikel Kammerflimmern auslösen

Konnektor Stecker der Schrittmachersonde

6-mm-Stecker

Konnektorblock Anschluss für den Stecker am Herzschrittmacher, auch Header genannt

Laufzeit Synonym für Funktionsdauer

Lead Englisch für Schrittmachersonde

Leadless pacer Miniaturisierter Herzschrittmacher, der direkt im rechten Ventrikel platziert wird, direkten Myokardkontakt besitzt und keine Sonde benötigt (leadless).

LP Leadless pacer

LOC Loss of capture, Stimulationsverlust

Magnettest Test zur Batteriespannung. Unter Magnetauflage wird ein Magnetschalter („reed relais") aktiviert und anschließend asynchron mit einer Stimulationsfrequenz stimuliert, die proportional zur Batteriespannung ist.

Veraltetes Verfahren zur Bestimmung der Batteriefunktionsdauer.

Die Magnetauflage zur Umschaltung in den V00- oder D00-Modus wird nach wie vor verwendet, um Fehlinhibierungen z. B. beim Kautereinsatz zu vermeiden.

Magnetauflage beim ICD verhindert die Schockabgabe.

Magnetfrequenz Herstellerabhängig typische Frequenz bei Durchführung des Magnettests zur Anzeige ausreichender Restkapazität bzw. des Austauschkriteriums

Mandrin Führungsdraht im Lumen einer Schrittmacherelektrode zum Stabilisieren der Sonde während der Implantation

Marker In der EKG-Ausgabe des Schrittmacherprogrammiergeräts können bei aktiver Telemetrie zum Schrittmacher in einem zusätzlichen Kanal zum Oberflächen-EKG Signale in Form unterschiedlich großer Impulse ausgegeben werden, die das Verhalten des Schrittmachers anzeigen. In der Regel sind die Markersignale mit Annotationen versehen.

Maximalfrequenz Frequenz, bis zu der der DDD-Schrittmacher Vorhoferregungen auf die Ventrikel überträgt.

Synonym: maximal tracking rate, obere Grenzfrequenz, upper tracking limit

Mikrodislokation Hat eine implantierte Schrittmacherelektrode einen drastischen Reizschwellenanstieg und eine deutliche Wahrnehmungsverschlechterung, im Röntgenbild ist jedoch die Lage der Sonde unverändert, wird von Mikrodislokation gesprochen.

Modus Betriebsart, in der der Schrittmacher arbeitet, z. B. DDD

Mode Switch Automatischer Betriebsartwechsel, z. B. von DDD auf DDI im Fall von Vorhofflimmern

MP35N Legierung für elektrische Leiter der Schrittmachersonde

Ni 37 %, Co 33 %, Cr 19 %, Mo 33 %

MRI conditional Eignung eines Implantats für MRT-Untersuchungen, wenn bestimmte Bedingungen („Konditionen") eingehalten werden, z. B. magnetische Feldstärken

Nachtabsenkung Möglichkeit, die Grundfrequenz für die Nachtzeit niedriger zu programmieren

NIPS Nichtinvasive programmierte Stimulation Möglichkeit, Vorhofflattern durch antitachykarde Stimulation (z. B. bursts) zu beenden

Noise Elektrische Störung

Not VVI Notfallstimulation VVI 70 mit maximaler Stimulationsamplitude für den Fall, dass zur Schrittmachernachsorge eine irrtümliche Programmierung erfolgte, die Asystolie zur Folge hat. Wird in diesem Fall der Notfallknopf gedrückt, kann die kritische Situation beendet werden.

Parasystolie Gleichzeitige Aktivität mehrerer Erregungsbildungszentren, z. B. bei

Wahrnehmungsproblemen: Stimulation unkontrolliert neben Eigenrhythmus, im Ventrikel Gefahr der R-auf-T-Stimulation

Passive Fixierung Bezieht sich auf die Schrittmacherelektrode: Ankerelektrode

Periodendauer Bezeichnet bei periodischen Vorgängen, wie schnell Ereignisse aufeinander folgen: Periodendauer (ms) = 60.000/Frequenz (/min)

Phantomprogrammierung Veränderung der programmierten Parameter durch elektromagnetische Interferenzen

Phrenikusreizung Kann bei biventrikulärer Stimulation auftreten, Zwerchfellzucken

PMT Pacemaker mediated tachycardia, Schrittmachertachykardie.

AV-Reentry-Tachykardie unter Beteiligung desSchrittmachers. Im weiteren Sinne jede Tachykardie, an der der Schrittmacher beteiligt ist, z.B. auch im DDD Modus übergeleitetes Vorhofflimmern ohne Mode Switch

PMT-Algorithmus Schrittmacherfunktion, die PMT erkennt und beendet

Polarität Konfiguration der Schrittmachersonde für Stimulation und Wahrnehmung in unipolar bzw. bipolar

Polarisationsspannung Physikalisches Phänomen, tritt am Übergang von Elektronenleitung im Metall zu Ionenleitung im Elektrolyt auf. Polarisationsspannungen können an der Elektrodenspitze bei dem Kontakt Metall zu Gewebe auftreten.

Polyurethan Isolationsmaterial für Schrittmacherelektroden

Post ventricular atrial refractory period Refraktärzeit im Vorhofkanal nach ventrikulärer Stimulation oder Wahrnehmung. Verhindert die Detektion möglicher retrograder P-Wellen als Auslöser von PMT

PVARP Post ventricular atrial refractory period

Potential Stärke des elektrischen Felds zu einem Bezugspunkt. Die Potentialdifferenz zwischen zwei unterschiedlichen Punkten innerhalb eines elektrischen Felds ist die elektrische Spannung (V).

Programmiergerät Gerät zur Einstellung von Schrittmacherparametern im Aggregat. Programmiergeräte sind herstellerspezifisch.

Programmierkopf Teil des Programmiergeräts, das direkt über dem Aggregat platziert wird, um telemetrischen Kontakt zum Implantat aufzubauen.

Neueste Aggregate stellen die Verbindung zum Schrittmacher über einen Funkkontakt her („drahtlose Telemetrie").

Pseudofusion Fusion

Pseudo-Wenckebach Wenckebach-Verhalten

PVC Premature ventricular complex; ventrikuläre Extrasystole

PVC response Schrittmacheralgorithmus bei VES:
– Die PVARP wird nach VES-Wahrnehmung verlängert, um mögliche retrograde P-Wellen nach VES auszublenden
– Bei VES-Wahrnehmung wird atrial stimuliert, damit das Vorhofgewebe noch refraktär ist, und bei retrograde Leitung keine retrograde P-Welle entsteht

Beide Algorithmen sollen das Auftreten von PMT nach VES verhindern.

P-Welle Darstellung der elektrischen Aktivität der Vorhöfe im Oberflächen-EKG

QRS-Komplex Darstellung der elektrischen Aktivität der Ventrikel im Oberflächen-EKG

Rate adaptive pacing Frequenzadaptive Stimulation

Rate drop response Frequenzabfallreaktion

R-auf-T-Stimulation Kann bei asynchroner Stimulation oder bei ventrikulärer Wahrnehmungsstörung auftreten. Eine ventrikuläre Erregung wird nicht erkannt, und ein ventrikulärer Stimulus fällt zeitlich in die T-Welle. Kann bei herabgesetzter Flimmerschwelle Kammerflimmern auslösen

RRT Recommended replacement time, Austauschzeitpunkt

Reed relais Magnetschalter (zum Auslösen des Magnetmodus). Heute ein auf Magnetfelder empfindliches Halbleiterbauelement („hall sensor")

Refraktärzeit Physiologisch: Eine erregbare Zelle während des Zeitraums der vollständigen Depolarisation (Zeitpunkt ihres Aktionspotentials) ist auf weitere äußere Reize nicht empfindlich („refraktär")

Technisch: In Analogie zur physiologischen Refraktärzeit werden am Herzschrittmacher

„technische Refraktärzeiten" geschaltet, um störende elektrische Signale auszublenden, die Wahrnehmungsfunktion ist für diesen Zeitraum ebenfalls refraktär

Reizleitung Besser wäre es, von Erregungsleitung zu sprechen.

Reizschwelle Minimal notwendige Energie, damit ein Stimulus eine Depolarisation auslöst.

Ein Reizschwellenwert ist immer ein Datenpaar aus Stimulationsamplitude (Volt) und Impulsdauer (ms).

Reizschwellenkurve Grafische Darstellung der minimal notwendigen Stimulationsspannung (y-Achse) bei unterschiedlichen Werten der Impulsdauer (x-Achse).

Auch als Chronaxie-Rheobase-Kurve bezeichnet

Resterilisation Wird bei Schrittmachern und Elektroden nicht mehr durchgeführt

Retrograde Leitung Erregungsleitung vom Ventrikel „rückwärts" über den AV Knoten zum Vorhof. Ist zum Zeitpunkt der retrograden Leitung das Vorhofgewebe bereits wieder erregbar, entsteht eine „Retrograde P-Welle", die Auslöser einer (Verweispfeil) PMT sein kann.

Rheobase Je größer die Impulsdauer, desto geringer darf die Impulsamplitude sein.

Die Rheobase ist die minimale Stimulationsspannung zur effektiven Stimulation, die auch bei weiter verlängerter Impulsdauer nicht weiter absinkt.

Ringelektrode Elektrischer Kontakt für die Anode einer bipolaren Schrittmacherelektrode. Die Ringelektrode befindet sich 5–10 mm von der Elektrodenspitze („Tip") entfernt.

Ruhestrom Stromverbrauch der Schrittmacherhardware (Prozessor, Eingangsverstärker, Analog-Digital-Wandler etc.) ohne Stimulation.

Der Ruhestrom fließt auch bei noch nicht implantiertem Aggregat.

Safety pacing, Safety window pacing Sicherheitsstimulation

Schraubelektrode Schrittmachersonde, die mit einer kleinen korkenzieherähnlichen Spirale in das Myokard eingeschraubt wird. Man spricht von aktiver Fixierung.

Schrittmacherinduzierte Tachykardie Kann nicht beabsichtigt entstehen: PMT

Kann beabsichtigt sein: Überstimulation z. B. von Vorhofflattern

Schrittmachersyndrom Abfall des systolischen Blutdrucks auf Werte <100 mmHg. Heute selten, kann bei VVI-Stimulation, retrograder Leitung und erhaltenem Sinusrhythmus auftreten. Tritt ein Schrittmachersyndrom auf, ist auf ein Zweikammersystem aufzurüsten. Bei erhaltenem Sinusrhythmus ist VVI-Stimulation nicht empfohlen.

Sensing Wahrnehmung

Sensor Messwertaufnehmer, wandelt nichtelektrische Signale möglichst proportional in elektrische Signale um. Werden im Schrittmacher eingesetzt, um zur Frequenzadaptation auf den Aktivitätszustand des Patienten zu schließen

Sensorfrequenz Die vom Sensor vorgegebene Stimulationsfrequenz bei frequenzadaptiver Stimulation

Sensorschwelle Parameter der Frequenzadaptation, dieser Schwellwert muss überschritten werden, damit Signale des Aktivitätssensors ausgewertet werden. Synonym: Aktivitätsschwelle

Sicherheitsstimulation Zwangsweise abgegebener ventrikulärer Stimulationsimpuls bei einem Zweikammerschrittmacher, wenn zeitgleich zum atrialen Stimulationsimpuls eine ventrikuläre Wahrnehmung stattgefunden hat. Sicherheitsstimulation soll ventrikuläres Inhibieren (und damit mögliche Asystolie) in Fall von Crosstalk verhindern.

Sicherheitsstimulus Ventrikulärer Stimulationsimpuls hoher Amplitude bei Abbott (SJM)-Herzschrittmachern bei Autocapture-Funktion, wenn der erste Stimulus ineffektiv war

Silikon Isolationsmaterial für Schrittmacherelektroden

Sleeve Ca. 1 cm lange Schutzhülse aus Silikon um die Schrittmachersonde herum, um das Einschneiden der Isolation durch den Ligaturfaden zu vermeiden.

Sonde Synonym für Schrittmacherelektrode

Sondendislokation Dislokation

Spannungsvervielfacher Auch Spannungsdoppler, elektronische Schaltung, die höhere Spannungen bereitstellen kann, als die Batteriespannung bereithält

Spike Stimulationsimpuls im EKG

Spontanrhythmus Eigenrhythmus

Steroideluierende Elektrode Schrittmacherelektrode, die an der Elektrodenspitze über längere Zeit ein Steroid an das Gewebe abgibt, um die Fibrosebildung um die Elektrodenspitze herum zu verringern.

Steroidelektrode Steroideluierende Elektrode

Stimulationsreizschwelle Reizschwelle

Stylet Mandrin

Suchhysterese Periodisch verlängertes Grundintervall bei Stimulation, um möglichen Eigenrhythmus, der minimal langsamer ist als die Grundfrequenz, zu ermöglichen. In Kombination mit der Hysteresefunktion

AV Suchhysterese Periodisch verlängerte AV-Zeit bei ventrikulärer Stimulation, um mögliche eigene Überleitung zu fördern, wenn diese minimal länger ist als die programmierte AV-Zeit. In Kombination mit AV-Hysterese

Synchrone Stimulation Auch AV-sequentielle Stimulation; die Kammerstimulation erfolgt in zeitlicher Zuordnung zur Vorhofaktivität synchron, aber zeitlich versetzt im DDD-Modus, VDD-Modus und DDI bei Grundfrequenz

Telemetrie Übertragung von Messwerten und Informationen von einem Ort der Messwertgewinnung zu einem räumlich getrennten Ort der Auswertung.

Unidirektional: Daten werden ausgelesen.

Bidirektional: Daten werden aus dem Schrittmacher ausgelesen, Werte werden zum Schrittmacher übertragen

Telemonitoring Fernüberwachung von Herzschrittmachern, ILR und ICD.

Daten zu technischen Parametern und zum Therapieverlauf werden patientenseitig erfasst, verschlüsselt über ein Serversystem übertragen und dem behandelnden Arzt zur Verfügung gestellt.

Threshold Schwellwert, Stimulationsreizschwelle, im ICD auch für Defibrillationsschwelle

Tines Widerhaken der Ankerelektrode

Transthorakale Stimulation Transkutane Stimulation im Notfall mit großflächigen Elektroden (100 cm^2) auf Brust und Rücken mit Stromstärken von 40–90 mA.

Nur unter Analgosedierung.

Die Funktion ist bei einigen externen Defibrillatoren verfügbar.

Tracking „Mitziehen", synonym für vorhofgetriggerte Kammerstimulation bei einem DDD-Schrittmacher

Twiddler-Syndrom Durch Manipulation (z. B. Drehen) des Schrittmacheraggregats unter der Haut entstehende Komplikation mit Dislokation – Herausziehen der Elektroden, bis zu Knäuelbildung der Elektroden. Tritt bei zu groß angelegter Schrittmachertasche, nicht fixierten und großen Aggregaten auf. Heute selten

TYRX Markenname für eine antibakterielle resorbierbare Implantathülle.

Verwendung um bei erhöhtem Infektionsrisiko Infektionen der Aggregattasche zu vermeiden

Undersensing Wahrnehmungsverlust

Unipolare Elektrode Schrittmacherelektrode mit einem elektrischen Leiter und einem Kontakt (Elektrodenspitze) im Herzen. Der Stromkreis für Stimulation und Wahrnehmung wird durch Gewebeleitung zum Herzschrittmacher hergestellt, wobei das Schrittmachergehäuse die Anode darstellt.

Unipolar Bei Verwendung einer unipolaren Elektrode: Stromweg über Elektrode und Gewebeleitung von der Elektrodenspitze zum Schrittmachergehäuse

Konfiguration einer bipolaren Elektrode, so dass nur ein Leiter der Elektrode verwendet wird und die bipolare Elektrode so verwendet wird wie eine unipolare. Häufige Einstellung: bipolare Wahrnehmung (gegen Artefakte unempfindlicher) und unipolare Stimulation: Stimulationsimpulse im Oberflächen-EKG besser erkennbar

Untere Grenzfrequenz Synonym für Grundfrequenz, Basisfrequenz, lower rate limit

Upper rate limit Synonym für Maximalfrequenz

Use before date Datum, bis zu dem die Verwendung eines Medizinprodukts nach Medizinproduktegesetz erlaubt ist

Use by date use before date. Use by date ist weniger missverständlich und bezieht den letzten Tag mit ein

VDD Schrittmacher mit einer speziellen Elektrode: Die Elektrode ist zunächst eine herkömmliche rechtsventrikuläre Stimulations- und Wahrnehmungselektrode mit zwei zusätzlichen elektrischen Kontakten ca. 10 cm von der Elektrodenspitze entfernt, die im rechten Vorhof flottieren und die elektrische Vorhofaktionen wahrnehmen können, um bei Patienten mit AV-Block eine P-Wellen-synchrone Kammerstimulation zu ermöglichen.

Vektorakzelerometer Beschleunigungssensor der Beschleunigungskomponenten räumlich (in drei Achsen) erfassen kann. Verwendung in aktuellen Smartphones (Lagesensor) und im Leadless Pacer „Micra" der Firma Medtronic

Wahrnehmungsschwelle Minimalwert, den ein elektrisches Signal (Vorhofaktion, Ventrikelaktion) mindestens aufweisen muss, um vom Schrittmacher wahrgenommen zu werden. Kleinere Signale werden nicht registriert.

Ein niedrigerer Wert der Wahrnehmungsschwelle bedeutet eine höhere Empfindlichkeit!

Wenckebach AV-Block II. Grades, Typ Mobitz I (oder eben Wenckebach)

Wenckebach-Punkt Frequenz im Vorhof, bis zu der der AV-Knoten die elektrische Erregung 1:1 auf die Ventrikel überleitet. Atriale Frequenzen oberhalb des Wenckebach-Punkts (höhere Frequenzen) werden mit einem Blockverhalten der AV-Leitung übergeleitet.

(Pseudo)wenckebach-Verhalten Schrittmacherverhalten, das einem AV-Block II. Grades

Wenckebach ähnelt. Tritt auf, wenn die programmierte Maximalfrequenz niedriger ist, als die spontane Sinusfrequenz

Wiederverwendung Wird mit Herzschrittmachern, ICDs und Elektroden nicht durchgeführt.

In der Vergangenheit wurden Schrittmacher z. T. wiederverwendet.

X-aus-Y-Kriterium Methode des Mode-Switch-Algorithmus, Vorhofflimmern kleiner Amplituden mit zeitweiligem Undersensing dennoch zuverlässig zu erkennen. Innerhalb von y wahrgenommenen Zyklen müssen mindestens x das Frequenzkriterium erfüllen, damit eine Vorhofarrhythmie als bestätigt gilt und der Mode Switch umschaltet.

Z-Diode, Zener-Diode Elektronisches Bauelement, das zum Überspannungsschutz des Schrittmachers bei externer Defibrillation eingesetzt wird

Zwerchfellzucken Ungewollte Mitstimulation des Zwerchfells bei ungünstiger rechtsventrikulärer Elektrodenlage und unipolarer Stimulation.

Kann häufig durch Umprogrammieren auf bipolare Stimulation (bei Vorhandensein einer bipolaren Elektrode) abgestellt werden. Ansonsten muss die Elek-trode neu positioniert werden.

Zwerchfellzucken tritt auch auf, wenn bei biventrikulärer Stimulation die LV-Sonde in der Nähe des N. phrenicus platziert ist. Ist die linksventrikuläre Sonde multipolar, kann durch Umprogrammieren der Elektrodenkonfiguration die Phrenikusreizung abgestellt werden.

2:1-Block Frequenzverhalten eines Zweikammerschrittmachers, wenn die spontane Vorhoffrequenz schneller ist als die maximal mögliche Wahrnehmungsfrequenz des Schrittmachers, welche von programmierten technischen Refraktärzeiten bestimmt wird

6-mm-Stecker Bis in die Mitte der 1990er Jahre verbreiteter Stecker für Schrittmacherelektroden. Wurde vom IS-1-Standard abgelöst. Ist bei Wechseloperationen immer noch anzutreffen.

Stichwortverzeichnis

© Springer-Verlag GmbH Deutschland, ein Teil von Springer Nature 2022
S. Gazarek und C. Restle, *Herzschrittmacher-Nachsorge für Einsteiger*,
https://doi.org/10.1007/978-3-662-65439-2

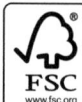

MIX
Papier aus verantwortungsvollen Quellen
Paper from responsible sources
FSC® C105338

If you have any concerns about our products,
you can contact us on
ProductSafety@springernature.com

In case Publisher is established outside the EU,
the EU authorized representative is:
Springer Nature Customer Service Center GmbH
Europaplatz 3, 69115 Heidelberg, Germany

Printed by Libri Plureos GmbH
in Hamburg, Germany